男科那点事

主　编　王祖龙　孙自学　张宸铭

副主编　张　琦　赵　文　王诗琦　王晓田
　　　　马慧杰

编　委　（按姓氏笔画排序）

马　永　马慧杰　王　晨　王诗琦

王祖龙　王晓田　申保庆　孙自学

张　琦　张林娜　张宸铭　陈帅垒

陈如兵　苗晓平　赵　文　赵盼盼

中国协和医科大学出版社

图书在版编目（CIP）数据

男科那点事／王祖龙，孙自学，张宸铭主编. —北京：中国协和医科大学出版社，2018.11

ISBN 978-7-5679-1185-7

Ⅰ．①男…　Ⅱ．①王…　②孙…　③张…　Ⅲ．①男性-生殖医学-普及读物

Ⅳ．①R339.2-49

中国版本图书馆 CIP 数据核字（2018）第 240326 号

男科那点事

主　　编：王祖龙　孙自学　张宸铭
策划编辑：刘　华
责任编辑：张　宇

出版发行：**中国协和医科大学出版社**
　　　　　（北京东单三条九号　邮编 100730　电话 65260431）
网　　址：www.pumcp.com
经　　销：新华书店总店北京发行所
印　　刷：北京新华印刷有限公司

开　　本：710×1000　　1/16 开
印　　张：17
字　　数：260 千字
版　　次：2018 年 11 月第 1 版
印　　次：2018 年 11 月第 1 次印刷
定　　价：36.00 元

ISBN 978-7-5679-1185-7

前　言

男科医学的迅速发展，为男性提供了更多的健康保健，使男科疾病获得了更好的治疗。

作为一个普通的男科医生，每天面对那些本应该意气风发却愁眉苦脸、痛苦不堪的男性青少年，在他们最好的学习或创业年华，因为不良的生活方式及缺乏正确的生理及医学科普知识，背上了"莫须有"的"前列腺炎""早泄""阳痿""手淫""肾虚""性病"等疾病的包袱，穿梭于各个医院之间，承受着精神和经济的双重压力，一个个面临崩溃的边缘。所以，想在《男科那点事》这本书中和他们谈谈男人的那些事。

本书主要内容来自于作者近年来的科普文章，在公众号"王祖龙大夫""男科那点事""研究生随诊笔记"和"医聊茶缘"上陆续发表后让很多人受益，本书从"男科趣谈、男性外生殖器疾病、前列腺疾病、男性性功能障碍、男性不育症、染色体异常所致疾病、认识胎停育、性传播疾病、临诊心得、医案分享、养生秘钥"11个方面对男性生理、病理、常见病、多发病、养生保健知识等方面进行了介绍。让男同胞们多了解一点自己，增强健康观念，获取男科科普知识，享受健康的生活。

本书写作过程中得到"河南省中医院""七分男人""郑大一附院男科""大河健康网""健康大河南"等公众号的大力支持，借鉴了《郭应禄男科学》《王琦男科学》《实用中西医结合男科学》《中医男科学》等书籍，也汲取诸多男科老师的观点，在此一并表示感谢！

由于编者能力及时间有限，虽几经审校，但错误在所难免，敬请谅解！

编　者
2018 年 7 月

目　录

一、男科趣谈

二、男性外生殖器疾病

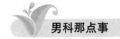

三、前列腺疾病

四、男性性功能障碍

（一）阳痿病

五、男性不育症

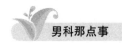
六、染色体异常所致疾病

七、认识胎停育

八、性传播疾病

九、临 诊 心 得

十、医 案 分 享

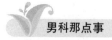

十一、养生秘钥

一、男科趣谈

避孕套的八大妙用，你知道吗？

公元前2000多年，古埃及人发明了"避孕套"，挂在男人身上当作装饰品。

公元1000多年前，古代埃及人用山羊、猪等动物的膀胱或盲肠当材料做成了真正的避孕套。现在避孕套的材质多样，有乳胶的、聚氨酯的、新型复合纳米的、超级物料石墨烯的等。虽然很多人知道避孕套，但并不知道其有很多妙用。

1. 避孕　这是避孕套最初的功能。避孕套是未婚或者已婚却没有生育计划的女孩子的保护神。对于热恋中的少男少女来说，避孕是"不成功，便成人"的大事，所以避孕套可以有效减少意外妊娠的发生。

现在人工流产术比较方便，有很多年轻人根本不知道人流的危害，貌似人流就是一次神奇而刺激的体验。

其实药物流产易引起阴道炎、宫颈炎、盆腔炎，影响女性内分泌，伤及卵巢、子宫，甚至导致输卵管堵塞而引起女性不孕。

人工流产术最为常见的并发症有大出血、子宫穿孔与宫颈撕裂、人工流产不全、生殖道感染等。

很多女性在人工流产后发生月经不调或闭经、宫颈或宫腔粘连、异位妊娠、子宫内膜异位症、胎盘粘连、早产、出生低体重儿、功能性子宫出血、周期性焦虑等。在继发性不孕中，88%的女性有人工流产史。所以，不当的人工流产相当于绝育手术。

2. 预防性病和感染　这是避孕套的另外一项主要功能。正确使用避孕套，可以阻断大部分性病。还记得1492年哥伦布发现了新大陆吗？他们不仅找到了财富，还带回了梅毒，10年内，这种病毒蔓延了整个世界，如果当初西班

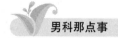

牙人在美洲脱下内衣后再穿好我这个"雨衣"，那么，梅毒也不会像现在这么猖狂。如今，能让你在"性"福的时候还有可能避免感染艾滋病、淋病、梅毒、非淋菌性尿道炎、尖锐湿疣、生殖器疱疹等性病，也只有避孕套了。

3. 治疗早泄　很多男人有早泄，其实正确地使用避孕套，是可以预防早泄的。双层的、稍厚的或者加了麻醉药物的避孕套，可以延长射精的时间。

4. 增加对女性的刺激　避孕套还可以增加对女性的刺激。避孕套有螺纹的、突点的，这些特殊的设计均可增加对女性的刺激。

5. 避免过敏　有的女伴对男方精液过敏，一过性生活就会出现阴痒不适，重的会出现全身荨麻疹、呼吸困难甚至危及生命，用避孕套可以减少这种过敏情况的发生。

6. 润滑作用　避孕套的外衣上经常被涂上润滑油，对于尚未充分准备的女伴、年龄大的女伴，可以起到润滑作用，避免疼痛感。

7. 妇科阴道超声检查　现在彩超在妇科检查上用得非常多，普通彩超要憋尿，清晰度还不够，做阴超是很多人的选择，这个时候避孕套就是彩超探头的"衣服"，可以起到预防感染、预防传染病的作用。

8. 治疗抗精子抗体　精子是女性身外之物，一旦进入体内就会被免疫系统发现并攻击，正常情况下会有一套屏蔽系统将进入的精子隐藏起来，不让免疫系统发现。如果由于感染、手术、损伤等因素导致屏蔽系统丧失，就会出现抗精子抗体，影响怀孕。而避孕套可以在平时将精子隔离开，减少抗精子抗体的产生，在排卵期再去掉避孕套，可以提高妊娠的概率。

正确的排尿姿势，你知道吗？

很多人并不知道正确的排尿姿势，从专业角度讲，排尿时应双足分开与肩同宽，用力踮起脚尖，憋住气，腰向前挺，然后放松，可以重复。平时也可以练习。这样做，可以增加腹压，有助于尿液排出，对于慢性前列腺炎、良性前列腺增生有辅助治疗作用。还可以增加盆腔肌肉的功能，有助于预防前列腺炎、前列腺增生，提高性功能。并且有助于对腰部、臀部、腿部肌肉塑型。

性生活频率到底多少合适?

经常有患者问:"大夫,性生活多长时间一次合适?"

有些特殊时期,性生活频率是有潜规则的,比如"造小人"时间,一般是排卵期,卵泡破裂前开始隔日1次性生活,这样可以保证精子在生殖道里始终处于最佳受精状态。

其他大部分时间适度就好。如果真要问这个度,有一个算法可以提供给大家:20~70岁,每个年龄段的十位数乘以9,得出结果的十位数是多长时间,个位数是性生活次数。

例如:

20~29岁,$2 \times 9 = 18$,就是10天可以过8次性生活。

40~49岁,$4 \times 9 = 36$,就是30天可以过6次性生活,每5天1次。

60~69岁,$6 \times 9 = 54$,就是50天可以过4次性生活,每12天1次。

但是,这个度需要根据自己的年龄、身体状况、劳累程度、性趣、女方需求等情况而定,事后无劳累、腰酸背痛、头晕眼花等感觉即可。

雄激素的重要作用

雄激素(male hormone)又称"男性激素",以睾丸分泌的睾丸酮(睾酮)为主,属类固醇激素。成年男子睾丸每天分泌4~9mg睾酮(女性卵巢也分泌少量睾酮)。它的主要功能为刺激雄性副性器官,使其发育成熟,维持正常性欲,促进精子发育成熟,促进蛋白质的合成与骨骼肌的生长,使肌肉发达,抑制体内脂肪增加,刺激红细胞的生成和长骨的生长,促进男性第二性征的形成等。

其实雄激素作用远不止这些,具体见下文。

1. 雄激素影响人的相貌　男性大多长得棱角分明,女性多圆润可爱;男性皮肤粗糙,女性皮肤光滑细腻;男性多毛,女性汗毛较少。这都是雄激素和雌激素的作用所致。

你会发现,男性年轻时候棱角分明,到中年以后,相貌慢慢变得圆润,有人说看起来"慈祥"了不少,这是雄激素水平下降,雌激素水平逐渐增高引起的。

2. **雄激素影响人的竞技水平** 1988 年汉城奥运会，注射了大量雄激素的约翰逊，让百米世界纪录一下子飞到了 21 世纪。可见，雄激素对提高运动竞技水平的非凡作用。不少人为了提高成绩而使用各种兴奋剂，但雄激素水平提高不一定非要借助药物，锻炼、精神心理激励也可以提高雄激素水平。

3. **雄激素吸引雌性** 雄激素可以使男性外形硬朗、性格粗犷、肌肉发达、体格健壮、性功能强劲、富有开创精神和创新性、勇于担当、具有保护欲和占有欲，这些都会深深地吸引女性。

4. **雄激素与学习** 雄激素是男孩儿学习的基础动力，男孩儿爱动脑、爱挑战、爱运动、爱创新，这些行为倾向都与男孩儿体内更高水平的雄激素分泌有关。但这些往往变成男孩儿们不听话、不守规矩的表现。而到了男性更年期，随着体内雄激素分泌的减少，出现神经质抑郁，精力及记忆力、注意力下降等。

5. **雄激素与民族创新力** 从生物学角度来说，一个国家的男性群体的智力水平和雄激素分泌水平对这个国家和民族的长远的发展潜力有着不可估量的深远影响。

6. **雄激素与犯罪** 雄激素的作用也不都是好的，它容易引起冲动情绪和攻击行为，甚至导致犯罪。雄激素水平过高容易形成反社会型人格特质，例如：男性家庭暴力，易激惹等。

男性有一种染色体异常，47，XYY，称为 XYY 综合征，又名 YY 综合征或超雄综合征，这些男性的表型是正常的，患者身材高大，常超过 180cm，情绪上易兴奋、易感到欲望不满足、厌学、自我克制力差、易产生攻击性行为，因此常常犯罪率较高。

虽然雄激素对男性和社会有诸多好处，但坏处也是显而易见的，能充分发挥雄激素优势而同时规避其缺点需要男性的智慧和修养。

有研究显示：

低雄激素水平+高智商=厚黑学
高雄激素水平+低智商=犯罪
高雄激素水平+高智商=创新进取

雄激素缺乏与年龄、锻炼、饮食、生活习惯以及生活环境都有很大关系。

男性 20 岁左右是雄激素分泌的高峰期，30 岁以后每年以 1% 的速度递减，70 岁时基本停止分泌。当代人少动多静，饮食中雌激素水平过高，这些都是导致男性雄激素水平降低的原因。研究显示剧烈运动可以使雄激素水平增高

8%，激烈比赛后雄激素水平会上升30%。所以，我们应该通过全民健身，提高雄激素水平，从而提高创新进取的动力。

看看你属于六种性别的哪一种，男性？女性？还是……

我们知道人的性别有男性和女性，但有时候我们很难从外表区分一个人是男人还是女人，其实鉴别性别远不止外形这么简单。

鉴别性别最常用的方法有6种。

1. 社会性别　作为社会一员，他（她）的表型看起来是男性还是女性，是外人对其性别的初步认定。

由于现代社会的发展、观念的改变、劳动方式的改变、社会分工的改变等，部分人们的穿着打扮日趋中性化，很多场合你可能真的无法区分一个人的男女属性。

2. 染色体性别　我们知道，男性染色体核型是46，XY；女性是46，XX。大部分人认为这是区分性别最好的方法。但也有例外，极少数男性染色体就是46，XX，这也很让我们吃惊。但他们虽有男性外形，也可以娶妻过正常性生活，但一般不会有精子，难以生育下一代。

3. 基因性别　基因性别说的是Y染色体上的性别决定因子，主要是指SRY，是原始性腺向男性分化的决定因素。有SRY的是男性，没有的是女性。但也有例外，如果在精子分裂过程中，本来应该在Y染色体上的SRY跑到了X染色体或常染色体上，就会出现46，XX的男性。

4. 外生殖器性别　一般来讲，具有阴茎、阴囊、睾丸等男性外生殖器的是男性，具有阴唇、阴蒂、阴道等女性外生殖器的是女性。但有的人同时有男女两套外生殖器，很难区分性别。

5. 性腺性别　有睾丸的是男性，有卵巢的是女性，有时需要彩超帮我们鉴别。

6. 心理性别　是指人对自己性别属性的认定。心理性别受家庭、社会、环境、成长经历等多种因素的影响，往往会出现错位。很多男性女装女态，女性男装男态，甚至变性，都是心理性别错位导致的。

另外还有一些其他的鉴别方法，以上这6种是最常用的。

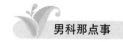

支原体感染对妊娠的影响

一段来自患者的咨询：

患者："王教授，支原体感染严重吗？上个月我爱人生化妊娠了，我们都查出来有支原体，我岳母咨询医生说这是性病，怀疑是支原体感染导致生化妊娠。"

"你和你爱人有什么不适症状？检查有什么炎症迹象吗？"

患者："没有。"

"孕前查过支原体吗？"

患者："没有，我爱人生化妊娠后才去检查的。"

"你有婚外性生活史吗？"

患者："没有。王教授，我这是性病吗？我俩到底是谁传染谁？生化妊娠是支原体感染引起的吗？我俩谁的责任更大？"

相关知识链接：

支原体是 1898 年由 Nocard 等发现的一种类似细菌但不具有胞壁的最小的最简单的原核微生物，过去曾称之为类胸膜肺炎微生物，1967 年正式命名为支原体。

它广泛分布于自然界，有 80 余种，是我们身体很多部位正常存在的菌群，如眼、鼻、肛门、口腔及阴道等部位。与人类疾病有关的支原体有肺炎支原体（MP）、人型支原体（MH）、解脲原体（UU）和生殖支原体（MG）等。

与泌尿生殖系统感染有关的主要是解脲原体和人型支原体两种，有 20%～30% 的非淋菌性尿道炎的患者，是由以上两种支原体引起的，是非淋菌性尿道炎及宫颈炎的第二大致病菌。

感染途径： 在成年人的泌尿生殖道中解脲支原体和人型支原体感染主要与性生活有关，也就是说，与性交次数的多少、性交对象的数量有关，不管男女都是如此。据统计女性的支原体感染率更高，说明女性的生殖道比男性生殖道更有利于支原体的生长。另外，解脲支原体的感染率要比人型支原体的感染率高。除了性生活外，间接接触、母婴传播也是常见的传播途径。

支原体不侵入机体组织与血液，而是在呼吸道或泌尿生殖道的上皮细胞黏附并定居后，通过不同机制引起细胞损伤而发病。

男性发病：潜伏期为 1~3 周，典型的急性期症状与其他非淋病性生殖泌尿系统感染相似，表现为尿道刺痛或者瘙痒，伴有不同程度的尿急、尿频、尿痛，特别是当尿液较为浓缩的时候更明显。尿道口轻度红肿，分泌物稀薄、量少，为浆液性或脓性，多需用力挤压尿道才可见分泌物溢出，晨起患者尿道口有少量黏液性分泌物或仅有痂膜封口，或内裤见污秽。有时甚至继发慢性前列腺炎，感染输精管、精囊和睾丸，影响精子和精液的质量，引起不育。

女性发病：多以子宫颈为中心向周围扩散的生殖系感染。多数无明显自觉症状，少数重症患者有阴道坠痛感，当感染侵及尿道时，患者会出现尿频、尿急等症状从而引起患者注意。当感染局限在子宫颈时，患者表现为白带增多、混浊，子宫颈水肿、充血或表面糜烂。如果感染波及尿道时则表现为尿道口潮红、充血，挤压尿道可有少量分泌物外溢，但很少有压痛出现。支原体感染常见的并发症为输卵管炎，少数患者可出现子宫内膜炎及盆腔炎。

支原体在临床上存在较大争议，有的地方将其视为正常菌群。

目前比较公认的观点：

（1）支原体是条件致病微生物，常在免疫力低下或菌群失调时发病。

（2）支原体可以和人共存而不引起人类感染，所以有人将其视为正常菌群。

（3）如果人体某些位置（如尿道分泌物、尿液、阴道分泌物、前列腺液等）标本培养出支原体，却没有感染的迹象或者出现临床症状，不应视为疾病，可以观察而暂不治疗。

（4）只有当支原体通过性生活传播并引起非淋菌性尿道炎、前列腺炎、精囊炎、睾丸炎、宫颈炎、子宫内膜炎、盆腔炎及输卵管炎时，才可以诊断为性病。否则，就不应轻易下"性病"的诊断。

（5）鉴于支原体感染可能对生育造成不良影响，孕前或孕中检查出支原体感染都应进行适当治疗，治疗时应夫妻同查同治，治愈前注意隔离，但不应过度治疗。

回答患者问题：

（1）关于"是不是性病问题"？

你们夫妻虽然都查出了支原体，但你们没有症状，也没有尿道、宫颈感染的迹象，不应视为性病。可以视为支原体携带者。

（2）到底是谁传染谁？

由于你们两人是同时检查发现支原体的，且都没有前期症状，所以无法判断感染是从哪里来的，是谁传染谁的。有没有不洁性生活史或是否存在其他感染途径也只有你们自己心里清楚。

（3）生化妊娠是支原体感染引起的吗？

胎停育的病因很多，染色体核型异常、血型不合、感染（支原体、衣原体、单纯疱疹病毒、巨细胞病毒、风疹病毒、弓形虫、艾滋病、梅毒、淋病等）、子宫畸形、精液异常、免疫性因素、内分泌异常、血栓前状态、环境饮食污染、孕期运动不当、孕期性生活等等都可能引起胎停育及流产。这些病因可能单一致病，也可能是几种病因联合致病。

胎停育的病因是一个复杂的问题，查到的问题不一定就是致病因素，未查到的原因也不一定不是致病因素。

所以，说这次"生化妊娠就是支原体引起的"有点绝对了。

温馨提示：

（1）防治支原体感染应讲究生殖卫生，洁身自好，以预防为主。

（2）养成如厕前洗手，便后洗手的习惯。

（3）不随意使用高危公共器具，如不洁卫生纸、公用坐便器等。

（4）提倡保护性性生活，习惯使用安全套。

（5）家中如有感染患者，其毛巾、脸盆、床单等可能导致他人感染的物品应该分开使用，性生活时用避孕套。

两博士结婚 2 年不孕，妇科检查女方是处女……

A博士娶了B博士，婚后2年多未育，经妇科检查发现B博士仍然是处女，大为诧异。两博士对妇科医生说：我们理解的怀孕就是两人躺在床上，手拉手形成一个大磁场，一旦发生化学反应，就怀孕了……

你别以为这是个笑话，不信看看现实版。

如果你29岁还没结婚，在农村绝对属于大龄青年。

李东（化名）因为性格内向，且同村适龄女孩又少，相了好几年亲都没成功，最后好不容易碰到一个不嫌弃他的。

从定亲到商量结婚，好一阵忙活。

最后好不容易结了婚，全家欢天喜地等着抱孙子，不让他外出打工，哪知1年过去，没一点动静。婆婆旁敲侧击地问起，儿媳妇才勉勉强强地说出原因，结婚1年，男方阳痿，一次性生活也没成功。

这可是大事，婆婆赶紧带着儿子来大医院看病。有的医院检查认为是供血不足，有的说是静脉瘘，有的说是心理性的，吃了药后效果不理想。

老百姓有个习惯，西医没效就找中医。患者2个月后来到了中医门诊就诊。

经询问，该男子服用"伟哥"后，硬度能达到最高的4级。做了视听诱发勃起检查，勃起硬度也可以达到3级以上，过正常的性生活是完全没有问题的。但是回去后，还是不行。

大夫建议让女方到妇科做一下检查，看是否有生殖道畸形或者处女膜异常的情况，如果女方生殖道正常，那主要就是性技巧的问题了。

也就是，这两对小夫妻婚前没有性经历和经验，缺少性知识，对性生活过于紧张。如果第一次不成功，会有挫败感，以致后面性生活也成了问题。

又爱又怕，话"手淫"

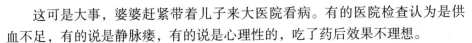

"大夫，我有前列腺炎，治了几年了，一直不好，都是小时候不懂事，手淫引起的！"

"大夫，我以前有手淫恶习，现在阳痿了！"

"大夫，我头晕、掉头发、睡不好觉，是不是我手淫太多了？"

"大夫，我手淫，现在肾虚、腰疼、乏力，干啥都提不起精神"……

门诊上经常遇到类似的患者，前列腺炎是手淫引起的，早泄是手淫引起的，性功能障碍是手淫引起的，腰酸背痛也是手淫引起的，手淫是不懂事，手淫是恶习，手淫是万恶之源，一切不适都是手淫惹的祸。在我国，受几千年来的传统观念影响，手淫似乎是十恶不赦的大罪，似乎是对身体百害而无一益的，所以不少缺乏性生理知识的人，在享受手淫带来的快感后，随之而来的就是无尽的追悔、羞愧和忧虑。又爱又怕，是不少人对手淫的真实感受。

事实上，手淫只是通过用手或工具刺激外生殖器敏感的部位，达到性高潮的一种过程，是一种不干扰别人的正常性生活方式，男女都有，正确的称呼应该叫"自慰"，似乎只有在我们回家才被称为"手淫"。有国家统计几乎90%以上的成年人在一生当中都有自慰的经历。

在我看来，自慰是一种正常的性生活方式，是性兴奋的正常宣泄，是对男女性生活的一种补充，尤其是没有固定性伴侣的人。从道德角度来讲，手

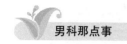

淫总比嫖娼、一夜情、强奸干净得多，文明得多，最起码不伤及他人。对一个性功能正常的人来说，手淫只是排泄了一点性腺每天都分泌的化学物质而已，俗话说"满则溢"，正像水库蓄满水需要泄洪一样，对身体能有多大危害？研究显示，规律的性生活（或者自慰），对前列腺炎是有治疗作用的，它相当于规律的前列腺按摩；规律的性生活（或者自慰），每周2次以上，也有预防前列腺癌的作用。

但中医认为，凡事都有一个"度"，过度就会有害。自慰过度有三种情况：一是过度频繁，有人每天都有自慰，甚至一天自慰数次，这样就不好了，可以称之为手淫了。会对神经系统、性腺、性器官过度刺激，会引起疲倦、腰酸腿软、精神萎靡、性欲减退、早泄、遗精以及不射精等性功能衰退症状，严重时可由于反复性器官充血从而导致慢性前列腺炎及生殖功能障碍等。这个度，因人而异，没有明确的统计数据。一般认为，手淫后没有不适，精神、生活、工作不受影响，就不算过度。二是用力过度，用力过度或者手淫方式不正确，均会引起阴茎的损伤，损伤后的纤维化会导致勃起时阴茎弯曲、疼痛，甚至影响男女的正常性交。三是性工具使用不当也会对人体造成危害。

所以，正确而适度的自慰，对性生活是一种替代或者补充，对身体并无大碍，用不着谈自慰色变，甚至把所有男性不适都归之为自慰。我们应该正确认识自慰，为自慰"平冤昭雪"，不必要"又爱又怕"。

新婚夫妻那点事

小李，28岁，某公司销售经理，有车有房，收入颇丰，而且新婚不久。在我们看来，小李年纪轻轻，事业家庭双丰收，肯定是生活幸福。

然而，小李来门诊时，愁容满面，痛苦地诉说着他的不"性"生活："王教授，结婚第一夜我就感觉到勃起困难，心有余而力不足，接下来几日更是不行，刚结婚不久的老婆都要闹着离婚了，您一定要救救我！"

王教授告诉小李，其实他这种情况在男科并不少见，我们临床中将这种疾病称之为"新婚性阴茎勃起功能障碍"（以下简称新婚性ED），有时也称为"蜜月阳痿"。

从临床观察来看，绝大多数情况下的新婚性ED是由于情绪不佳、紧张、劳累、缺乏性生活经验（或新婚期性生活频率过高）等导致的。

洞房花烛夜，新郎兴奋、紧张，缺乏性技巧，加上新娘同样紧张，进而

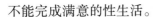

不能完成满意的性生活。

初次性生活的失败往往会给男方造成严重的心理压力，产生性焦虑，容易形成自我暗示，对自己信心不足，出现自卑、沮丧等负面情绪。

这类心理状态又会加重下次性生活前的心理紧张，使后来的性生活遭到同样的命运，以致酿成恶性循环，久而久之性欲下降，勃起功能障碍的症状愈加严重，最终因勃起功能丧失而放弃性生活。如此患者陷入极大的心理创伤之中。

除了蜜月阳痿，新婚夫妻还会出现的状况有以下几种。

1. 阴茎"骨折"　由于性交时用力过度或者不当，使阴茎屈曲成角而造成阴茎白膜破裂，就像轮胎的外胎破裂一样。常见表现是性交时突然听到阴茎咔嚓一声，伴明显疼痛，阴茎变软，局部肿胀、淤血。

2. 包皮嵌顿　包皮口狭窄患者，当新婚第一次性生活时，包皮上翻后没有及时复位，包皮口紧紧卡在阴茎冠状沟处，使血液循环障碍，导致包皮及龟头淤血、水肿甚至坏死。

3. 新婚性早泄　大多属于原发性早泄。新婚之夜，由于新郎过度兴奋或紧张，或缺乏经验，导致无法控制性爱节奏，不能自主控制射精，有的还没有进入就出现射精，即发为早泄。如果出现新婚性早泄，大可不必过度焦虑，一般是可以通过调整心态、积累经验和控制性爱节奏等来改善的。另外，我们临床所指的早泄一般是指和同一性伴侣有规律的性生活达1年以上，仍然时间短或未进入即射精者，建议就医治疗。

4. 蜜月期前列腺炎　新婚、劳累、烟酒过度、频繁性生活，会导致前列腺过度充血、水肿，甚至感染发生前列腺炎。

5. 过度劳累（肾虚）　操办婚礼的劳累，加上新婚性生活过频，不少男人会出现腰酸背痛、头晕眼花、乏力等症状，这是劳累过度了（有人称为"肾虚"），需要的是足够休息。

6. 新婚期感染　新婚夫妻容易出现感染，这与劳累导致免疫力下降、不注意性生活卫生、性生活过频、生殖器官充血或损伤等因素有关。

7. "处男带"撕裂　包皮系带过短或者性生活用力不当的男性，第一次性生活会出现包皮系带的撕裂、出血及疼痛。如果没有出现勃起时阴茎弯曲，一般不需要缝合，只需要清创包扎，注意预防感染即可。有人戏称为男人的"处女膜"，又叫"处男带"。

之所以出现以上情况，究其原因，主要是因为性经验缺乏、心理紧张等。

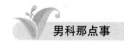

因此，新婚夫妻应提前了解和掌握性生活方面的相关知识。这样，一则可以提高首次性生活成功率，二则可以避免上述不必要的情况出现。

常见的七种"肾虚"

在门诊经常有患者问"大夫，我肾虚吗？""大夫，我阴虚还是阳虚？"，这里把肾虚常见的中医证型分享给大家，自己对照一下吧。

1. 肾阳虚证　患者常出现腰膝酸软、性欲减退、夜尿增多、神疲乏力及畏寒肢冷、面色㿠白或黧黑等阳虚症状。男子出现阳痿、滑精、早泄等；女子则出现宫寒不孕、白带清稀量多、尿频清长及夜尿多等症状。

2. 肾虚水泛证　患者以腰以下浮肿、少尿及肾阳虚症状为主要表现。证见：全身浮肿，腰以下为甚，按之没指，小便短少，腰膝酸软冷痛，畏寒肢冷，腹部胀满，或心悸气短，咳喘痰鸣等。

3. 肾阴虚证　患者以腰酸而痛、遗精、月经量少、头晕耳鸣及阴虚症状为主要表现。证见：腰膝酸软而痛，眩晕耳鸣，失眠多梦，形体消瘦，潮热盗汗，五心（手心、脚心及胸口）烦热，咽干颧红，男子阳强易举，遗精早泄；女子经少经闭，或见崩漏等。

4. 肾精不足证　肾精亏虚，脑髓与骨髓失充，以小儿生长发育迟缓、成人生育机能低下、成人早衰等为主要表现。证见：小儿发育迟缓，身材矮小，囟门迟闭，骨骼痿软，智力低下，男子精少不育（睾丸生精功能衰竭），女子经闭不孕（卵巢早衰）；发脱齿摇，耳聋、耳鸣，腰膝酸软，足痿无力，健忘恍惚等。

5. 肾气不固证　肾气亏虚，失于封藏、固摄，以腰膝酸软，小便频数、精液、经带、胎气不固及肾虚的症状为主要表现。证见：腰膝酸软、神疲乏力，耳鸣、耳聋；小便频数清长，夜尿频多，或遗尿、尿后余沥不尽或尿失禁；男子滑精、早泄；女子月经淋漓不尽，带下清稀量多或胎动易滑等。

6. 肾不纳气证　肾气亏虚，纳气无权，以久病咳喘、呼多吸少、动则尤甚及肾气虚症状为主要表现。证见：久病咳喘，呼多吸少，气不接续，动则喘甚，腰膝酸软或自汗神疲，声音低怯。

7. "心虚"证　不少20多岁自称"肾虚"的小伙子，大多是一次性生活不成功、一天没有晨勃、手淫或者近期性生活稍频了点，马上给自己下个"肾虚"的诊断，辗转于各个大小医院。无数次的就诊、服药，到最后所谓的

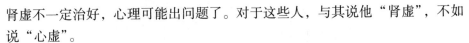

肾虚不一定治好，心理可能出问题了。对于这些人，与其说他"肾虚"，不如说"心虚"。

在我们男科门诊见到的自认为"肾虚"的男人中，肾阳虚约占15%，肾阴虚约占12%，肾精亏虚约占6%，肾气不固约占3%，肾不纳气+肾虚水泛<1%，60%以上的不是肾虚而是心虚，是担心和害怕。

遗精认识六大误区

遗精是正常男性性成熟的生理现象，男性的第一次遗精类似于女性月经初潮，代表着生殖系统的发育成熟。

生理性遗精见于没有性生活和手淫的成年男性，是性能量排泄的一个途径，也就是中医所说的"精满自溢"。每个月有1~2次遗精都是正常，且大多是梦遗，遗精后不会有很明显的不适感觉。

但是，生活中有不少人对遗精现象存在着认识的误区，谈遗色变。

误区一：只要遗精都是不正常的。

很多人受"一滴精十滴血"的传统观念影响，认为男性不应该遗精，遗精会伤身体。一旦出现遗精就会害怕，担心引起各种疾病。尤其是梦遗的人，觉得低俗、肮脏，好像干了什么见不得人的事。

误区二：遗精一定会伤"元气"、致"肾虚"。

不少人认为遗精会伤元气，导致肾虚，部分人遗精后会出现轻微腰骶部、会阴酸困，加上本身的担心害怕，更觉得自己肾虚了。其实，每个月1~5次遗精不会对身体造成任何妨碍，很多年轻人每周有2~5次的性生活，其对身体也未造成不良影响。

误区三：遗精会导致前列腺炎。

前列腺炎等生殖道炎症会引起病理性的遗精，遗精次数多且遗精后出现乏力、腰骶会阴部不适、瞌睡等症状。但生理性遗精并不会导致前列腺炎发生，"精满则溢"还相当于规律的前列腺按摩或前列腺排瘀，对前列腺是有益处的。

误区四：遗精会影响生育。

有人担心遗精会引起精液质量下降而影响生育。

我们在医院化验精液，要求排精后3~7天检查，不能超过7天；有孕育要求的，我们建议夫妻在排卵期隔日同房1次。这两种情况都是为了让精液

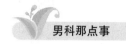

保持在最佳状态。所以，"精满则溢"或适当遗精是对精液的新陈代谢。

误区五：遗精会导致早衰。

有人认为遗精会伤精、伤元气，导致肾虚，进而引起早衰。有人遗精后会出现头晕眼花、腰膝酸软等症状，就更加担心了。

其实没有规律性生活的年轻人性腺功能旺盛，遗精是正常现象，不会导致什么早衰。随着年龄增大，性腺功能减退，遗精的次数会明显减少。衰老是人生不可避免的、无法逆转的规律，保持好奇心，保持规律的性生活，选择健康的生活方式会减缓人的衰老过程。

误区六：遗精会导致阳痿。

有的人遗精后 1~2 天内感觉阴茎勃起不如以前，也没有强烈的欲望，就担心遗精会导致阳痿。其实，这是身体的自我保护机制，是让阴茎和性腺有一个恢复的过程，不必过度担心，待身体恢复后，性欲和勃起都会正常。只是每个人身体状况、年龄不同，恢复时间长短也不同。

生理性遗精是正常的，不会对人造成什么影响。可是过度担心会引起明显的精神紧张、头晕眼花、失眠多梦等一系列不适，甚至发生阳痿。所以，对遗精要有一个正确的认知。如果，遗精次数过多（平均每周 2 次以上，每月 8 次以上），且遗精后存在明显不适，可以到正规医院男科进行咨询、诊治。

B超和磁共振检查对胎儿影响有多大？

B超和磁共振检查没有电离辐射的危险。

B超是产科常做的检查。大量研究证实，孕期B超检查是安全的，不会对胎儿造成不良影响。长时间、大剂量、高频的超声波照射可引起孕囊空化的现象，但这种情况一般只出现在动物模型实验中，临床上所用的超声检查并非如此，不必担心。

MRI（磁共振）与B超一样，都不属于放射性的检查，不会产生电离辐射。少数动物胎儿研究发现孕早期暴露在MRI检查的磁场中可能致畸，但也有的动物实验并未发现有影响，而目前还没有人类实验的资料。1991年版的英国"放射防护指南"认为，妊娠早期不适宜做MRI，但2007年版的美国"放射安全指南"认为，只要患者能接受MRI的风险利弊，可以在孕期的任何阶段做，而美国食品及药物管理局（FDA）的最新指南则要求MRI仪器应

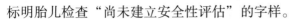

标明胎儿检查"尚未建立安全性评估"的字样。

在临床实践中，做 MRI 检查的大多数情况是孕妇有其他疾病，需要进一步查明病情和治疗，而 B 超等常规检查又未能确诊，目前一般认为孕晚期进行 MRI 检查是相对安全的，评估各种利弊后可根据病情需要选择，应尽可能避免在孕早期做 MRI。

如何选择最佳受孕季节？

人类与动物不同，动物繁殖常利用春、秋两个最佳季节来繁衍后代。人类则在这方面没有明显的"季节性"，一年 365 天，除了有特殊情况外，都可进行性生活，都有可能怀孕。把生孩子的时间选在各种条件都处于最佳状态时是最理想的。这不论对父母还是对孩子都有很大的好处。对于孩子最佳出生时间的选择，应该从能增强体智发育这两方面来考虑。到底孩子何时出世较好呢？

从优生、优育的角度来看，选择合适的出生季节，把温度变化、疾病流行等不利因素降低到最低限度，以保证最大限度地创造利于胎儿生长发育的有利条件，是完全可能的。

从医学角度看，胚胎发育有三个关键时期：一是大脑形成期，即妊娠第 3 个月；二是脑细胞分裂期，妊娠 6 个月以后；三是神经细胞发育协调期，妊娠第 7~9 个月。如果选择 8、9 月份之间受孕，妊娠的第 3、第 6 个月以及分娩期都处在气候适宜、营养便于调配的晚秋、仲春季节，胎儿的神经系统可以得到良好的发育。

有资料显示，每年 7~12 月份为分娩高峰季节，4~6 月份则为淡季，这与人们婚期的选择有密切关系。受传统观念的影响，不少人们会选择在元旦、春节、国庆节结婚，婚后又马上怀孕。此时正值乍暖还寒或秋末冬初之时，气温变化大，是病毒性疾病的多发季节。在孕期，特别是孕早期，病毒感染容易导致胎儿畸形。如母亲在孕早、中期患了风疹，病毒可通过胎盘进入胎儿体内并繁殖，引起胎儿眼、耳、脑、心脏和神经系统的损害（医学上称为先天性风疹综合征）；流行性感冒病毒可导致胎儿无脑、脑积水等中枢神经系统畸形和病变，以及唇、腭裂和先天性心脏病等；若孕妇出现发热，则易造成早产或流产。

医学专家认为怀孕的最佳季节是 8 月份前后，即 7 月份下旬到 9 月份上旬

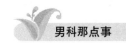

2 个月的时间，这是有道理的。让我们具体看一下在这个季节怀孕的好处有哪些？

在妊娠初期（40~60 天）时，正好处在 9 月份或 10 月份，孕妇大多胃口差、爱挑食，此时蔬菜、瓜果品种繁多，可以增进孕妇食欲，保障胎儿的营养需求。2~3 个月后正值晚秋，气候凉爽，孕妇食欲渐增，对胎儿的生长发育十分有利。此时日照充足，孕妇经常晒晒太阳，体内能产生大量维生素 D，促进钙、磷吸收，有助于胎儿的骨骼生长。且 8~9 月份之间正值夏去秋来，孕妇夜间睡眠受暑热的影响小，孕妇的休息、营养和各种维生素的摄入都比较充分，均有利于胎儿大脑的发育和出生后的智力发展。待多雪的冬天和乍暖还寒的初春携带着流行性感冒、风疹、流脑等病毒姗姗而来时，胎儿胎龄已超过了 3 个月，平安地度过了致畸敏感期。而且，相应的预产期为次年的 5 月份前后。分娩之时正是春末夏初，气温适宜，母亲哺乳、婴儿沐浴均不易着凉，蔬菜、鱼、蛋等副食品供应也十分丰富，产妇食欲好，乳汁营养也丰富，正是"坐月子"的最佳季节。保证母乳质量的同时，初生婴儿轻装上阵，衣着甚少，便于四肢自由活动，有益于大脑及全身的发育。孩子满月后，时令已入夏，绿树成荫，空气清新，阳光充足，便于进行室外日光浴和空气浴。孩子半岁前后正好处在金秋 10 月份，辅食添加时又已顺利地避过夏季小儿肠炎等肠道疾病的流行季节。到了孩子学习走路，开始断奶的周岁，则又是春夏之交，气候温和，新鲜食品充足，为孩子的生长发育提供了有利的条件。而且，春夏之交，肠胃易于适应，断奶也易于成功。

要注意避开 5~6 月份怀孕，因为 7 月份天气湿热，食欲欠佳，再加上妊娠反应，使得营养摄入不足，容易影响胎儿的发育。同时也要避开 10 月份怀孕，7 月份盛夏分娩。产妇的褥汗本来就多，如果在盛夏酷暑分娩，气候闷热、潮湿就容易发生中暑，轻者头晕、胸闷、体温升高；重者高热、昏迷，甚至死亡。此时，也是皮肤感染、腹泻等疾病的多发季节，所以最好避免在盛夏分娩。

冬季则不宜受孕，因冬季新鲜蔬菜和水果都较缺乏，使微量元素和维生素相对摄入较少，容易影响胎儿的生长发育。另外，由于冬季气候寒冷，发生病毒感染的机会比较大。大家知道妊娠早期的 8 周内为胚胎期，此期孕妇如被病毒感染，将直接影响胎儿，导致胎儿智力低下或畸形。

此外，冬季外出活动机会相对较少，门窗紧闭，室内空气不流通，如在室内生炉子取暖，则空气中二氧化碳含量较高，使初孕胎儿的致畸率上升，因此，应该避免在寒冬受孕。

1月份是三九或四九天，正值寒冬，此时也不适宜分娩。产妇在哺乳、给婴儿沐浴或更衣时，如没有很好的条件防寒保暖，容易着凉感冒。新生儿对寒冷的适应性也较差，上呼吸道感染、肺炎等疾病也可能随之而来。所以不宜在1月份分娩。

当然，每个人的实际情况不同，只要注意选择最佳生育时机，不一定非按上述建议不可，顺其自然也许是最好的选择。

如何选择最佳受孕年龄？

1. 生育年龄对胎儿的影响　从生理上看，女性的生殖器官一般在20岁以后才能逐渐发育成熟，而全身骨骼如牙齿钙化，出齐智齿等都要到23岁以后才能完成。男性生殖功能的发育和成熟比起女性来则还要晚一些。因此，过早地结婚生子，自己还处在急速发育中的母体就不能及时供给胎儿生长发育所需要的大量营养物质，如蛋白质、碳水化合物、维生素、无机盐、微量元素等，以致影响胎儿体质和智力发育。同时，早婚早育的男性所产生的精子数量少，质量低，并容易发生精子残缺、染色体异常等情况，不利于胚胎发育，影响优生。

2. 最佳生育年龄　女性最佳的妊娠年龄为23～29周岁，配偶年龄为25～30周岁。20岁左右妊娠弊端较多，一来年幼，不具备做母亲的能力，既不会自我保护，又不会带孩子；二来经济还未独立，要依靠父母。如果未婚先孕就更加困难，往往不敢暴露实情寻求帮助，常导致营养不足，致使新生儿出生体重下降而影响身体及智力发育，或者由于保养不善而出现各种意外。

初孕年龄最好不要超过30岁。因为女性在出生前，卵细胞就已储存于卵巢内，怀孕时间过晚，则卵子的年龄过大，受环境污染的影响较多，容易发生卵子老化及其染色体异常改变，导致畸胎率增高。同时，由于高龄产妇的产道弹性降低，容易发生产程延长而需要手术助娩等情况，势必也在一定程度上影响了胎儿的健康。据统计，唐氏综合征胎儿的发病率在25～29岁的产妇中为1/5000；在30～40岁的产妇中为1/1800；在35～39岁的产妇中为1/900；而在45岁以上的产妇中竟高达1/120，这足以说明妇女的生育年龄与胎儿的健康是有一定关系的。同样，男性年龄过大时，精子的基因突变率也相应增高，精子的数量和质量都没有保证，对胎儿的健康也是十分不利的。

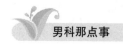

有人认为父亲的生育年龄与先天愚型的发生有关系，甚至认为先天愚型患者25%是由父亲方面的原因造成的。

因此，从优生的角度来看，过早或过晚生育都是不适宜的。从有利于未来父母的工作、学习、健康、经济实力、体力、精力等多种因素考虑，女性在23~29岁结婚、育儿最为有利，是最佳婚育年龄。

男女最佳婚姻年龄差

《素问·上古天真论》有"女子七岁，肾气盛，齿更发长；二七而天癸至，任脉通，太冲脉盛，月事以时下，故有子；三七，肾气平均，故真牙生而长极；四七，筋骨坚，发长极，身体盛壮；五七，阳明脉衰，面始焦，发始堕；六七，三阳脉衰于上，面皆焦，发始白；七七，任脉虚，太冲脉衰少，天癸竭，地道不通，故形坏而无子也。丈夫八岁，肾气实，发长齿更；二八，肾气盛，天癸至，精气溢泻，阴阳和，故能有子；三八，肾气平均，筋骨劲强，故真牙生而长极；四八，筋骨隆盛，肌肉满壮；五八，肾气衰，发堕齿槁；六八，阳气衰竭于上，面焦，发鬓斑白；七八，肝气衰，筋不能动；八八，天癸竭，精少，肾脏衰，形体皆极，则齿发去。肾者主水，受五脏六腑之精而藏之，故五脏盛，乃能泻。今五脏皆衰，筋骨解堕，天癸尽矣。故发鬓白，身体重，行步不正，而无子耳""……男不过尽八八，女不过尽七七，而天地之精气皆竭矣。"

从以上可见，女子三七21岁，男子三八24岁，发育成熟，天癸（内分泌）旺盛充实，是年轻而最具活力时期，此时是最好的生育期，男女相差3岁，为最佳婚配年龄之开始。至女子七七49岁天癸竭，男子八八64岁天癸尽，男女此时丧失生育能力时，这段生育期时间女子为28年，男子为40年，相差12年，按最好的匹配比例应是12÷2=6，即男子三八24岁+6岁等于30岁。亦就是女子21岁，男子30岁，更是最佳婚配年龄，婚配年龄差为9岁。

《论语》有男人"三十而立"之说，指男人此时应立身处世，故此时是成家立业的最佳时期。当女子49岁时，男方则58岁，+6亦刚好八八64岁，距天癸尽亦为6岁。

因此，男女婚配的最佳年龄差为3~9岁，而且越接近9就越能和谐，故婚姻也就越美满幸福。如今，男性比女性大4~8岁似乎更容易被接受，只是

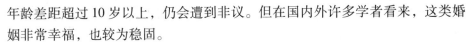

年龄差距超过 10 岁以上，仍会遭到非议。但在国内外许多学者看来，这类婚姻非常幸福，也较为稳固。

近日，欧洲科学家们做的一项调查显示，年龄是影响婚姻稳定的一个关键砝码。英国巴斯大学伊曼纽尔弗拉尼耶博士对 1534 对情侣进行了一项追踪调查，结果显示，能强有力维系婚姻的最佳情侣模式是男女双方均受过高等教育且无离异史，同时男方比女方年长 5 岁以上。研究者称，妻子比丈夫小 5 岁以上是最不容易产生矛盾的年龄组合，他们的离婚率为其他婚姻的 1/6。

另外，一项维也纳大学的研究发现，若丈夫比妻子大 4~6 岁，生育的子女最多；而丈夫比妻子大 15 岁，虽然生育子女数量不多，但婚姻生活最美满。

专家说，婚姻的三大幸福点，成了家庭稳固的支柱。第一个幸福点：满足女性"三位一体"的愿望。通常，女性梦想的白马王子兼具父辈的成熟、兄长的呵护和朋友的活力。而丈夫年龄大，心理更成熟，感情给予更自如。第二个幸福点：衣食无忧，年长的丈夫通常有一定的经济基础，降低了因经济而发生纠纷的概率。第三个幸福点：家庭竞争少。丈夫年长，女性自然会生发出依靠感和服从感，减少夫妻间权利的竞争，摩擦随之减少。

说到这类婚姻的劣势，华南师范大学心理学教授郑希付认为，一般而言，男性的平均寿命本来就比女性短，如果丈夫再比妻子大很多，那么有可能最终会是丈夫先撒手人寰，妻子却要独守孤单。

但是，如果和爱比起来，年龄仍然是次要因素。

古方赏析：老奴丸

古时候，一留守女子，丈夫常年经商离家，熬不住寂寞的她与家中的老奴私通了，但老奴年老体衰，难以满足女子性欲，于是她就把一个家传秘方给老奴吃。

没想到老奴吃后竟然"返老还童"，不仅性欲大增，还与该女子生下两个孩子。

后来事情败露，女子为了保护自己将老奴打死了，发现老奴骨髓饱满，骨质坚硬。遂将这个家传秘方命名为"老奴丸"。

【组方】紫梢花、灯草炭、蛇床子、肉苁蓉、菟丝子、马兰花、巴戟天、淫羊藿、荜澄茄、大茴香、金樱子、补骨脂、木香、母丁香、韭菜子、制川

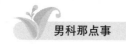

乌、远志、干姜、沉香、泽泻各5钱，核桃仁、柏子仁、桑螵蛸、枸杞子、山萸肉、茯苓各1两，蜘蛛15个，熟地4两。

【制法】上药熟地捣膏，余药研细面，共炼蜜为丸，每丸9克。

【功效】滋肾壮阳、填精益髓、疏肝通络、延缓衰老。

【主治】中年虚损，五脏衰弱，元气不足，腿酸腰痛，下部虚寒，阳痿早泄，未老先衰。

【服法】每日2次，每次1丸，淡盐水（冬月黄酒）送服。

古方赏析：青娥丸

青娥者，古代指少女美貌，也指耳前鬓发。方名取青娥，也表明该方确有"乌鬓发、益颜色"之功效。"青娥丸"为古今补肾良方，首载于宋代的《和剂局方》中。

"青娥丸"的来历，相传与唐代相国郑姻有关。

郑姻，字文明，唐宪宗时，任中书门下平章事（宰相）。郑姻年愈五旬时，出任岭南节度使。郑年迈加之南方地势潮湿，不久即因感受湿邪伤于表里，引起多种疾病发作，身体阳气也渐衰竭。经服用钟乳石等"补剂"，百端不应、苦无良策时，一位来自诃陵国（今印尼爪哇或苏门答腊）的船主，名李摩诃，获知其病况后，前来探望，并献上一方配好的药。郑初时未敢服，经摩诃再三苦劝，始服下，不料药后七八日，病情开始减轻，于是又坚持服下去，效果更加明显，最后竟痊愈了，身体也强壮了许多。此时，郑笃信此方之功力。

3年后，郑相国罢郡归京，将此方录下传之他人，经多人服用后，发现该方不仅对腰痛、脚气（因湿造成的下肢肿胀或萎软症）等有良效，而且经常服该药还能"壮筋骨、活血脉、乌鬓须、益颜色"。对老年人可起延年益气，悦心明目的作用，此药可使人鬓发变黑，显年轻，具有美容美发效果。此方功效卓著，故有诗赞曰："三年持节向南隅，人信方知药力殊，夺得春光来在手，青娥休笑白髭须。""青娥丸"之名大概就缘由于此。

其实，李船主所献药方仅有两味药，即后来"青娥丸"中之主药补骨脂和胡桃肉。此方制法和服法是：将补骨脂洗净研为细末，胡桃肉去内皮捣如泥，用蜜和糖和匀，贮于瓷器中。每日晨，以暖酒二合，调药一匙服之，后以饭压，或以开水调服亦可。后来的"青娥丸"中又加入杜仲炭或蒜，制丸

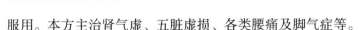

服用。本方主治肾气虚、五脏虚损、各类腰痛及脚气症等。

【组方】杜仲（盐炒）480克，补骨脂（盐炒）240克，核桃仁（炒）150克，大蒜120克。

【制法】上四味，将大蒜蒸熟，干燥，与杜仲、补骨脂粉碎成细粉，过筛，再将核桃仁捣烂，与上述粉末掺研，过筛，混匀。每100克粉末加炼蜜20~30克加适量的水泛丸，干燥，制成水蜜丸；或加炼蜜50~70克制成大蜜丸，即得。

【功效主治】补肾强腰。用于肾虚腰痛，起坐不利，膝软乏力。

【用法用量】口服，水蜜丸一次6~9克，大蜜丸一次1丸，一日2~3次。

近年有研究证明，服用"青娥丸"不仅有补益肾气，延缓衰老功效，而且能提高骨密度，对防治中老年人骨质疏松症有良好效果。

要想治好病，就要遵医嘱

在男科门诊上，除了忙碌充实之外，还总有一些令我们啼笑皆非的对话。

对话1

"尿频、尿急、小腹胀痛多久啦?"

"好久了。"

"要查一下尿常规和前列腺液常规了，我先给你开个检查，你先查查吧，查清楚原因再给您对症下药。"

"我不想查，中医不是直接把脉就可以开药? 按照经验来……"

"既然这样，那我就给你把脉，辨证开药了啊。"

一阵忙碌，方子开好了。

"大夫，不看检查单就给我开药，效果好吗? 我还是先去做做检查吧。"

……

对话2

"医生，我勃起功能不好。"

"过去有什么疾病没有?"

"血压有点高，血糖有点高。"

"血糖测的数值是多少?"

"现在我控制得很好，空腹也就8点多，而且我血糖一高就吃降糖药"。

"您应该去内分泌科，让医生给制定个整体的治疗方案，自行且不规律吃

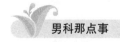

药是不对的，而且有些药物也会影响你的勃起功能。"

"我不就血糖稍微高一点吗？不妨碍吃不妨碍喝的，您还是给我治疗我的男科疾病吧！"

……

对话3

"大夫，我还要吃多久的药才可以和爱人备孕？"

"您精液质量太低，且畸形率有点高，建议吃够疗程，复查精液质量达标后再开始备孕。"

"我都吃了2周的中药了，不吃了，您直接给我开中成药吧！哦，对，您给我开的有一个中成药，不想吃，开一种就行。"

"建议草药跟中成药一起吃。"

"中药太苦，我不喝，您快点儿开药把病给我治好吧！"

……

对话4

"医生，1年前我来您这看过前列腺炎，1个疗程的药没吃完，症状就消失了。前段时间抽烟喝酒有点厉害，就又复发了，控制不住自己完全不抽烟、不喝酒，偶尔抽一下行吗？"

"偶尔也不行，治病哪能讨价还价！"

已经成为慢性前列腺炎了，且反复发作，还要继续不健康的生活方式，您觉得您的疾病什么时候能好？又有哪个医生能治好你的病呢？

既然生病了，就应该少一些"主见"，多遵医嘱用药治疗。

除此之外，还要遵循饮食、运动、起居、情志"四合理"，坚持锻炼身体，提高自身免疫力。只有医患同心协力，才能治愈您的疾病，为您的健康保驾护航。

二、男性外生殖器疾病

男人也有"处女膜"

一位神情紧张的男子来到男科诊室，向医生诉说他的痛苦。原来这是个刚刚结婚的新郎，昨晚跟新娘性生活时，下体突然感觉撕裂般的疼痛，新婚之夜的甜蜜初体验也因此被迫终止。

那么这位新郎到底发生了什么？

此患者的情况属于包皮系带撕裂。包皮系带是男子阴茎头腹侧正中或包皮内板与尿道口相连的皮肤皱襞，呈蹼状结构，同时也是包皮内板丰富的神经网络中心点，各种刺激传至该处，然后直接传输至大脑，它对于性快感和疼痛十分敏感。

一般情况下，该结构是完好无损地附着在男子的龟头腹下部，可一旦男子在性交或自慰时用力不当便可能出现包皮系带的撕裂。

因多见于新婚男子的房事初体验，故包皮系带有男子"处女膜"之称，准确地说应该是男子的"处男膜"。

此膜较为纤薄和娇嫩，所以很容易受到外力的破坏，尤其是新婚男子缺乏性生活技巧，同房时用力不当，或者自慰时用力过猛，以及包皮系带过短时，都有可能会撕裂此膜，产生疼痛。

当然，一旦出现了包皮系带撕裂，也不用太过惊慌，因为包皮系带损伤是阴茎损伤中较轻的类型，由于阴茎血液循环丰富，愈合能力较强，很快会恢复的。包皮系带撕裂的处理如下。

（1）对于轻微的部分撕裂伤或仅少量出血者可不予缝合，进行消毒后加压包扎即可。

（2）对于撕裂严重者可以行清创缝合治疗。

（3）对于包皮系带过短者，建议行系带成形术，使系带增长，同时禁止

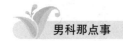

性生活1个月以上，使伤口得到完全愈合。

一旦发生了包皮系带撕裂，请及时到医院处理，同时，掌握正确的性知识和性技巧对于此膜的保护也是十分必要的。

阴茎也会"骨折"

小杨和漂亮的妻子两地分居，过着牛郎织女的生活，偶尔相见，不免情浓意浓，恩爱一番。同房过程中，小杨突然听到"咔吧"一声，下体传来撕裂样的疼痛，阴茎迅速疲软，明显肿胀，颜色也变成紫黑了，稍一触碰即感到钻心的疼痛。两人慌慌张张来到医院，挂了急诊，男科医生看了后说这是"阴茎骨折"，需要马上住院手术。

小杨很奇怪："大夫，阴茎也会骨折？"

"会啊，阴茎骨折，也叫阴茎折断。"

"它平时软绵绵的啊，摸着里面没有骨头啊，怎么会折断？"

"这是一种形象的说法。阴茎是由两根阴茎海绵体和一根尿道海绵体组合而成。尿道贯穿于尿道海绵体之中，内接膀胱，外达阴茎头；阴茎海绵体里面有丰富的血管窦，外面被坚韧的白膜所包绕。白膜是封闭阴茎海绵体的一层膜状组织。当阴茎处于软缩状态时，白膜的厚度为2~3mm；当阴茎处于勃起状态时，白膜会变薄，厚度低于1mm。当阴茎勃起时，由于海绵体充血扩张，使包绕阴茎海绵体的白膜处于高度紧张状态。如果这时阴茎受到强烈的外力作用，使阴茎的根部与头部向中间形成一股较大的折压力，就可导致白膜的破裂，这就是阴茎的骨折。临床上将这种阴茎骨折叫做阴茎海绵体破裂，而实际上真正发生破裂的部位是包绕阴茎海绵体的白膜。"

"什么情况下容易发生阴茎骨折，大夫？"

"最常见的情况有三种：一是性生活时发生意外，使勃起的阴茎撞击到过硬的部位，或是在性生活时乱翻花样，致使阴茎弯曲受挫而折断；二是手淫动作过于粗暴。有的人在手淫时，为了得到较强的刺激，常用手敲击阴茎或使阴茎弯曲，这样很容易使阴茎受到伤害；三是外伤引起的。"

"那阴茎骨折后除了疼痛、肿胀，还会有什么不适？"

"还会有瘀血、阴茎头偏向受伤一侧等现象；如果同时伴有阴茎筋膜的损伤，流出的血也可沿着筋膜内隙渗入阴囊或会阴部皮肤，使这些部位也呈紫黑色；血肿压迫尿道引起排尿困难，但不会损伤尿道，因此也不会出现尿血或尿道口流血的现象。"

"大夫，那我现在住院后要怎么办呢？"

"最好的办法是立即手术清除积血、缝合裂口、加压包扎，这样方能获得理想的治疗效果。"

"如果不手术会怎么样呢？"

"轻度破裂、轻微疼痛、出血量不多者，可行保守治疗，如理疗、按摩、热敷及预防感染等，但保守治疗后血肿机化形成硬结，易产生结节，影响日后的勃起功能，甚至出现勃起不坚或阳痿，所以，最好还是手术治疗。"

"手术后应该注意什么？多长时间能恢复？"

"注意休息，忌烟酒，少看色情书籍视频及避免阴茎频繁勃起。3~6个月可以恢复正常。"

孩子睾丸、阴茎小该怎么办？

睾丸和阴茎是男性特有的生殖器，肩负着传宗接代的重任，作为家长关心孩子的阴茎和睾丸是很有必要的。您知道孩子正常发育时睾丸和阴茎的大小是怎样的吗？

睾丸的体积一生都处于变化之中，初生儿睾丸相对较大，青春期前发育迟缓，近性成熟期迅速发育，老龄后则逐渐变小。国家卫建委科学技术研究所调查数据显示：青春期前男童的睾丸容积一般在 2ml 左右，如果睾丸体积>4ml 说明青春期已经启动，绝大多数男孩睾丸体积增大在 8~12 岁之间，如 10~12 岁仍无任何增大就需要进一步检查了。

而阴茎的发育与机体内分泌的变化密切相关，数据显示，初生男童阴茎长度可达 2.5~3.5cm，出生后至青春期前（12 岁左右）阴茎生长缓慢，青春期开始后会再次迅速生长，仅 5 年就可达成人水平（非勃起时 4.5~10.1cm）。

如果您的孩子在青春期前和青春期时没有达到以上标准，就需要及时到正规医院检查找原因了。

一般需要检查的项目有（由医生根据具体情况选择）以下几项。

1. 阴囊彩超　可探知计算睾丸大小、位置，了解附睾、精索静脉等。

2. 性激素和生长激素　如血 FSH、LH、T、PRL、GnRH 等水平，可判断男孩有无青春期的启动和了解下丘脑、垂体功能有无异常。

3. 血清 AMH（或 MIS）　是评估男孩从出生到青春期前的最佳指标。血

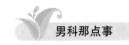

清 AMH 不仅对判断幼儿睾丸功能有决定性意义，并可预测其潜在的生精功能。

4. 染色体核型分析　是确诊患者是否有染色体异常（如克氏征）的必要手段。

5. AZF 因子检测　可评价男童生殖遗传缺陷，从而更好地指导临床诊疗。

6. 头颅 CT 或磁共振　检测有无垂体肿瘤或脑内占位性病变，从而评估垂体功能。

孩子是家中的宝，他的成长关系到整个家庭的幸福，作为家长要随时关注他的成长发育，切莫大意，发现异常请及时就诊。

家长应多关注男孩睾丸的发育情况

当您在妻子产房前焦急等待时，是否心中默默祈求老天恩赐一个儿子。当嘹亮的啼哭声划破产房上空，产科医生告知您是儿子的一刹那，是不是感到无比的幸福。拥有一个宝贝儿子是很多家庭梦寐以求的事情！

可是，并不是简单的一"蛋"拥有，就别无所求。

要知道作为男性标志的睾丸具有不可替代的重要作用，它肩负着制造精子、分泌雄性激素的使命，其发育的每个阶段都十分关键。

1. 睾丸一个都不能少　正常情况下，睾丸是成对的，其外形略呈扁卵圆形，左右各一，与附睾一起共居住于阴囊内。如果您的宝宝只有一个睾丸就要特别注意了，要考虑隐睾（资料显示：足月男性新生儿中发病率为 4%～5%，早产儿为 9%～30%）、异位睾及单侧无睾症等。尽管有一侧睾丸就可以维持正常生精、分泌雄性激素的功能，但隐睾、精索静脉曲张疾病往往是双侧睾丸相互影响的。

2. 睾丸不可太软　睾丸表面包绕着一层坚厚的纤维膜，故而用手触摸时感觉其质地是稍硬韧的，如果摸起来特别软，就要引起重视了，大多提示睾丸生精功能受损。

3. 睾丸不可太小　据统计我国成年男子左侧睾丸体积约 12ml，右侧睾丸体积约 13ml，其在阴囊中的位置一般是左侧略低于右侧 1cm，儿童睾丸一般 4ml 左右。若发现孩子睾丸体积较小时（尤其是青春期之后），临床一般考虑是炎症（如流行性腮腺炎）、外伤、精索静脉曲张、染色体等原因导致的睾丸发育障碍，要引起家长的高度重视，及时到正规公立医院男科或者小儿外科就诊。

4. 睾丸过大要警惕　如果发现孩子睾丸体积过大，也不是特别好的事情，可能要考虑是否患有以下疾病了：急慢性睾丸炎、附睾炎，睾丸肿瘤，精索静脉曲张（曲张的精索静脉团会让人误以为睾丸变大，出现假性大睾丸，实则是睾丸缩小），阴囊疝气或者寄生虫感染等。

5. 睾丸瘙痒要不得　阴囊是较为敏感的皮肤，同时也肩负着保护睾丸的重任，如果您的孩子时不时地搔抓此处，那么可能要考虑是否患有真菌感染、湿疹、神经性皮炎、阴虱等疾病了。

因此，家有男宝的家长们要时刻注意孩子生殖器官的发育，一旦发现异常及时带宝宝就诊。

睾丸一大一小是病态吗？

睾丸外形略呈扁卵圆形，左右各一，与附睾一起共同居住于阴囊内。它肩负着制造精子、分泌雄性激素的使命，是男人最重要的"宝贝"。

这个"宝贝"有些顽皮，它时而下垂，时而蜷缩在阴囊中，甚至连大小都可以不对等，让很多患者都心存疑虑。

成年男子左右两侧睾丸的重量及体积常稍有不同，一高一低，一大一小。如果两侧睾丸都在阴囊内且体积差别不大，质地相同，没有触痛，一般不是病变，不需太过担心，但是如果两侧睾丸有显著差异，就需要引起重视，找找原因了。

据统计我国成年男子左侧睾丸重约 10.20g（4.00～21.00g），体积约12ml，右侧睾丸重约 10.70g（4.60～18.50g），体积约 13ml，其在阴囊中的位置一般是左侧略低于右侧 1cm。

临床男科体检多采用"测量子比较法"估算睾丸体积，此法简单易行。其操作方法为：男科医生先用手触摸被检者睾丸，然后与睾丸体积测量子模型比对，模型为编号 1~25 的椭圆形硬物，与用手触摸的睾丸大小最接近的测量子模型即睾丸体积。

当然在检查睾丸时，除了测量其大小，还应注意睾丸硬度，有无肿块、触痛，以及附睾大小、硬度，有无结节、触痛，精索输精管有无增粗、结节或触痛。

如果出现双侧睾丸不对等，差异较大时，可考虑以下情况。

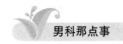

1. 急性睾丸炎、睾丸肿瘤、隐睾

（1）急性睾丸炎：多表现为单侧睾丸肿痛，质地变硬，并可能伴有高热、恶心、呕吐等症状，需及时到医院就诊。

（2）睾丸肿瘤：多表现为无痛性睾丸增大，坚硬如石，这种增大是逐渐的，可伴有睾丸沉重感、背痛等。

（3）隐睾：可发生于单侧或双侧，以右侧居多，多见于早产儿，需及时处理。

2. 急性附睾炎、附睾肿瘤、附睾结核

（1）急性附睾炎：多见于中青年，表现为附睾肿大、发硬，触痛明显，可伴有高热，以单侧多见。

（2）附睾肿瘤：临床较少见，肿瘤体积小，生长缓慢，可有轻微疼痛或根本无疼痛，常易误诊为炎症或结核。

（3）附睾结核：疼痛不明显，体温不升高，进展缓慢，尿液可查到抗酸杆菌。

3. 输精管炎、输精管缺如、输精管结核

（1）输精管炎：常与附睾炎同时存在，多表现为阴囊坠胀疼痛，可触及阴囊段输精管增粗、变硬，触痛明显。

（2）输精管缺如：可发生在单侧或双侧，以单侧多见，查体时可触及附睾头部增大，体尾部及输精管缺如。

（3）输精管结核：多继发于泌尿系结核，有尿频、脓血尿史，可触及串珠样结节，尿中可查到抗酸杆菌。

4. 精索静脉曲张　精索静脉曲张多见于青年男子，轻者无症状，重者可见阴囊胀大，伴沉重及坠胀感，可向下腹部或腹股沟放射，站立行走时加重，平卧休息时减轻，查体可触及蚯蚓团块状的曲张静脉，曲张越明显，睾丸体积越小、质地变软，可影响睾丸生精功能。

当你发现两侧睾丸不对等时，可仔细对照以上内容，不必太过担心，当然也切莫大意，必要时应到医院进一步检查，这个顽皮的"宝贝"仅有一对，需好好呵护。

❖ 男性生殖器大小真的与性生活质量有关吗？ ❖

小贺自卑地坐在我对面，弱弱地叙述着他的烦恼：不敢交女朋友，不敢

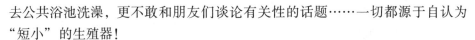

去公共浴池洗澡，更不敢和朋友们谈论有关性的话题……一切都源于自认为"短小"的生殖器！

小贺因此跑过不少诊所，去过不少医院，吃过不少的药，试过不少的民间验方，还练过什么吊裆之类的气功，似乎都不见什么效果。

"我还有救吗？我还能结婚吗？还能有幸福生活吗？大夫，能不能给我加粗增长，多少钱都愿意……"

在不少人看来，生殖器的大小代表着一个男人的性功能和家庭"性"福，代表着男人豪迈和雄性，甚至代表事业。

其实男人的阴茎只是一个排尿和性生活的器官，赋予它无意义的使命只会给你自己造成更大的压力。

女性性高潮的唤起也不光是阴茎的作用。她受环境、气氛、触摸、对男方的感觉等多种因素影响。性高潮也分阴蒂高潮和阴道高潮。如果是阴蒂高潮的女性，再大的阴茎也起不了多大作用。

威廉·马斯特斯医生在研究 14000 例性高潮后，于 1966 年将研究成果整理成《人类性反应》一书，提出：性高潮和阴茎大小没有绝对关系；女性自慰更容易得到高潮。

事实上，人的阴茎和身材高矮、胖瘦、五官大小等一样存在着众多的差别，长短不齐，粗细不一。国人阴茎常态时最长为 14.5cm，最短 4cm，平均 8.375cm；勃起时最长 16cm，最短 9cm，平均 12cm。对于阴道高潮的女性，感觉最敏感的部位是阴道外 1/3，为 2~3cm 长，也就是说：只要阴茎勃起长度超过 4cm，具备一定直径，就具备了满意性生活的硬件设施，能不能过好就看你的软件技术了。

满意的性生活，受男女双方的认可度、环境、气氛、心情、前戏、身体状况、性生活频度、性生活默契程度等多种因素影响，单就男性的阴茎来说，硬度可能比长度和直径对女性的刺激感更强。满意的性生活需要男女双方的磨合和默契，阴茎长短并不是唯一的决定因素，所以，"不以长度论英雄，短粗精悍更幸福！"

阴囊疝气会不会殃及睾丸？

不少有儿子的家长朋友们可能会遇到这样一件奇怪的事情：洗澡或换尿布时发现宝宝阴囊及旁边的位置突起来一块，摸起来软软的，尤其在宝宝哭

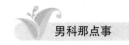

闹时，突起更明显，用手轻轻推一推或者让宝宝平躺，突起就会消失。这究竟是怎么一回事呢？

如果遇到这样的情形，就要考虑您的宝宝是不是患有阴囊疝气了。

阴囊疝气是疝气的一种，通常指腹内脏器（如小肠、大肠、大网膜、阑尾等）从腹股沟管向外突出或直接进入阴囊出现的病症。这种疝气的特点是突出物时有时无，往往在腹压升高时出现，如患儿哭闹、咳嗽、排便、排尿等。由于突出的器官以小肠居多，因而摸起来感觉软软的，推回去时或可听到咕噜咕噜的声音。

该病多发于小儿，其时有时无、推一推就能回去的症状特点让不少家长放松警惕，总觉得不需要理会。

其实不然，该病对于患儿的影响是多方面的。

首先会影响患儿的消化系统，可能出现下腹部坠胀、腹痛、便秘等胃肠道不适；其次还会影响患儿的泌尿生殖系统，可能出现因疝气挤压睾丸，影响其血液供应而影响生殖系统的正常发育；严重时可出现疝气嵌顿、肠梗阻、肠坏死、腹部剧痛等危险情况。

对于该病的治疗，有保守疗法和手术疗法。保守疗法主要有药物疗法（如中药肉桂研末外敷、口服中成药补中益气等）和疝气带疗法（可有效阻止疝气发展，但只能治疗可复性小肠疝），而手术疗法是根治本病的唯一方法。

治疗方法的选择可以根据患儿具体病情而定，轻度的可先行保守治疗，若效果不佳或症状较重的要尽早考虑手术治疗。

急性附睾炎的苦恼

临床上，急性附睾炎是引起睾丸突然疼痛的常见疾病之一。那种疼痛是会让你终生难忘的疼痛。

以下是关于急性附睾炎，应该了解的6个问题。

1. 急性附睾炎的病因　急性附睾炎多由泌尿系感染沿输精管蔓延到附睾所致。经尿道器械操作、频繁导尿、前列腺摘除术后留置尿管等均是引起附睾炎的因素。

常见的致病菌以大肠埃希菌多见，其次是变形杆菌、葡萄球菌、肠球菌及铜绿假单胞菌等，淋球菌、沙眼衣原体也可引起急性附睾炎。致病菌多经

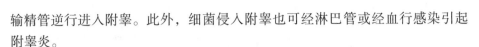

输精管逆行进入附睾。此外，细菌侵入附睾也可经淋巴管或经血行感染引起附睾炎。

2. 如何判断得了急性附睾炎　急性附睾炎常见的临床表现：多发于一侧，双侧较少见。患侧阴囊肿大，皮肤红肿，有时伴高热，可高达40℃。附睾肿大、发硬、触痛明显，早期与睾丸界限清楚，后期界限不清。腹部及腹股沟部有牵涉痛，站立或行走时加剧。

一般情况下，急性症状可于1周后逐渐减轻。

3. 急性附睾炎会不会自愈　很多患者说，自己上网搜索资料得知患上了急性附睾炎，但并未及时来正规医院就诊，一是因为碍于隐私，不好意思就医；二是因为"网上说急性附睾炎有时可以自愈"。

急性附睾炎根本不存在自愈一说。急性附睾炎如果未得到及时诊治，迁延日久会发展为慢性附睾炎。一旦发展为慢性附睾炎，容易反复发作，治愈难度更大。

所以，提醒患者：一旦出现上述症状，一定要及时到医院诊治，以免耽误最佳治疗时机。其最佳治疗时间为发病48小时内。

4. 急性附睾炎能不能完全治愈　很多患者会问急性附睾炎能不能完全治愈？对此，患者一定要有信心，只要在最佳治疗时间内得到正规的诊断和治疗，是完全可以治愈的（发病48小时内开始正规治疗）。

5. 好转后停药，为何又复发　附睾炎容易复发是有原因的，好多患者服药1~2周，附睾肿大、疼痛等症状消失，以为痊愈，便自行停药。但停药后一段时间又复发，这是因为服药疗程不足，急性附睾炎并未痊愈，此时停药会迁延发展成为慢性附睾炎，容易反复发作。

提醒患者：急性附睾炎的治疗必须足疗程。

对于急性附睾炎的治疗，通常静脉滴注抗生素1~2周，口服抗菌药物2~4周，预防转为慢性炎症。常用药物有头孢菌素、喹诺酮类（左氧氟沙星片等）、阿奇霉素、四环素等。一般认为中西医结合治疗效果更佳，配合应用中药、中成药，临床上往往可以达到满意疗效。

多数患者经及时有效治疗，效果良好，一般1~2周症状消失，但仍需坚持继续服药4~6周，附睾大小、硬度才能逐渐恢复正常。此时，切记不可"见好就收"，一定做到"穷寇也要追击"，斩草除根。

6. 治疗期间有什么需要注意的　急性附睾炎治疗期间，是有一些饮食生活方面的注意事项的。主要有：务必卧床休息，禁止长时间站立或行走；忌

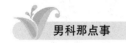

烟酒、辛辣刺激的食物；急性期绝对禁止性生活或重体力劳动等。

最后，希望通过对以上问题的解答，可以使广大男同胞们对急性附睾炎有个正确的认识，有利于患者把握最佳治疗时机，采用最佳治疗方案，坚持必要疗程，达到完全治愈的目标，让你不必反复体会那种痛！

三、前列腺疾病

前列腺是一个什么样的器官？

前列腺是男性的附属性腺，家住"盆腔"，与"周围邻居"（即组织器官）关系很"融洽"，前列腺的前面是膀胱，后面是直肠，距肛门5cm左右，所以检查前列腺时常通过指诊进行。前列腺的长相犹如一个倒置的"栗子"，可分为底、体、尖三部分及两个侧面，上端宽大部分形成前列腺的基底部，紧靠膀胱颈部下方，约3cm长的后尿道由前列腺包绕，尖端向下；前列腺前方是耻骨后间隙，后方与直肠下段前壁相邻，中央有一条纵形的浅沟，医学上称为"前列腺中央沟"。正常成年男性前列腺大小为：基底部横径约4cm，纵径约3cm，前后径约2cm，重20g左右。前列腺的两侧外上方是男性另一个附属性腺即精囊腺，精囊分泌的精囊腺液，是精液的主要组成部分。精囊的排泄管与输精管末端膨大部分逐渐变细，形成一条射精管，穿越前列腺后部进入尿道，前列腺中部有尿道穿过。精阜位于前列腺部尿道的中点，由精阜将此段尿道分为近侧和远侧两部分，近侧尿道具有射精时防止精液逆流的作用，它本身也有控制尿液排放的功能。

前列腺主要由腺体组织和平滑肌构成，汇集50多条管状腺泡组成，它们由15～30条排泄管汇合成前列腺腺管，开口在精阜两侧，前列腺液就是通过这些管道排入尿道。需要说明的是前列腺发炎时，前列腺的任何排泄管都有可能发生炎症，也可以是其中的几条排泄管有炎症。如果在取前列腺液时，没有按摩到出现问题的"腺管"，化验结果就会正常，但并不表明前列腺就没有炎症，必要时需再次复查，如果患者有前列腺炎的临床表现时就要积极治疗。

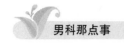

前列腺有哪些生理作用？

前列腺是男性特有的性腺器官，有着多方面的生理功能。

从解剖角度看，前列腺构成了近端尿道壁，包括尿道内括约肌，此肌由环状平滑肌纤维围绕前列腺部尿道，可以控制尿液从膀胱内排出，也可以在射精时帮助已经进入精囊及前列腺的精液经尿道排出体外。

前列腺具有外分泌功能，每天可以排泌稀薄乳白色的前列腺液 0.5～2.0ml。前列腺液是精液的重要组成部分，占精液总量的 25%～33%，其所含的果糖、氨基酸、卵磷脂等是精子活动的主要能源。前列腺液中大量的枸橼酸钾、磷酸、钠、钾、钙等物质，可以碱化精液，以缓和女性阴道内的酸性环境，提高精子的生存率和活动力；前列腺液会分泌大量的精液液化酶，帮助凝固的精液液化，前列腺液内含有的透明质酸酶可以协助进入阴道内的精子穿透宫颈黏液和卵子的腹状膜，促进精子与卵子结合。

前列腺还具有一定的内分泌功能，它可以使睾酮快速代谢成具有更强活力的雄性激素，并输送到血液中。前列腺还在一定程度上可以调节下丘脑和垂体功能。

七大因素使前列腺炎具有了"传染性"

前列腺炎是男科常见病、多发病，是令患者、男科医生都感觉到非常棘手的疾病，近年来前列腺炎发病率明显增高，且有群体发病的趋势，被人称为具有"传染性"的前列腺炎。

那么，有哪些因素使前列腺炎具有了"传染性"呢？

1. 特异性尿道、前列腺感染　淋球菌、支原体、衣原体等特异性病原菌感染都可能逆行进入前列腺而引起性病性前列腺炎，这是前列腺炎的一个常见发病群体，并且这样的前列腺炎致病因素可能会在夫妻之间传染。

2. 久坐　很多行业的从业人都有久坐的特征，如学生、司机、职员、IT行业等。久坐使会阴部长期处于受压状态，局部缺血、免疫力低下而诱发前列腺炎，形成群体发病，久坐者是前列腺炎的一个主要发病群体。

3. 憋尿　有些人或有些职业（如司机）具有憋尿的习惯，憋尿可能使尿液反流进入前列腺，尿液中的化学物质对前列腺刺激，形成无菌性前列腺炎；

反流的尿液可能会将尿道中的细菌带入前列腺，形成细菌性前列腺炎。所以，有憋尿习惯的群体前列腺炎发病率也较高。

4. 频繁手淫　不少未婚青年有自慰的习惯，频繁手淫会导致前列腺反复充血而造成前列腺炎。同样，频繁性生活，如新婚，也会造成新婚性前列腺炎。

5. 性生活不规律　频繁性生活和频繁手淫容易引起前列腺炎，反之忍精不射、长时间不过性生活或性生活不规律者也是前列腺炎的易发人群，正确的做法应该是规律的性生活，规律的性生活对慢性前列腺炎有辅助治疗作用。

6. 喝酒、吃辛辣刺激食物　前列腺炎在爱好喝酒、吃辛辣刺激食物的人群中发病率是非常高的，这些习惯会使前列腺处于反复充血状态，降低了局部的免疫力和抗氧化能力而形成前列腺炎。

7. 病前性格　一些有内向、自卑、不爱社交的、容易受人暗示性格的男性也是前列腺炎发病的主要群体。这些人具有类似的心理因素，且疾病不易控制，易出现抑郁、焦虑、过激行为，是前列腺炎中的高危人群。

上述因素大都和现代人的不健康生活方式有关，如果你也是这些群体中的一员，就需要特别注意了，你有可能会因这些不健康的生活方式而"染"上前列腺炎的。

不良的心理因素可以引起前列腺炎吗？

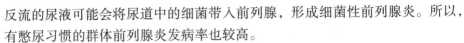

慢性前列腺炎是青壮年男性的常见疾病，它可以使患者烦躁不安、痛苦异常，甚至觉得生不如死。研究发现，许多慢性前列腺炎患者的临床症状都与其精神心理因素有关，如过度疲乏、焦虑、悲伤、恐惧等。健康男性出现的一些不适症状也可能与不良心理因素有关。

上述的不良心理因素可以使男性盆腔肌肉发生不自主地收缩，因而造成对膀胱与尿道的影响，出现尿频、尿急、尿痛、下腹会阴部疼痛不适等症状；还可以刺激机体的自主神经系统，造成前列腺液分泌量的改变。因此这些男性可以出现前列腺炎的相关症状，但全面的检查往往又没有明显的异常存在。在适当调整或改变不良心理因素后，这些症状可以消失或明显减轻，称为一过性异常，没有明显的临床意义。但长久的不良情绪存在，可以使患者的临床不适症状持续存在，因而有学者将其称为"紧张性前列腺炎"，它也是诱发前列腺炎的重要因素。因此，紧张、焦虑等不良的心理因素也可以引起前列

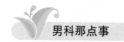

腺炎。尽管对这种因素还很难定量分析比较，但是消除不良心理因素的各种手段和措施对预防前列腺炎的发生和有效治疗前列腺炎是肯定有益处的。

对于这类男性治疗的关键，在于注意休息和保持充足的睡眠、调节心理状态、消除紧张情绪，适当使用一些调整自主神经功能的药物，以及其他对症支持疗法，可以帮助患者尽早消除或缓解症状。

七大原因导致慢性前列腺炎不易治愈

不少慢性前列腺炎反复发作、迁延难愈，给患者造成巨大的心理压力和经济负担，有的患者甚至出现轻生的念头。你可知道，是什么原因导致了慢性前列腺炎难以治愈？

1. 化验单的误区　一个疾病的诊断是由临床症状和实验室检查共同完成的，一些慢性前列腺炎的患者即使症状十分轻微甚至基本消失，但仍然到处求医，因为其前列腺按摩结果中白细胞总是有 3~6 个，他们总想让实验室的检查结果完全正常才能彻底放心，实际上这是一个错误的观点，大规模的正常人群调查显示：正常人的前列腺液常规检查，结果显示白细胞的数目也不为零，多波动在 1~10 个白细胞，故许多医院将前列腺液的正常白细胞数目定在 10 个以下。所以慢性前列腺炎是否治愈以临床症状是否消失为主要标准，实验室检查仅供参考。

2. 严重的精神-心理障碍　一些患者反复检查前列腺液其结果正常，但仍自觉头昏脑胀、乏力、多梦、睡眠差、会阴部不适、尿无力、下腹部胀满等，这些患者普遍具有性格内向、敏感、多疑、顾虑重重等"病前性格"，再加上一些医生或书刊对慢性前列腺炎危害夸大其词的宣传，使得这些人整日忧心忡忡，加重了精神负担，得出了慢性前列腺炎不好治的结论。

3. 错误的诊断　精索静脉曲张、慢性附睾睾丸炎、盆底肌肉综合征、肛肠科及骨伤科某些疾病、消化科疾病等有时与慢性前列腺炎的临床表现相似，但却是不同的疾病，如仅按慢性前列腺炎进行治疗，效果自然不理想。

4. 治疗方案的不合理　由于慢性前列腺炎的发病原因各不相同，其治疗方案的选择也应因人而异，对症下药，决不能一味地服用抗生素，对于那些并非感染造成的慢性前列腺炎患者，长期服用抗生素会造成菌群失调，也是对药物资源的一种浪费。中医辨证施治及综合治疗，有助于慢性前列腺炎的治疗和康复。

5. **不良的生活习惯** 一些患者的慢性前列腺炎的诊断是正确的，治疗也很正规，但症状时轻时重，究其原因：慢性前列腺是由于酗酒、吸烟、大量食用辛辣食物、长时间骑自行车所造成，又属于一种不健康的生活方式病，如果患者在治疗期间仍然不能改变不良的生活习惯，好不容易在治疗上有一定成效，结果一次饮酒，前功尽弃，逢人便说慢性前列腺炎不好治，其实是自己不良的生活习惯所导致。

6. **慢性前列腺炎的发病规律所导致** 慢性前列腺炎的发病原因比较复杂，常见的有感染、反流、免疫功能失调、不良的生活习惯等原因，其详细的发病机制并不十分明确，但其发病规律具有病程较长，时轻时重，好转期和发病期交替出现等特点。这些特点往往严重地挫败了患者的治疗信心，加重了患者的心理负担，使其产生慢性前列腺炎不好治的观念。

7. **频繁更换医院和医生** 前列腺炎的难以治愈使患者产生了不自信和对医生的不信任，所以就会频繁地更换医院或者更换医生，不少患者几乎看遍了当地所有大医院的医生。慢性前列腺炎治疗需要一个过程，一般是 1~2 个月 1 个疗程，每一个医生对你的治疗都需要有一个摸索的过程，不一定一次用药就会 100% 有效。所以，频繁更换医生对你其实是非常不利的。

避免以上不利因素，注意饮食生活禁忌，医患密切配合，才能治愈前列腺炎。

性心理因素在慢性前列腺炎发生中的作用是什么?

前列腺炎多发生于青壮年，正是男性雄激素水平较高、前列腺分泌旺盛的性活跃时期。由于性生活与前列腺炎的发生有密切关系，因此对待性生活的态度是值得重视的。健康的性心理和规律的性生活可以使前列腺的分泌与释放保持相对平衡；反之，性生活过度或长时间的抑制，可使前列腺处于反复与持续不断的充血状态，造成前列腺的功能异常，是诱发前列腺炎症的主要因素之一。常见的情况包括以下几种。

（1）中国传统的性观念中有"一滴精，十滴血"的说法，认为性生活或手淫射精会损害身体健康，因此有"采阴补阳""忍精不射"的养生之道，造成一部分人可以有性兴奋，却不排精的现象。

（2）婚后因为妻子患病或妊娠、夫妻长期分居、离异、独身者以及其他一些原因，使之难以保证有规律的性生活和排精。

（3）有些男性为了防止配偶的妊娠，在性生活达到高潮与射精之前中断性交，使之不射精，如此不断重复会引起前列腺的慢性充血。

（4）未婚男性可以产生过度的性冲动，频繁过度的手淫和其他性刺激也会引起前列腺充血。

对前列腺炎认识的十大误区

前列腺炎是最常见的男科疾病，好发于20～40岁青壮年男性，由于本病病因不明，发病机制不完全清楚，临床缺乏有效治疗手段，很多患者病情缠绵、久治不愈，加之不正确的科普及宣传，使对前列腺炎的认识存在许多误区。以下为常见的十大误区。

1. 手淫会导致前列腺炎　前列腺炎的病因很多，感染、盆底肌力过高或痉挛及后尿道压力过高、全身或局部免疫力下降、前列腺液排泄不通、紧张、焦虑等都会导致前列腺炎。

通常情况下，适度规律的手淫并不能直接导致前列腺炎，经常或者过度性冲动则会造成前列腺慢性充血，使前列腺功能紊乱、排泄受阻，从而导致前列腺炎。

2. 前列腺炎会导致不育　较重的前列腺炎可以影响精液的液化和精子的活力，但影响有限，且临床治疗有效。所以，前列腺炎一般不会直接导致不育。

3. 前列腺炎会导致性功能障碍　虽然前列腺炎经常和性功能障碍同时存在，但没有证据表明前列腺炎会直接导致性功能障碍。如果非要联系起来，前列腺炎患者严重的心理障碍会影响性欲和性功能。

4. 前列腺炎不可能治愈　前列腺炎是可以治愈的，但是需要医患双方共同努力。药物治疗固然很重要，健康的心理状态及生活方式对于前列腺炎的治愈同样重要！

重要的事情多强调：前列腺炎患者应戒烟、戒酒、忌食辛辣刺激性食物，避免憋尿、久坐、频繁手淫等不良饮食、生活习惯。要注意合理膳食，调整心态等。

患者要去正规的医院按照疗程就诊服药，生活中注意饮食、生活禁忌，前列腺炎是完全可以治愈的。

5. 前列腺炎必须治疗　不是所有的前列腺炎都必须治疗。如果患者症状很轻微且不影响工作和生活，或者只是检查报告显示为前列腺炎，与正常值相差不大者也无需治疗。

6. 前列腺炎具有传染性　所谓的前列腺炎具有"传染性"，是指近年来前列腺炎发病率明显增高，且有群体发病的趋势。而发病的群体往往具有共同的不良嗜好及不健康的生活方式。

临床上，只有性病性前列腺炎才可能具有传染性。

7. 前列腺炎不能多喝水　前列腺炎的患者常常会因为尿频而苦恼，所以认为喝水会加重尿频的症状，从而很少喝水。其实尿频只是机体的自我保护机制，炎性前列腺液分泌到后尿道，刺激尿道，而尿道则拼命把这些有害物质排出体外。所以要适度多饮水，多排尿，冲刷尿道，清除污垢。

8. 前列腺炎治疗过程及停药后可以不注意饮食、生活禁忌　前列腺炎之所以病程缠绵难愈，大多数是停药后症状消失或者减轻，患者掉以轻心，又开始了熬夜、抽烟喝酒、久坐等不良生活方式，撤退了的"前列腺炎"往往会卷土重来。

9. 包皮过长会导致前列腺炎　包皮过长，只要保持干净、干燥，注意卫生，就不会导致局部的感染。但是包皮过长很容易藏污纳垢，对人的身体健康不利，可以考虑行包皮环切术，以杜绝潜在隐患。

10. 前列腺炎易致前列腺癌　前列腺炎不会发展成前列腺癌。前列腺癌是老年男性比较常见的肿瘤，与前列腺炎没有任何联系。

以上是关于被"妖魔化"的前列腺炎的十大误区。前列腺炎并不可怕，我们应该正确地看待它。

前列腺液不易按出是不是就意味着病情严重？

在门诊给患者做前列腺按摩时，有的前列腺液不能获得，或收集得很少，于是有的患者心理压力就很大，认为自己病情严重，不然为啥没有前列腺液呢？其实这种担心没有必要。我们知道前列腺的位置较深，其分泌的前列腺液，要经过前列腺管排入尿道，而个别人的前列腺管与尿道呈直角或斜行进入尿道，因此，分泌的前列腺液不易排出而发生淤积；尤其是当前列腺发生感染，前列腺充血加重，分泌物增多，很容易形成脓栓而填塞前列腺管，导致引流不通畅而淤滞于前列腺内。其次同一位患者在不同阶段，前列腺液的分泌量也有差异。

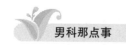

真菌、滴虫、支原体能引起前列腺炎吗？

　　王某，36 岁，2015 年 6 月以尿频、尿道灼热感 3 年余就诊。曾在几家医院诊治，细菌定位检查未见细菌生长，按摩前列腺后取尿道分泌物做支原体培养，结果解脲支原体、人型支原体阴性。但前列腺液常规检查，pH 升高，卵磷脂小体减少，白细胞数明显增多，给予头孢菌素类、喹诺酮类、大环内酯类、四环素类等药物治疗，却没有明显效果，又看中医吃中药也无效。我们查看了他的诊疗记录后，高度怀疑真菌或滴虫感染，通过前列腺液涂片检查，发现真菌，诊断为真菌性前列腺炎，通过正规抗真菌治疗 1 个月，而获痊愈。同时建议其配偶积极治疗。

　　真菌包括酵母菌和霉菌，白色念珠菌是常见的病原体，是一种机会性致病菌。它在人体的口腔、肠道、男性的外阴尤其是包皮、女性外阴和阴道中广泛存在，一般不会引起任何症状，但当人的抵抗力下降或长期、大量使用抗生素，或使用糖皮质激素等导致菌群失调，此时它就成了致病菌。通过性接触，真菌可通过男性泌尿生殖道逆行感染到前列腺，而引起真菌性前列腺炎。

　　真菌性阴道炎、滴虫阴道炎是妇女的常见病，通过性接触，不但能得上真菌性前列腺炎，同样也可传染上滴虫性前列腺炎。滴虫性前列腺炎常继发于滴虫性尿道炎，临床症状与一般的前列腺炎相似。

　　支原体能否引起前列腺炎，目前尚无定论，但我们认为如果配偶有支原体感染，或曾有不洁性生活史，或常规使用抗生素治疗效果不佳时，首先要排除支原体感染，或者诊断性抗支原体治疗。

　　如何诊断真菌性前列腺炎、滴虫性前列腺炎和支原体性前列腺炎呢？

　　其实很简单，按摩前列腺取液直接涂片就可查出真菌或滴虫；取前列腺液做支原体培养基本就能确诊，只是人们常常容易忽略。

　　当慢性前列腺炎经过几个疗程的抗生素治疗后，症状仍未见好转，若配偶有真菌、滴虫或支原体感染，或有不洁性生活史等，就要考虑真菌、滴虫和支原体感染的可能。一旦确诊，就要科学规范治疗，要去除病因，积极抗病原体治疗，同时配偶也要积极诊治，在没有治好以前，严格禁止性生活。

手淫可以引起慢性前列腺炎吗?

手淫现象在未婚男性中普遍存在，在已婚男性中由于夫妻分居、出差、离异或丧偶等原因也常通过手淫来满足性需求。很多男性在享受手淫带给他们身心愉悦的同时，又会产生一定的心理负担，担心手淫会对自身的健康造成一定的伤害，有些人的心理负担很重；很多慢性前列腺炎患者也怀疑自己的疾病与手淫有关，并将手淫看作是患有慢性前列腺炎的"罪魁祸首"。这在一定程度上与我们以往过分强调手淫有害有一定关系。因此，很多慢性前列腺炎患者严格节制手淫，或者戒除手淫，而随之而来的遗精，又给他们本来已经十分痛苦的生活再添新的烦恼，对其疾病的康复也没有任何益处。

那么，手淫究竟能否导致慢性前列腺炎的发生呢？这要区别看待。

前列腺的血液循环特点是动脉血液供应比较丰富，而静脉血液回流相对阻力较大，如果存在一些促使前列腺长期反复充血的因素，就将加重静脉的回流障碍，局部血液淤滞，局部的免疫抵抗能力下降，细菌在局部停留的时间过长，增加了感染的机会。

频繁手淫是造成前列腺过度充血的原因之一。部分患者由于长期形成的过度频繁的不良手淫习惯，使前列腺保持长期充血、淤血，前列腺的正常分泌、排泄功能受到严重的影响，可能成为诱发前列腺炎的原因。

但是一定要认识到，即使存在长期频繁手淫习惯的患者也不一定都导致慢性前列腺炎，手淫是否过频的界定以及个体的抗病能力存在明显的个体差异，况且多数未婚男性的手淫频率并没有他们自己想象的那样"频繁"。

所以，绝大多数成年男性只要把握一定的手淫频率，是不必担心手淫诱发前列腺炎的，而且适度的手淫还可以帮助清除前列腺液、缓解前列腺的血液淤积，对保护或恢复前列腺功能具有一定的积极意义。

新郎为什么易患前列腺炎?

一些男子在蜜月期间可能会出现急性或慢性前列腺炎的临床症状，其原因如下。

（1）新郎由于初尝性生活的滋味，往往具有非常强烈的性兴奋，极其容易出现性生活过度频繁，纵欲过度。有研究报道表明，短时间内进行持续多次性交的男性发生急性前列腺炎的比率高达89.7%。为了延长性生活时间或担心妻子在蜜月里妊娠所进行的控制射精、体外排精、性交中断等，也均可引起前列腺的充血、肿胀从而诱发前列腺炎。

（2）新郎由于操办婚事、布置新房、摆设酒宴而过度忙碌，长时间坐车、游山玩水而过度疲劳，以及生活不规律等，均可使全身或局部抵抗力下降。当尿道内或全身其他部位的细菌直接或间接侵入前列腺时便可发病。

（3）新郎在蜜月里大吃大喝、饮酒过量、过食辛辣刺激食物或服用壮阳药物等，都会使前列腺过度充血而发病。

儿童、青少年会得前列腺炎吗？

一般来讲，在青春期发育成熟之后，前列腺开始分泌前列腺液，并通过手淫、性生活或遗精的形式将其定期排泄，此时前列腺合并疾病的概率明显增高。但是儿童、青少年时期的前列腺也可以因为感染而产生炎症，只不过其发生率较成年男性低。在人们的观念和实际生活中，多认为前列腺疾病几乎都发生于成年男性，但并不代表儿童青少年就不会患有前列腺疾病，前列腺炎在青少年中也不少见，儿童中也偶有报道。

儿童、青少年患有慢性前列腺炎的表现往往比较特殊，腰与下腹及会阴部的疼痛不适与反射性疼痛症状比较少见，多以尿频为主，可以伴有终末尿痛、血尿以及排尿困难，许多孩子是因为遗尿检查尿液而偶然发现前列腺炎。

在青少年中，不良的过度手淫习惯可能是其原因之一，也可以是继发于急性前列腺炎或不明原因所导致，可以伴发尿路感染，特别是慢性肾盂肾炎，同时有膀胱刺激症状。

与成年男性不同的是儿童前列腺炎往往以急性发病为主，这主要是由于儿童更容易患身体其他部位的感染性疾病，如急性淋巴结炎、急性皮肤软组织感染、急性扁桃体炎以及急性呼吸道、消化道、泌尿道感染等，这些部位感染的细菌经血液循环到达前列腺而引起前列腺的急性炎症。儿童急性前列腺炎的临床症状与治疗方法与成年人相似，但应该更加关注该疾病可能对患儿全身一般状况的影响，以及避免误诊。

怎样才能早期发现自己患有前列腺炎?

由于前列腺位于人体的盆腔内部,患病后早期的临床表现并不突出也不典型,因此很容易被患者和医生所忽视,或者被误诊为其他疾病。要想早期发现前列腺炎,就应该对其有一个较为全面的了解和认识,并在日常生活中加以注意。

前列腺炎,尤其是慢性前列腺炎的临床表现复杂多变,患者往往不容易掌握。但由于前列腺所处的特定部位,患病后多数患者会出现排尿异常症状,常表现为尿频、尿急、尿痛、尿等待、尿不尽、尿滴沥、尿末滴白、排尿困难、夜尿多等;下腹、会阴、腰骶部以及阴囊的隐痛、坠痛、胀痛与反射痛也十分常见;相当一部分患者可以出现性功能障碍,表现为性欲减退、勃起功能障碍、射精痛、不射精、早泄等,有的前列腺炎患者仅仅因为早泄而作为求医的唯一症状;部分患者可能合并神经精神症状及自主神经功能紊乱症状。

了解了前列腺炎的常见临床表现,并引起思想上的重视,早期发现前列腺炎就不再是一件十分困难的事情了。当然,要明确是否真的患有前列腺炎,还需要接受专科医生的详细检查。

尿流率检查对慢性前列腺炎患者有无必要?

所谓尿流率就是指尿流速度,即在单位时间内从尿道排出体外的尿量。尿流率检查临床上主要用于下尿路(也就是膀胱到尿道口这个通道)是否存在梗阻及其存在程度的判定。正常排尿主要取决于尿路通畅和膀胱逼尿肌功能的正常,尿液排出的力量主要来自膀胱逼尿肌的收缩。由此可见如果尿流率检查异常,在排除膀胱逼尿肌功能异常的情况下,问题就出在尿路上,表明有梗阻存在。

尿流率检查有专门的尿流率测定仪器来完成,它可以描出曲线、测得最大尿流率、平均尿流率、排尿时间和总排尿量。尿流率的检查在良性前列腺增生的诊断中广泛应用,以判定是否存在下尿路梗阻。

但近年来,尿流率的检查在慢性前列腺炎诊疗中也广泛应用。有研究表明:慢性前列腺炎可导致功能性尿道梗阻。

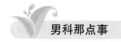

据报道，通过对慢性前列腺炎患者尿流率的检测，发现患者最大尿道压力明显增高，部分患者膀胱颈压力增高。最大尿道压力增高的原因可能是慢性前列腺炎导致盆底及尿道外括约肌交感神经兴奋性增高，尿道外括约肌及盆底肌产生痉挛。膀胱颈压力增高导致尿道内括约肌 α 受体兴奋性增高，导致尿道内括约肌痉挛。尿道内外括约肌及盆底肌痉挛进而导致功能性尿道梗阻。功能性尿道梗阻又可使尿液或致病微生物反流进入前列腺，形成化学性前列腺炎，或者引起前列腺感染发生慢性细菌性前列腺炎，进而导致病情进一步加重。

由此可见尿流率的检查，对慢性前列腺炎患者病情程度轻重的判断以及治疗效果的评估，都有非常重要的参考价值，所以我们建议慢性前列腺炎患者如果有条件还是建议做尿流率检查的。

为使检查的结果更加准确可靠，患者应在检测前多喝水，因为如果尿量低于 150ml，最大尿流率可靠性就很差。一般而言，尿量应在 200ml 以上，最大尿流率大于 15ml/s，可以排除下尿路梗阻，小于 10ml/s 提示有尿路梗阻存在。尿流率测定重复三次为宜。

出现白色浑浊的尿液是慢性前列腺炎的典型症状吗？

部分男性在晨起排尿或大便后排尿过程中，可以看到自己尿道口有白色浑浊的尿液流出，因而担心自己患有慢性前列腺炎。而一些已经治愈的慢性前列腺炎患者在观察到类似情况后，也怀疑自己的前列腺炎又复发了，对于这种现象应该从两方面来考虑。

一种情况可能是前列腺溢液，另一种情况可能由于运动过量或饮食内的某些成分的影响，而产生无机盐类结晶尿，积存在膀胱内，待排尿时排出，产生尿白现象。此时对尿液进行显微镜下检查，可以发现大量盐类结晶，或在尿液中滴入少量盐酸，可以使尿液由浑浊而变清澈。此外，实验室检查还可以明确这种白色浑浊的尿液是否为乳糜尿，并因此而发现其他相关的疾病，但这种情况十分罕见。

尿道口滴白就是得了慢性前列腺炎吗？

患慢性前列腺炎时，由于前列腺充血、肿胀、分泌物增多，在小便末、大便时，尿道口常有白色液体溢出，即滴白。滴白是诊断慢性前列腺炎的一个重要参考症状。

但尿道口滴白并非都是慢性前列腺炎，正常人也可出现滴白现象。青壮年由于正处于性活跃期，前列腺分泌功能较旺盛，尤其夜间持续的阴茎勃起（性功能正常的反应），使尿道内有些腺体的分泌也增加，经常的前列腺充血，使腺管扩张，在小便末或大便时前列腺受压，尿道口会偶尔出现滴白现象。如有便秘，滴白就较频繁，此为正常现象，不必紧张。

此外，运动量较大、饮水较少或过食肉类及蔬菜后，导致草酸盐、磷酸盐类物质过剩，从而产生盐类结晶尿积于膀胱，排尿时小便浑浊或出现滴白。

但需要说明的是，若出现尿道滴白同时伴有尿急、尿痛等症状，且有不洁性生活史，多为淋菌性尿道炎（淋病）；若长时间不排尿后出现晨起尿道口有白色清稀液体溢出并伴有尿道灼热、痒等症状者，可能为非淋菌性尿道炎。若见以上情况应及早就医，正确治疗。

急性前列腺炎可能出现哪些并发症？

急性前列腺炎尽管发病率很低，但其临床症状突出，也可以出现许多并发症，有些可以对人体健康造成严重的威胁，主要并发症有以下几种。

1. 急性尿潴留　急性前列腺炎引起前列腺局部充血、肿胀，压迫尿道，导致排尿困难，严重者可以出现急性尿潴留。

2. 急性精囊炎、输精管炎或附睾炎　前列腺的急性炎症很容易扩散到精囊，引起急性精囊炎。细菌还可逆行，经淋巴管进入输精管的壁层及外鞘，导致附睾炎。

3. 精索淋巴结肿大或触痛　前列腺与精索淋巴组织在骨盆中有交通支，急性前列腺炎往往会波及精索，引起精索淋巴结肿大，同时伴有明显的触痛。

4. 性功能障碍　急性前列腺炎时前列腺充血、水肿可能影响患者的性功能，表现为性欲减退、勃起功能障碍、阴茎痛性勃起、性交痛、射精痛及血精等。

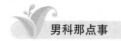

5. 其他　急性前列腺炎加重时可以伴有腹股沟牵涉痛，严重者可以有肾绞痛。

尿频都是前列腺炎引起的吗？

门诊上常常有因为"尿频"这一个症状就确认自己是前列腺炎的患者，风风火火地前来门诊寻医问药。有的患者甚至为了这一个症状奔波了十多年。

但是你可知道，你的"尿频"可能完全不够诊断标准？你的症状可能和前列腺炎无关？

前列腺炎是前列腺特异性或非特异性感染所致的急慢性炎症，是多个症状组成的症候群，而尿频可能只是前列腺炎的症状之一。

尿频的诊断标准如下：单纯的小便次数增加并不能定义为尿频。一般来说，成人昼夜排尿次数≥8 次或夜尿≥2 次，且每次平均尿量<200ml 时，考虑为尿频。

尿频包括生理性尿频和病理性尿频两类。

1. 生理性尿频　生理性尿频多见于一次性大量饮水或天气寒冷、精神紧张时出现小便次数增多，不伴尿痛、尿急等症状。

2. 病理性尿频

（1）多尿性尿频：次数增加而量正常，全日总尿量增加。见于糖尿病、尿崩症、急性肾衰竭多尿期。

（2）炎症性尿频：次数多、尿量少或仅有尿意而无小便排出，伴有尿急、尿痛等症状，如慢性膀胱炎。

（3）精神性尿频：次数多而量少，不伴尿急、尿痛，明显有精神作用的"迹象"，多见于忧虑、焦虑状态、强迫症等。

（4）神经源性膀胱：指支配膀胱的神经出了问题，常见症状为尿急、尿频、夜尿、尿失禁、遗尿、排尿困难、尿潴留等。

（5）膀胱容量减小：药物治疗无效的持续性尿频，多见于膀胱占位性的改变。

（6）尿道口周围的病变：如尿道口狭窄。

根据不同的病因采取不同的措施处理，属于尿路感染的要进行消炎；结石导致的，则需要碎石排石处理；前列腺增生导致的要给予相应处理。最理想的治疗是标本兼治，尤其中西医结合治疗时，不能只关注局部，还要考虑膀胱及肾的功能。

其中，最主要的还是行为治疗。首先，适度饮水，戒酒，避免摄取刺激膀胱的食物和饮料（巧克力、某些药物、咖啡等）；其次，进行膀胱训练，包括憋尿训练（400ml 以下是不会憋出问题的）、定时排尿和抑制排尿冲动等；最后，要放松心情，转移注意力等。

此外，适度增加排尿次数，冲刷尿道，可以预防前列腺炎、肾结石、泌尿系统感染等疾病。

前列腺炎可以有尿频的症状，但不是所有的尿频都是前列腺炎引起的。

2 分钟读懂前列腺液常规化验单

前列腺分泌的液体叫前列腺液，内富含卵磷脂小体、锌、柠檬酸、前列腺特异性抗原等物质，参与精液的组成（约占精液的 30%），维持精液的量及 pH，为精子活动提供能量。

前列腺液检查需要按摩前列腺，取出的前列腺液后送化验室检查。

前列腺液常规检查是判断前列腺炎的重要依据（尽管对这项检查的重要性还存在着争议）。

1. 如何取前列腺液

（1）取前 2~5 天无排精。

（2）按摩前取"弯腰扶椅位"，露出龟头及尿道口，（如果培养时必须消毒尿道口）用干净无菌载玻片留取前列腺液。

（3）急性前列腺炎禁按摩前列腺，有痔疮的患者慎行。

（4）取出前列腺液后要立即送检。

2. 前列腺液常规化验单主要内容

（1）前列腺液外观：正常前列腺液外观是乳白色稀薄液体，当外观呈黄色、红色、棕红色或含黑色血块时都是不正常的。见于长时间不排精或者血精。

（2）前列腺液量：前列腺液量一般<1ml，量过多或者按摩不出来（排除技术问题）都是不正常的。多见于炎症、腺管梗阻。

（3）pH 值：前列腺液的 pH 为 6.4~6.7，当前列腺炎时 pH 值会增高，尤其是当 pH>7.8 时具有诊断意义。

（4）卵磷脂小体：前列腺液中富含卵磷脂小体，计作：++++/HP（每高

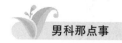

倍视野下 4 个加号），不应低于+++/HP。卵磷脂小体减少是前列腺炎的主要表现。

（5）白细胞：正常前列腺液中可以含白细胞，但<10 个/HP（每个高倍视野下不超过 10 个）；白细胞>10 个/HP 是诊断前列腺炎的主要指标。

如果每个高倍视野下白细胞有 10~19 个，计+/HP；

如果每个高倍视野下白细胞有 20~29 个，计++/HP；

如果每个高倍视野下白细胞有 30~39 个，计+++/HP；

如果每个高倍视野下白细胞>40 个或满视野，计++++/HP；

如果白细胞聚集成团，称为脓细胞或者脓球，也是炎症的表现。

（6）红细胞：正常前列腺液中无或仅有少量红细胞，当前列腺出血或按摩手法过重时，会有大量红细胞存在。

（7）精子：前列腺液中偶可见少量精子，无临床意义。

（8）淀粉样颗粒：由磷酸钙沉淀后形成，与胆固醇结合可形成前列腺结石。

这些项目中，以 pH、卵磷脂小体、白细胞最具临床意义，是最主要的检查指标。

前列腺炎会引起男性不育吗?

"前列腺炎会导致不育吗?"不少人有这样的疑问。

有的医生说："前列腺炎会严重影响患者的生育功能，导致不育"；而有的医生说："前列腺炎对生育没有影响"；更有医生说"精子像鱼，前列腺液像水，难道将鱼从一盆水里放到另一盆水里，鱼就会死吗"？一时间众说纷纭，患者不知所从。

从解剖和功能上说，前列腺既是泌尿系统的一个器官，又是生殖系统的三大性腺之一，在人体泌尿、生殖系统中占有重要地位。射精管走行在前列腺中，开口于精阜部位；前列腺液是精液的重要组成部分，占精液的 25%~33%；前列腺分泌卵磷脂小体等多种精子营养物质，可以维持精子的活动能力；前列腺液呈酸性，精囊腺液呈碱性，它们混合后形成了精液的 pH7.2~8.0；精囊腺分泌的凝固因子使精液排出人体时呈凝胶状，不至于很快流出女性生殖道，前列腺分泌的液化因子使精液在排出男性体外 4 分钟后开始液化，将精子释放出来，进行授孕。

　　尽管慢性前列腺炎不会直接影响患者睾丸内精子的发生和附睾内精子的成熟，但它仍然可以通过各种方式对生育造成影响。它可以改变前列腺的分泌功能，导致营养成分的减少，使得精子处于恶劣的生存环境而影响生育；它可以改变精液的酸碱度，最适合精子生存的 pH7.2～8.0，过高过低都不利于精子的生存；它可以导致精液的液化不良、黏稠度增高，不利于精子的正常活动；它可以导致精液中白细胞增多，白细胞精子症可以直接影响精子的形态和功能，临床研究显示精液的隐性感染主要和前列腺炎有关；它可以导致抗精子抗体的产生。精子产生后，人体会通过血睾屏障等将精子屏蔽起来，免遭免疫系统的监视和攻击。慢性前列腺炎会导致这种屏障的破坏或精子溢出而形成抗精子抗体；另外，慢性前列腺炎还会通过氧化应激反应的增强、输精管道的部分或完全梗阻而影响生精功能。在慢性前列腺炎患者中，男性不育症发生率为 5.1%～25.7%；而在男性不育症患者中，慢性前列腺炎检出率高达 39.1%。通俗地说，鱼从一盆水里放到另一盆水里是不会死的，但如果是一盆被污染的水呢？

　　幸运的是，由前列腺炎导致的生育功能障碍，临床治疗难度并不大。比如说精液液化异常，我们使用中药治疗 1 个月，90% 以上的患者可以痊愈；抗精子抗体阳性，通过中西药结合治疗，1 个月转阴率在 85% 左右，2 个月则接近 100%。

　　总之，慢性前列腺炎会对男性生育造成一定的影响，但这种影响是可以治疗和逆转的。作为医生，应该对这种现象有一个正确的认识，既不能对慢性前列腺炎置之不顾，更不能误导患者，谈"炎"色变。

前列腺炎会引起性功能障碍吗？

　　前列腺炎患者的临床表现是一组症候群，除了排尿异常症状、盆腔区域疼痛、不育等症候群外，最常见的就诊原因就是性功能障碍，表现为性欲低下、勃起功能障碍（ED）、射精过快（或早泄）、不射精、频繁遗精等。而关于前列腺炎是否会导致性功能障碍，争论已久，临床医生或由于学术观点不同，或出于其他目的，给出的解释往往相差甚远，令患者无所适从。

　　前列腺炎和性功能障碍是有密切联系的，它可以通过以下几个方面对性功能造成影响。

　　1. 神经因素　前列腺与阴茎勃起、射精相关的血管及神经在解剖学上有

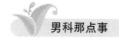

紧密的毗邻关系，且前列腺的精阜部位分布着丰富的神经，是发生高度性兴奋的敏感区。前列腺炎可以改变局部神经的兴奋性，导致其敏感度增加出现早泄或遗精，也可能使其兴奋性降低出现射精延缓或不射精。

2. 解剖因素　前列腺炎可以引起盆腔区域的疼痛及尿道刺激征，而不少患者在性生活后自认为局部症状加重，而拒绝性生活；前列腺炎可引起精阜周围炎，会使部分患者出现射精痛，而不敢过性生活。

3. 心理因素　前列腺炎是导致多种性功能障碍的心理因素之一。对前列腺炎的过度关注而出现的心理障碍，如抑郁、焦虑、恐惧均会让患者毫无"性趣"，出现 ED。担心前列腺炎会传染爱人，不敢过性生活；认为前列腺炎应该禁欲而拒绝性生活；长期的紧张状态还会使睾酮、肾上腺皮质激素、多巴胺等几种动情物质减少而导致性功能障碍。

严格地说，前列腺炎不会影响睾丸的分泌功能，也不会对阴茎的血管及神经造成损伤，它对性功能的影响更多的是精神心理因素，而这种影响在前列腺炎控制后，完全可以通过自我调节而恢复正常。

怎么样自我调节呢？第一要对前列腺炎有一个正确的认识，前列腺炎不是不治之症，很多男性都得过前列腺炎，我们经常将前列腺炎称为"男人的感冒"，感冒能治愈，前列腺炎当然也能治愈；第二，要对前列腺炎对性功能的影响有一个正确的认识，要乐观地对待本病；第三，改变自己的行为习惯，不久坐、不憋尿、不骑自行车、规律性生活，适当锻炼既对前列腺炎有利，又可改善性功能；第四，改变自己的饮食习惯，戒烟忌酒，勿食辛辣刺激食物，多喝白开水，多吃苹果、西红柿、坚果；第五，及时到正规医院男科就诊，在医生指导下进行药物治疗。

能做到以上几点，"性福"生活就到来了。

前列腺会得结核吗？

张某，38 岁，2016 年 5 月以尿频、尿急、尿余沥不尽 2 年半就诊。在几家医院诊断为慢性前列腺炎，经中西药治疗效果不好。

详细询问患者得知，前列腺液不易按出，时有乏力、盗汗。指诊发现患者前列腺质地较硬，触摸输精管、附睾，发现附睾尾部肿大，质地较硬，输精管呈现串珠样改变。取精液检查发现结核杆菌。最后该患者被确诊为"前列腺结核、附睾结核"。抗结核治疗 1 年多后病情得以控制。

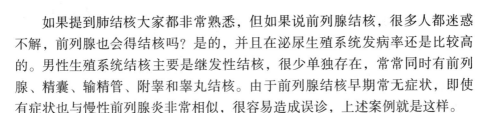

如果提到肺结核大家都非常熟悉，但如果说前列腺结核，很多人都迷惑不解，前列腺也会得结核吗？是的，并且在泌尿生殖系统发病率还是比较高的。男性生殖系统结核主要是继发性结核，很少单独存在，常常同时有前列腺、精囊、输精管、附睾和睾丸结核。由于前列腺结核早期常无症状，即使有症状也与慢性前列腺炎非常相似，很容易造成误诊，上述案例就是这样。

那么前列腺结核的发生机制是什么呢？

过去认为是由肺或其他器官结核经血行途径感染附睾，再由输精管侵犯前列腺和精囊腺，但这一观点已被多数学者所否定。男性生殖系结核究竟首先侵犯的是哪一部位，目前仍有争论，主要有4种观点：①源于附睾；②源于精囊腺；③源于附睾和精囊；④源于前列腺。大多数学者认为，男性生殖系结核最先侵犯的是前列腺和精囊腺，之后再通过输精管到达附睾和睾丸。

早期的前列腺结核，可在精囊和前列腺导管及射精管部位形成结核结节，之后播散到整个前列腺。随着病情的发展，结核结节可发展成冷脓肿，呈干酪样变性，形成空洞或纤维化，最后使得前列腺变成质地坚硬的肿块，形成多个结节。病情严重者前列腺周围也发生破溃，在会阴部形成窦道。

前列腺结核对生育和性功能有影响吗？

前列腺结核和精囊结核常同时存在，病情发展缓慢，早期常无症状，有时会有尿频、尿急和会阴、睾丸、小腹坠胀疼痛等。我们知道精液主要由精浆和精子两部分组成，而精浆的90%以上为精囊腺液和前列腺液，当前列腺和精囊腺患有结核时，其腺体组织被大量破坏，分泌的腺液就会减少，精子的营养就会缺乏，就会出现精液量减少，精子活动能力下降。如果病情进一步发展可引起双侧输精管结核和双侧附睾结核（附睾结核多见尾部），就会导致无精子症，因此会使男性的生育能力受到影响。患前列腺结核时，患者常有射精疼痛，有时会有血精，会产生一定的思想负担，所以有些患者会出现性欲降低、勃起障碍、早泄等症状，对性功能造成一定的影响。

如何治疗前列腺结核？

前列腺结核一旦确诊，首先要积极采取抗结核治疗，治疗方案同治疗身

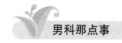

体其他系统结核一样。同时也不要忽略原发疾病的治疗和对伴随症状的治疗。在抗结核治疗的同时，可以辨证使用一些中药，这样既可以进一步提高抗结核药物的效果，同时又能减少抗结核药物的不良反应。如果通过规范化治疗没有效果，或效果很差者，可在抗结核药物的配合下，对严重感染的病灶、干酪灶和空洞脓肿病变进行手术。前列腺结核合并附睾结核，且附睾结核病变严重，有冷脓肿或窦道形成者，则要考虑手术治疗。

慢性前列腺炎并不都需要治疗！

"大夫，我患了前列腺炎，和网上说的一模一样，您快给我看看吧？"

"大夫，检查结果出来了，就是前列腺炎，您给我开点药吧？！"

这是我们经常在门诊听到的，来自患者的急切的诉求。但是，其实并不是所有的前列腺炎患者都需要进行治疗。

那么哪些情况的前列腺炎不需要治疗呢？

（1）症状轻微不影响日常的生活、工作，前列腺液常规检查接近正常的，暂不需要进行治疗。

（2）前列腺液常规中卵磷脂小体降低、白细胞及 pH 值增高，但患者症状不重或无症状的。

（3）有尿灼热感、尿黄，但尿常规正常的。

（4）尿频出现在晚上睡前或者喝水多之后，夜尿≤2 次的。

（5）由于精神紧张造成的类似前列腺炎症状，检查无明显异常的。

上述这些情况都可以观察，暂时可不应用药物治疗。

但是，不用药不等于患者完全没有问题，不等于患者可以不注意饮食生活禁忌。

对于以上这类患者，医生需要适当开解，帮助其转移注意力，调畅情志，释放压力；嘱患者少熬夜、注意休息、加强锻炼、多喝白开水、饮食宜清淡、忌烟酒及辛辣刺激食物；忌久坐、骑车、憋尿等。

经过一段时间的调养，养成健康的生活方式，炎症消失，前列腺可能就会恢复正常了。

如果经过调养没有恢复正常，或者症状突然加重，一定及时就诊。

热水坐浴对慢性前列腺炎有治疗作用吗？哪些患者不适宜进行热水坐浴？

很多医生在诊治慢性前列腺炎时常常会让患者在进行常规治疗的前提下，进行适当的热水坐浴，甚至不进行任何特殊治疗而把热水坐浴作为治疗的唯一方法。

热水坐浴的道理很简单，可以使患者的局部温度增高、肌肉松弛、血管扩张、血液循环加快，促进局部炎症渗出物的消散与吸收，并可以使患者感到温暖舒适，缓解临床症状。

热水坐浴无需特殊设备，患者在自己家里就可以进行，简单方便，是治疗慢性前列腺炎有效的辅助措施。一般水温要求在 40~42℃，每次坐浴时间为 15~30 分钟，中途可以加入热水以维持治疗所需温度，每日坐浴 1~2 次，坚持到前列腺炎治愈为止。

但是由于热水坐浴可能对患者的睾丸产生不良影响，一般对未婚育的青年男性是禁止的，因为长时间的热水坐浴会使睾丸温度增高，从而影响睾丸的生精功能，严重者还将造成睾丸其他功能和结构的改变。此外，这种获得性的睾丸损伤，可能导致睾酮分泌减少，有可能使中老年男性雄激素部分缺乏综合征（PADAM）提前出现，因而对一般的慢性前列腺炎患者采用热水坐浴也应该慎重。

如何使用中药灌肠治疗慢性前列腺炎？

中药灌肠治疗慢性前列腺炎具有作用直接、起效迅速、不经过肝肾代谢等优点，常常能起到口服药物所不能达到的效果。目前常用的方法就是滴注灌肠法，具体方法如下：先把根据患者病情配制的中药煎好，浓缩取汁150ml，温度控制在 40℃左右，灌入输液瓶中，下接一次性输液器。灌注前让患者排空大便，取左侧卧位，臀部垫高。插入输液导管的前端用甘油或液状石蜡润滑，轻轻插入肛门 14cm 左右，滴速控制在每分钟 90 滴左右，滴注结束后卧床休息 60 分钟左右，让药物在肠道中保留一段时间，便于吸收。每日1 次。15 次为 1 个疗程。

现推荐几方，供患者参考使用。

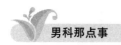

（1）解毒活血灌肠方：红藤 30 克，败酱草 30 克，大黄 12 克，赤芍 20 克，丹参 30 克，生水蛭 10 克，川楝子 12 克，生甘草 10 克。主要用于湿热瘀阻型慢性前列腺炎，症见排尿异常和少腹、会阴胀痛。平素大便稀者，慎用。

（2）前列腺灌肠 I 号方：金银花 30 克，蒲公英 30 克，土茯苓 30 克，败酱草 30 克，黄柏 20 克，赤芍 20 克，川楝子 12 克。主要用于湿热蕴结型慢性前列腺炎，以尿频、尿急为主症，小腹、会阴胀痛不明显。

（3）前列腺灌肠 II 号方：乳香 20 克，没药 20 克，丹参 30 克，赤芍 20 克，穿山甲 10 克，䗪虫 10 克，红花 30 克，苏木 30 克，延胡索 30 克，荔枝核 12 克，橘核 12 克。主要用于慢性盆腔疼痛综合征的瘀血阻滞型。

（4）前列腺灌肠 III 号方：续断 30 克，巴戟天 30 克，仙灵脾 20 克，仙茅 15 克，乌药 15 克，小茴香 15 克，川芎 10 克，荔枝核 12 克。主要用于慢性前列腺炎的脾肾亏虚型，可见尿频，尿无力，尿余沥不尽，少腹、会阴坠胀，腰膝酸软等。

尽管灌肠疗法具有较好的疗效，但操作繁杂，不利于临床推广，为此我们针对慢性前列腺炎的常见证型如湿热瘀阻型在中医理论指导下，开发研制了"前列栓"，该制剂把现代药物渗透技术和现代医学科技发展成果于一体，具有清热解毒导浊，活血通络止痛之功效，以携带方便、经济低廉，效果满意为众多患者所接受，为此该研究荣获 2007 年河南省科技进步二等奖和国家发明专利。

如何采用中药熏蒸疗法治疗慢性前列腺炎？

中药熏蒸或中药坐浴既能发挥热效应的治疗作用，同时中药成分又能借助热效应更好地促进其吸收，从而最大限度地发挥中药的活血化瘀、清热解毒等作用。中药熏蒸能较好地改善盆腔及前列腺部的血液循环，能迅速缓解症状，促进炎症的迅速吸收。水温较高时，先用热气熏蒸，待温度降到 40℃ 左右时，可坐在药液中，每次应在 30 分钟左右。由于熏蒸或坐浴时温度较高，可影响睾丸的生精功能，所以对未婚、未育者应禁止使用，或者短时间使用，原则上不要超过 10 天。

现推荐两方供患者参考使用。

（1）熏蒸方 I：败酱草 30 克，白花蛇舌草 30 克，红藤 30 克，大黄

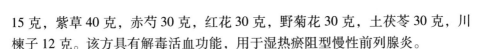

15 克，紫草 40 克，赤芍 30 克，红花 30 克，野菊花 30 克，土茯苓 30 克，川楝子 12 克。该方具有解毒活血功能，用于湿热瘀阻型慢性前列腺炎。

（2）熏蒸方Ⅱ：苏木 30 克，红花 30 克，透骨草 30 克，丹参 30 克，川牛膝 30 克，乳香 15 克，没药 15 克，荔枝核 15 克，野菊花 30 克。该方具有活血通络止痛的功能，用于瘀血阻滞型慢性前列腺炎。

中药穴位贴敷能治疗慢性前列腺炎吗？

采用中药对某些穴位贴敷能治疗很多疾病，如慢性支气管炎、哮喘、腹泻等，治疗慢性前列腺炎通常选用"神阙穴"，即我们常说的肚脐。神阙穴在中医经络系统中是一个很重要的穴位，为先天之结蒂，后天之气舍，介于中下焦之间，是全身经络的总枢，为五脏六腑之本。现代研究表明，肚脐其表皮层最薄，皮肤下方脂肪组织与筋膜、腹膜直接相连，脐的血行除了与腹壁浅静脉、腹壁静脉相通外，还直接与其下部的腹膜静脉网相交通，具有较好的透皮吸收功能，"神阙穴"敷药能使药物较好地渗入血液进入体循环而发挥治疗作用。此外，药物的贴敷还可以刺激神阙穴及周围的神经，通过神经体液因素而调整机体的神经、内分泌和免疫系统，从而起到某种治疗作用。

现介绍两方供患者参考使用。

（1）敷脐方Ⅰ：丁香 10 克，全蝎 10 克，乳香 10 克，没药 10 克，丹参 30 克。丁香、全蝎共研细末。后三味用乙醇提取后与前两味细末混匀。用时取适量用酒调糊状敷脐，外盖纱布胶布固定。每日换药 1 次，15 次为 1 个疗程。用于瘀血阻滞型慢性前列腺炎。

（2）敷脐方Ⅱ：白芷 10 克，黄柏 10 克，王不留行 10 克，吴茱萸 5 克，赤芍 10 克，蒲公英 10 克。以上药共匀研成细粉。用时取适量用酒调糊状敷脐，外盖纱布胶布固定。每日换药 1 次，15 次为 1 个疗程。用于湿热瘀阻型慢性前列腺炎。

如何采用针灸疗法治疗慢性前列腺炎？

慢性前列腺炎在药物治疗的同时，如能配合使用针刺疗法，往往可以提高疗效，缩短疗程。

现介绍一些常用的穴位和方法，供大家参考使用。

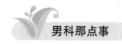

常用穴位 1：前列腺穴位（位于会阴穴至肛门的中点）。

方法：用 28 号 3~4 寸毫针直刺 1.5~2 寸深；得气后小幅提插 2~3 次，之后捻转，留针 20 分钟出针。每日 1 次，10 次为 1 个疗程。

常用穴位 2：取穴：三阴交、肾俞、中极、水道、太冲为一组；膀胱俞、次髎、太溪、曲骨、阳陵泉、关元为一组。

方法：采用平补平泻手法，每日或隔日 1 次，10 次为 1 个疗程。

常用穴位 3：主穴：会阴、中极。血瘀型加内关、蠡沟；湿热蕴结型加三阴交、阴陵泉；阴虚火旺型加照海、涌泉等；肾阳虚型加肾俞、命门和太溪。针法依据不同证型采取相应的补泻法。

药物注射常用穴：会阴、秩边、阳陵泉、中极、关元、气海、三阴交等。常用药物如川芎嗪注射液、丹参注射液、曲克芦丁注射液、维生素 B_1 注射液、维生素 B_{12} 注射液。每次选 2~3 个穴，药物穴位注射。

如何采用耳针治疗慢性前列腺炎？

中医学认为，耳与全身的脏腑经络有着密切联系，耳郭上的某些特定部位是身体某些脏腑功能的反应，采用一些方法刺激这些部位（医学上称为"耳穴"），就可以治疗某些脏腑的病变。由于耳穴贴压法较耳针疗法易操作，痛苦少，所以国内不少专家采取耳穴贴压法治疗慢性前列腺炎，并取得了较好疗效。该疗法具有调理气血、疏通经络、清热利湿之功效。

常用耳穴：内外生殖器、前列腺、肾、膀胱、缘中、皮质下。

由医生操作，每次选 3~5 个耳穴，用王不留行籽固定在耳穴上并用胶布固定。用手按压用力由轻入重。使耳郭有酸、胀和灼热的感觉。让患者自行按压，每天 5~6 次。每 2 天换药 1 次，7 次为 1 个疗程。

慢性前列腺炎能开刀治疗吗？

刘某，36 岁，小腹和会阴部疼痛 1 年余，排尿正常，曾在各大医院诊治，诊断为慢性前列腺炎（慢性盆腔疼痛综合征），经各种治疗仍没有明显效果，或者刚开始有效，过几天又发作了。在某家医院有医生说左侧有精索静脉曲张，症状是由它引起的，因患者太痛苦，医生这样一讲，他非常高兴，总算找到病因了，立马就住院做了手术，但遗憾的是出院后没几天小腹、会阴处又疼痛如初，丝毫没有减轻。患者思想压力很大，晚上失眠、神情呆滞，上班总是出现失误，只好请假在家休息。最后经某医生介绍来到"河南省中西医男科会诊中心"，专家们详细了解了诊疗经过又进行了仔细的体检，诊断为慢性盆腔疼痛综合征，建议中西医结合治疗，同时辅以心理疏导和抗抑郁治疗。这时患者突然站起来说，这些方法我都用过没效，还是请专家开刀把我的前列腺切除吧，我实在是太受罪了。遭到专家一致反对，让他采用非手术治疗。会诊结束后，在场采访的某健康报记者，也很不解地问专家，为何不能"一切了之"，您看患者多痛苦！

临床上这样的病例并不少见，他们不堪忍受慢性前列腺炎的折磨，就想到切掉前列腺不就彻底治愈了吗？有的前列腺炎引起的睾丸疼痛，还有患者要求切除睾丸的。其实手术治疗并没有想象的那么简单。原因主要有以下几点。

（1）慢性前列腺炎患者多为中青年，手术切除前列腺往往会造成患者性功能和生育能力的部分或完全丧失。

（2）前列腺炎症的严重程度尚无较好的判定方法，手术切除前列腺的客观依据尚不充分。即使前列腺液常规分析结果很严重，也不能代表整个前列腺都有问题。因为慢性前列腺炎一般为局灶性或节段部分性，就如同一个坏苹果，可能是一部分或者很小一部分出现了溃烂，如果是很小部分出现问题，就把整个苹果扔掉那就很可惜了。

（3）由于慢性前列腺炎病程较长，长期的炎症刺激，前列腺与周围组织容易发生粘连，手术完全切除干净比较困难，且容易出血，手术还容易损伤邻近组织器官而引起并发症。

（4）慢性前列腺炎患者多有不同程度的心理障碍，对精神症状较重的患者，绝对不能手术。

（5）临床上，一些手术切除具有炎症的前列腺后，有的不但没有解除患者的症状，反而又出现新问题，惹出一些新麻烦，使患者后悔莫及。

（6）对于绝大多数慢性前列腺炎患者，只要采取正确的综合治疗方案，患者积极地配合，都能取得满意效果。

刘某，36岁，尽管已经有了孩子不再考虑生育问题，但哪位专家敢冒着患者完全丧失性功能的风险去给他手术呢？再者谁又敢保证手术后能使他的症状消失呢？所以还是建议患者采取非手术治疗。

当然，对于慢性前列腺炎患者，在一些特殊情况下还是可以选择手术治

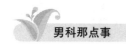

疗的，根据患者的病情和相关情况，或开放手术摘除前列腺，或经尿道电切部分前列腺等。

若出现以下情况可以考虑手术治疗。①病情十分顽固，患者痛不欲生，愿意承担失去性功能或生育能力的风险，强烈要求手术者；②因长期的慢性前列腺炎导致后尿道及膀胱颈纤维化，表现为尿道狭窄和排尿困难者；③慢性前列腺炎导致前列腺变硬，变小，结节较多，与早期前列腺癌不易鉴别者。

如何配合单验方治疗慢性前列腺炎？

慢性前列腺炎患者在规范化治疗的同时，或者在疾病的恢复期，如能配合一些适合自己的单验方坚持服用，可以进一步提高疗效，缩短疗程，或者减少慢性前列腺炎的复发。

现介绍几个验方供患者参考选用。

（1）荔枝核12克，橘核12克，小茴香10克，丹参20克。加适量水煎服。具有疏肝理气，活血止痛之效。用于慢性前列腺炎的气滞血瘀型，表现为会阴、少腹或者睾丸胀痛等。湿热型表现为小便黄，舌苔黄腻者禁用。

（2）新鲜车前草30克，绿豆20克。洗干净水煎代茶饮用。具有清热解毒，清热利尿的功能。用于湿热蕴结型慢性前列腺炎。主要表现为尿频、尿急、尿滴白，阴囊潮湿，舌苔黄腻等。

（3）金银花15克，白茅根10克。煎煮代茶饮用。有清热解毒，利尿通淋的功能。用于湿热蕴结型慢性前列腺炎。

（4）三七粉3克，每日2次口服。具有活血化瘀止痛功能。用于瘀血型慢性前列腺炎。主要表现为会阴、睾丸和少腹疼痛。舌有瘀点，脉涩。

（5）琥珀3克，早晚2次口服。具有清热利尿通淋功效。用于湿热蕴结型慢性前列腺炎。主要表现为尿频、尿急、尿痛、阴囊潮湿、尿道灼热。

（6）固精导浊方：萆薢20克，车前子20克，茯苓15克，菟丝子20克，枸杞子15克，熟地黄15克，泽泻15克，败酱草15克，红藤15克，赤芍12克，沙苑子15克，川牛膝15克。有益肾固精，清热导浊功效。用于肾虚湿热型慢性前列腺炎。主要表现为尿频、尿急、尿道滴白、腰膝酸软，舌淡，苔黄腻，脉沉。

（7）淋必清汤：猪苓10克，土茯苓30克，茯苓10克，牡丹皮10克，丹参10克，紫花地丁20克，蒲公英20克，败酱草20克，生地黄10克，生

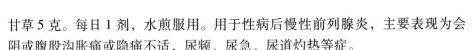

甘草 5 克。每日 1 剂，水煎服用。用于性病后慢性前列腺炎，主要表现为会阴或腹股沟胀痛或隐痛不适，尿频、尿急、尿道灼热等症。

（8）益气解毒方：黄芪 25 克，金银花 20 克，蒲公英 15 克，半枝莲 20 克，地肤子 15 克，苦参 15 克，白花蛇舌草 20 克，穿心莲 15 克，赤芍 15 克，川牛膝 20 克，马鞭草 15 克，紫草 15 克，生甘草 10 克。具有益气活血通淋功效。用于气虚湿热瘀阻型慢性前列腺炎。主要表现为尿频、尿急、乏力、尿道灼热、会阴部坠胀。

（9）鲜马兰根 90 克，荔枝核 10 克。具有清热解毒，凉血止血的功效。加水适量煎汁随意服用。用于慢性前列腺炎尿频、尿急、小便浑浊、尿中带血者。

如何配合食疗方治疗慢性前列腺炎？

由于慢性前列腺炎病程长，易复发，所以如能在治疗过程中辅以食疗方，对提高疗效和预防复发起到积极作用。

现介绍一些常用食疗方，供患者参考使用。

（1）冬瓜 200 克切成片，竹叶 10 克。加适量水煮熟，放少许盐、调味品后食用，有清热利尿的功效。用于湿热下注型慢性前列腺炎的调理。

（2）山楂莲子汤：生山楂 50 克，莲子 50 克，生甘草 10 克。莲子去心与生山楂、甘草加水 500 毫升煎煮至莲子将熟时，加少许冰糖，煎煮山楂、莲子熟后，可吃莲子、山楂，喝汤。具有泻火解毒，缓急止痛的功效。用于湿热瘀阻型慢性前列腺炎的调理。

（3）白兰花（鲜）30 克，猪瘦肉约 150 克，加适量水煲汤食用。有滋阴化浊的功效。用于阴虚湿热型慢性前列腺炎患者的调理。

（4）单味绿豆汤：取适量绿豆，清洗好用中火煮熟，代茶饮用。有清热解毒，利尿通淋之功效。用于湿热下注型慢性前列腺炎的调理。

（5）牛鞭枸杞汤：牛鞭 1 条，枸杞子 30 克。放盐少许，文火炖熟，分 2 次吃完。具有补肾壮阳，收敛精气之功能。用于肾虚型慢性前列腺炎，主要表现为尿频、尿余沥不尽、腰膝酸软等症。

（6）车前绿豆粥：取车前子 60 克，橘皮 15 克，通草 10 克。用纱布包，煮汁去渣，入绿豆 50 克和高粱米 100 克煮粥。空腹服，连服数日。用于湿热蕴结型慢性前列腺炎。主要表现为尿频、尿急、尿道疼痛等症。

（7）腰花杜仲汤：羊腰子（或猪腰子）1对，杜仲15克，葱、盐各适量。先把腰子切开，去膜切成腰花，放入葱盐与杜仲同炖，煮熟取腰花。可喝汤吃腰花。用于肾虚型慢性前列腺炎的调理。主要表现为尿无力、腰膝酸软、乏力、头晕等症。

（8）芡实粉粥：芡实粉、核桃仁、红枣肉各适量。把核桃仁研碎，与红枣肉一起入芡实粉同煮。每日1餐。用于肾虚型慢性前列腺炎的调理。主要表现为滴白频频、腰膝酸软等。

（9）山药粥：山药500克，羊肉500克，白米250克。羊肉煮热后研泥，山药研泥，肉汤内下白米，共煮为粥。用于气血亏虚型慢性前列腺炎。主要表现为尿无力、尿不尽、神疲乏力等症。

（10）薏仁通草粥：薏苡仁50克，通草10克，或加大米30克。把通草水煎取汁，加入薏苡仁、大米煮粥，或用白糖调味服用。每日1次，用于湿热蕴结型慢性前列腺炎的调理。

（11）赤小豆鲫鱼粥：鲫鱼1条，赤小豆50克。先煮鱼取汁，另用赤小豆熬粥，当粥熬好的时候，加入鱼汁调匀食之。该方具有利湿导浊消肿的功能。用于小便不利、尿道滴白的慢性前列腺炎患者。

（12）茯苓粉粥：茯苓粉30克，白米30克，红枣（去核）5枚。先把白米和红枣煮成粥后，放入茯苓粉搅匀，可加白糖少许食之。该方具有健脾利湿，补益气血的功效。用于气血亏虚型慢性前列腺炎。

如何采用足疗法治疗慢性前列腺炎？

现在，足疗保健已经成为人们茶余饭后、健康休闲常见的内容。所谓足疗就是足反射疗法。中医学认为，体表和内脏通过经络相连通，足部的某些特定部位是脏腑经气输注和聚集之处，通过对这些部位予以刺激如点、压、按、揉等手法，可以疏通经络，运行气血以调节脏腑功能来达到治疗目的。

前列腺在足部的反射区位于下肢内侧踝骨关节突出部的下方一指稍后处。患有慢性前列腺炎时，按压此处会有压痛。我们可以针对该处不同程度的压痛点及膀胱区压痛点给以按摩、揉、压等刺激，改善患者的某些症状。如能配合中药足浴，则效果更好。

下面介绍几个足浴中药方，供患者参考使用。

（1）活血通络足浴方：苏木40克，红花30克，川芎15克，独活30克，

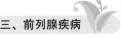

透骨草 30 克，伸筋草 30 克，乌梢蛇 25 克。

该方具有活血通络的功效。加水适量，先浸泡 40 分钟，煎沸后再小火煎 20~30 分钟即可。趁热先熏蒸，待药液的温度降到可以忍受时浸泡。每日 1 次。该方可用于慢性前列腺炎的各个证型。

（2）清解活血足浴方：红藤 30 克，败酱草 30 克，黄柏 15 克，大黄 10 克，赤芍 20 克，川牛膝 30 克，牡丹皮 15 克。具有解毒利湿，活血消肿的功能。用法如上。主要用于慢性前列腺炎的湿热瘀阻型。

（3）益肾活血足浴方：桑寄生 30 克，续断 30 克，吴茱萸 10 克，肉桂 10 克，川芎 15 克，乌药 15 克，红花 20 克，当归尾 30 克。具有温补脾肾，活血通络的功效。用法如上。主要用于肾虚型慢性前列腺炎。

❖ 前列腺炎患者的饮食生活禁忌 ❖

前列腺炎是男科常见病、多发病，是一个令患者和男科医生都觉得非常棘手的疾病。中医药治疗有较好的疗效，但"三分治疗、七分调养"，在治疗过程中，患者应该怎样做到积极、主动地配合治疗，使疾病早日康复呢？

（1）正确认识前列腺炎，前列腺炎是一种慢性疾病，其治疗和康复有一个较长的过程。

（2）忌烟酒，忌辛辣、热性食物（尤其是热性体质者忌羊肉、狗肉等），忌久坐、久骑车，忌过度劳累（尤其是体质较弱者）。

（3）提倡膳食平衡，粗细搭配，多食用富含维生素，抗氧化剂、锌制剂的新鲜蔬菜（胡萝卜、西红柿等）和水果（苹果、橘子等）、海产品（海带、虾等），坚果（花生、核桃仁等）、植物油和茶等。

（4）忌过度相信街边、电台、广播的广告以及非正规医院的宣传。

（5）忌滥用抗生素，以免造成菌群失调，导致耐药菌、条件致病菌和 L 型细菌的形成。

（6）规律性生活，避免忍精不射和频繁自慰，以免引起前列腺过度充血。

（7）注意每天清洗尿道外口。包皮过长、包茎者，每次排尿后勿在尿道外口残留尿液。

（8）多饮温开水（每天 2000ml 以上），不憋尿，规律排泄大小便。有便秘、痔疮等肛肠疾病者应及时治疗。

（9）每天 1~2 次会阴部热水坐浴（水温以 38~43.5℃为宜），未婚未育

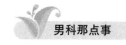

者禁用。

（10）会阴部应保持适宜温度，忌会阴部受寒、高温和潮湿，内衣以宽松透气、吸汗保暖为宜。

（11）适度锻炼身体，有助于前列腺生理功能的恢复。

（12）平时应转移注意力，避免过度自我关注。避免治疗过程中情绪的大起大落，保持积极乐观的心态。

在治疗慢性前列腺炎患者的精神心理因素中的几点参考意见

慢性前列腺炎患者多数合并不同程度的精神心理症状或异常，并因此而影响到治疗效果和与医生的配合程度，医生则常常会将其产生的原因完全归因于患者的心理障碍。

实际上，对患者精神心理改变的这种认识是有偏颇的，这不利于对病情的准确估计和选择有效的治疗措施，以下几点观点供参考。

（1）由于盆腔疼痛往往不是心理性的，而是由于前列腺及其周围组织器官的结构或功能异常所引发的，所以建议不要给这些患者冠以"神经质或精神病"的称呼。

（2）要了解慢性反复发作的疼痛症状可以进一步导致精神改变的躯体症状化，形成组织器官的某些生理功能的改变，而器质性改变又可以影响情感心理状态，并形成恶性循环。

（3）长期的慢性疼痛症状可以使这些患者产生惰性情绪并变得脆弱和孤苦无依，适当采取药物、心理、行为等综合治疗原则，尤其是进行心理调节和心理治疗是行之有效的。

慢性前列腺炎能不能治愈？

经常有患者问："慢性前列腺炎能不能治愈？前列腺炎是不是不可能治好？"表明了很多患者对前列腺炎认知的偏差以及对治疗效果的焦虑和无助。

慢性前列腺炎是男科的常见病、多发病，据统计我国50%的男性在曾患慢性前列腺炎，每年超过500万人次因该病就诊，就诊率约占男科门诊的30%～50%。由于对慢性前列腺炎不恰当的宣传、过度的检查及治疗，使患者对前列腺炎的认识出现了明显的偏差。

其实，慢性前列腺炎是一个自限性疾病，有自我修复、自我痊愈的可能性。我们经常将慢性前列腺炎称之为"男人的感冒"，感冒能治愈，慢性前列腺炎就能治愈。只是慢性前列腺炎治疗需要的时间比较长，如果不注意饮食及生活的调养，很容易复发。对待前列腺炎就应该像对待感冒一样，不要太过于关注它，关注越多，它就越娇气，它越娇气，你就越难受。

中医在治疗慢性前列腺炎方面有一定优势。笔者在临床中采用"六步综合疗法"，提倡"畅情志、调饮食、慎起居、多锻炼、中西结合、内外兼治"，在这六条中有四条涉及心理、饮食、生活方面，只有两条是治疗方面的，可见慢性前列腺炎的治疗需要医患双方密切的配合，所谓"三分调养，七分护理"。临床上，复发的病例大部分是患者饮食生活或者调养方面出现问题而导致的。只要医患密切配合、共同努力，慢性前列腺炎完全有可能治愈。

前列腺炎可以预防吗？

慢性前列腺炎是男性生殖系统中最常见的一种疾病，临床表现如前述，严重者可影响正常的生活和学习，那么，前列腺炎可以科学地进行预防吗？要从哪些方面来进行预防呢？

1. 饮食有节　嗜食辛辣、刺激性食物或热性食物（尤其热性体质者喜羊肉、狗肉等），烟酒过多，都能导致前列腺炎的发生。所以，在日常生活中，要戒酒、戒烟、忌食辛辣刺激及肥腻食物，营养均衡，多菜少肉，荤素搭配，饮食清淡有营养，多食富含维生素、抗氧化剂的新鲜蔬菜和水果、冻豆腐、蜂蜜、锌制剂等。

2. 房事卫生、规律　房事不洁、过度手淫或婚外不洁性生活史，均易导致湿毒之邪侵袭前列腺从而引发疾病。提倡人们规律性生活，讲究卫生，每天清洗尿道外口。同时积极投身工作、学习和娱乐活动，减少不良刺激、性兴奋。

3. 生活方式健康　高温环境、久坐、久骑行等也是前列腺炎的诱因。在条件允许的情况下，注意改善生活和工作环境温度（如司机和厨师要尽可能使工作环境温度降低，进而降低外阴温度），少穿紧身衣裤，避免久坐，不宜过长时间骑行，每次骑行不宜超过半小时，要劳逸结合。

4. 不憋尿，多饮水　憋尿可以使尿液反流进入前列腺，其化学物质刺激前列腺或尿道中的细菌进入前列腺发病，所以要多排尿。此外还要适当饮水（每天2000ml以上），增加尿量，冲刷尿道，促进前列腺分泌物的排出。

5. 适度锻炼　免疫力低下也是前列腺炎的诱因之一，参加适量的体育锻炼，可以促进气血运行，增强体质。平时多做提肛运动、慢跑或快走、游泳等项目，但要循序渐进。

6. 避免劳累及熬夜　现代生活节奏快，压力大，熬夜已成为大多数人的习惯。熬夜和过度疲劳也成为前列腺健康的杀手，要注意减压和劳逸结合，避免熬夜。

7. 积极治疗原发病　如有尿道炎、膀胱炎、肾盂肾炎等疾病，要及时就医，去除诱因，防止前列腺炎的发生。

8. 调畅情志　不良情绪也会衍生各种疾病，平时应保持乐观开朗的心情，避免情绪化或情绪的大起大落。发现或感觉自己精神抑郁或处于焦虑状态时，要正视病情，必要时及时就医。

以上就是前列腺炎的预防方法。要想前列腺健康，快快摒弃熬夜、久坐的坏习惯，多做运动吧。

前列腺炎与前列腺增生、前列腺癌的关系是什么？

前列腺炎、前列腺增生和前列腺癌三者的相互关系一直是前列腺炎患者普遍关心的问题。

虽然这三种疾病都是常见病，且一些临床症状相似，但是近年来对前列腺增生和前列腺癌的研究十分广泛，而对前列腺炎的研究却相对较少，其与另外两种前列腺疾病的相互关系研究就更加贫乏。

已知的事实是：前列腺炎常见于青壮年男性，而前列腺增生和前列腺癌常发生于50岁以上的老年男性。因此，一个常常被患者问到的问题是：年轻时患有前列腺炎是否会导致晚年阶段发生前列腺增生或者前列腺癌？根据研究报道显示前列腺增生手术切除的前列腺中98%~100%存在前列腺炎的组织学改变；前列腺癌患者前列腺组织活检标本中50%存在前列腺炎的组织学改变证据。理论上讲，前列腺增生导致下尿路梗阻、尿道黏膜抵抗力降低、尿液反流、并发泌尿系结石等都使前列腺增生容易并发前列腺炎，但是国内外的相关研究报道很少。目前对这三种疾病的相互关系还没有肯定结论，表面

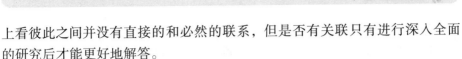

上看彼此之间并没有直接的和必然的联系，但是否有关联只有进行深入全面的研究后才能更好地解答。

PSA 升高都是前列腺癌吗？

前列腺癌（PCa）是老年男性最常见的恶性肿瘤之一，近年来，随着人口老龄化和生活方式的改变，其发病率与致死率也在逐年递增，其发病往往与家族遗传有关，此病具有遗传倾向，还与患者平素的饮食习惯、生活方式等因素息息相关，及早地诊断疾病，不仅能够帮助患者预后，同时也有益于患者生命周期的延长。血清前列腺特异性抗原（PSA）目前已成为诊断前列腺癌最敏感的指标。

PSA 是一种由前列腺腺泡及导管上皮细胞分泌的丝氨酸蛋白酶，直接分泌到前列腺导管系统内，正常前列腺与周围环境在屏障作用下，血液循环中仅有微量的 PSA，若受肿瘤、增生及炎症的影响，正常腺管结构会遭到破坏，从而引起血清 PSA 浓度出现不同程度的升高，因此一直以来，PSA 作为筛选及早期发现 PCa 是非常有价值的指标，广泛应用于临床。

众所周知，PSA 对诊断 PCa 有较好的敏感性，但由于影响 PSA 值的因素也是方方面面的，射精、膀胱镜检查、导尿、梗死、炎性病变、尿潴留等疾病都可能会引起血 PSA 升高，因此 PSA 测定诊断前列腺癌并不具特异性。临床上为了使其诊断更具实际意义，还应考虑 PSA 以下三方面的变化。

（1）PSA 密度：约 80% 的 PSA 增高的患者，PSA 在 4.0～10.0ng/ml 之间，由于前列腺增生（BPH）在人群中发病率高于前列腺癌，所以 PSA 增高的患者多是由 BPH 引起的，早期前列腺癌可直接引起 PSA 的升高，而不影响前列腺的体积，BPH 则主要是通过前列腺体积的增加使 PSA 增高因此测量 PSA 及前列腺体积求得 PSA 密度（PSAD），PSAD>0.15 时进行直肠指检，经直肠 B 超及活检进行鉴别 BPH 和 PCa 准确性更高。也有反对者认为血清前列腺特异性抗原/前列腺移行带比值对诊断更有帮助。

（2）PSA 增高速度：前列腺癌患者 PSA 增加的速度明显高于前列腺良性病变者，PSA 每年增加 0.75ng/ml 是前列腺癌的特征，可以进行 3 次重复测定以确定其平均速度改变，准确性可更高。

（3）PSA 的分子形式：PSA 在血清中呈结合与游离两种形式，前列腺癌患者血清中 PSA 大部为与 ACT（癌细胞能产生更多的 ACT）结合，约 90% 以

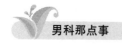

上，显著高于前列腺增生患者；而前列腺增生患者游离 PSA 高于前列腺癌；如果游离 PSA/总 PSA 的比值≤0.18，则能大大提高癌与非癌的鉴别率。

PSA 测定作为 PCa 的标志物，虽然具有敏感性及检查的无创性等优点，在诊断 PCa 发挥着重要作用，但是并不是 PSA 升高就一定是前列腺癌的指标，要结合 PSA 上述三个方面来进行判断，必要时要做组织活检。研究表明，经直肠超声引导下穿刺活检结合血清 PSA 在诊断前列腺癌时有较大的临床价值。

笔者曾使用中药治疗几例 PSA 升高但不支持前列腺癌诊断的患者，用药期间每月复查一次 PSA，数值在 3~6 个月持续下降，直至恢复正常。

"前列腺增生"不等于"前列腺肥大"

为了便于大家理解这一病症，我们先了解一下"增生"的概念。所谓增生是指由于实质细胞数量增多所造成的组织、器官体积增大，可发生于任何组织和器官。前列腺的生长和发育受睾丸分泌的睾酮所控制。从出生到青春期前，前列腺的发育和生长比较缓慢，青春期后生长加快，大约在 25 岁至高峰，重量为 20g 左右。当年龄超过 50 岁后，很多人的前列腺又会增大，这就是我们常说的前列腺增生。由于这种增生是一种正常的增生现象，故称为良性前列腺增生，且多发生在前列腺靠近尿道的部位，即医学上对前列腺所划分的"前列腺的移行区"。此外，前列腺还有一种异常的恶性增生现象，称之为前列腺癌，多发生在前列腺的外周部分，即医学上所划分的"前列腺的外周带"。

良性前列腺增生是较常见的一种老年疾病。有国外报告显示，40 岁以后前列腺增生发生率逐年增高，51~60 岁有 50% 的男性出现病理上的前列腺增生，90 岁以上男性 90% 伴有前列腺增生。国内资料显示，51~60 岁前列腺增生发生率为 20%，61~70 岁为 50%，71~80 岁为 57.1%，81 岁以上为 83.3%。尽管前列腺增生的发病率较高，但并非所有的前列腺增生症患者都会出现症状，如果没有症状，原则上不予处理。出现症状的前列腺增生，我们称之为临床良性前列腺增生，才需要积极治疗。

"前列腺增生"和"前列腺肥大"不是一回事。1997 年第四届国际良性前列腺增生咨询委员会建议，由前列腺增生导致腺体体积增大，即称"良性前列腺肥大"。而"前列腺增生"是一个病理学名词，也就是说在显微镜下看

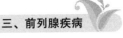

前列腺组织是增生而前列腺体积不一定就增大，前列腺增生并不一定引起"前列腺肥大"；前列腺体积的增大也可由前列腺炎症所引起。可以说"前列腺肥大"是一个特定术语，以前我们总把前列腺增生习惯称为"前列腺肥大"，实际上是指前列腺增生导致的前列腺体积增大。由此可见"前列腺增生"和"前列腺肥大"有着严格区分，不能混为一谈。

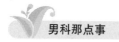

四、男性性功能障碍

（一）阳　痿　病

阳痿认识的九大误区

勃起功能障碍（ED），又称阳痿是最常见的男性性功能障碍，在我国40～72岁男性发病率达55%，严重影响了夫妻关系，给男性患者带来了巨大的心理压力。对疾病认识上的诸多误区，也是导致阳痿难以治愈的重要原因。

误区一：一次失败就是阳痿

在不少人看来，阴茎应该是孙悟空的"如意金箍棒"，用的时候立刻"硬似铁"，不用的时候马上"软如棉"，只要有一次不如意，就主动戴上了"阳痿"的帽子。

世界卫生组织给阳痿下的定义是：勃起功能障碍是指过去3个月中，阴茎持续不能达到和维持足够的勃起以进行满意的性交。换句话说，持续3个月以上的勃起不好，不能进行性生活，才能诊断为阳痿。

作为性生活的主要发起者，男性不像女性，即使毫无性欲也能进行性生活。事实上，男性的性功能是很脆弱的，劳累、压力、情绪波动或者身体不适，甚至是女性一个不满的眼神，都可能导致一次性生活的失败。所以，男人不要以一时的成败论英雄，不要随意给自己戴上"阳痿"的帽子。

误区二：第一次不成功就是阳痿

人生有很多第一次，想想有多少第一次你对自己很满意？

就像骑自行车一样，第一次你就会骑得很好吗？总要有一个熟练的过程吧。性生活也是一样，需要有一个熟练磨合的过程。

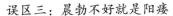

误区三：晨勃不好就是阳痿

晨勃是指在清晨4~7点钟男性的阴茎无意识自然勃起，不受情景、动作、思维的控制。

青年男性在性生活两三天后，中年男性在性生活1周后出现晨勃均属正常反应。

为什么会晨勃，目前在医学界仍无定论。有人认为这和副交感神经作用、脏器刺激、憋尿等有关。

不是所有的男性每天都会有晨勃的，有无晨勃也不是判断男性性功能好坏的指标。临床上有不少尤其是无性生活的人，判断自己是否阳痿就是拿有无晨勃作为标准的，一旦哪一天发现自己没有感觉到晨勃便忧心忡忡，四处求医。晨勃可能是越担心越没有，时间久了可能真的会出现阳痿。

笔者认为，如果连续1周以上没有晨勃，可以到正规医院男科查一下阴茎夜间勃起试验，来看看真正的勃起情况。

误区四：手淫一定会阳痿

不少有自慰习惯的男性，受传统观念影响，觉得手淫是一定会影响勃起的，尤其是自慰次数多的人。

其实，自慰只是性生活的一种方式，尤其是对没有性伴侣的人，适度、规律的自慰对身体健康并无妨碍，甚至可以预防阴茎海绵体萎缩。对于频繁自慰的人，出现阴茎一过性勃起障碍，如果时间不超过3个月，应视为人体的自我保护机制，可以不予治疗。

误区五：遗精会导致阳痿

遗精有生理性的和病理性的。

生理性遗精见于没有性生活和手淫的成年男性，是性能量排泄的途径，也就是中医所说的"精满自溢"，每个月有2~5次遗精都是正常的，且大多是梦遗，遗精后不会有很明显不适感觉。

病理性遗精多见于阴虚火旺、肾气不固、心脾两虚的人，有的人有明显的生殖道炎症，有的人爱看一些黄色书籍、视频，有的爱穿紧身内裤，有的人爱趴着睡，这些人遗精次数每个月在5次以上，有的达到20多次，且遗精后腰酸背痛、头晕眼花、精神不振，这就需要治疗了。

但无论哪种遗精都不是阳痿的直接致病因素，不必过度担心。

误区六：前列腺炎会导致阳痿

尽管有学者认为前列腺炎可能通过神经、解剖等因素对勃起造成影响，

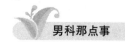

但严格地说，前列腺炎不会影响睾丸的分泌功能，也不会对阴茎的血管及神经造成损伤，它对性功能的影响更多的可能是精神因素。所以，在前列腺炎的治疗过程中，要注意学习正确的科普知识，了解前列腺的解剖及前列腺炎发生发展规律，调畅情志。

误区七：女方没有达到性高潮就是阳痿

有的人认为，性生活应该使女方达到性高潮，否则就是阳痿（或者早泄）。

一般来说，女方达到性高潮需要的时间要长于男方，往往和男方不同步。如果男方能够勃起且坚持 5 分钟以上，就完全不应该视为阳痿、早泄，女方没有达到性高潮可能是男方前戏不够、性技巧不足罢了。

夫妻想得到满意性生活，需要一个适应和磨合的过程。要明白，夫妻性生活要和谐，女方可能要尽更大的义务。

误区八：早泄一定会发展成阳痿

早泄可以发生在性成熟男性的各个年龄段，但至今为止早泄还没有公认的定义和疗效判断标准，笔者认为：一对固定的性伴侣，有规律的性生活及性技巧，而双方对性生活满意程度<50%，排除其他因素，可以视为早泄。

早泄和阳痿是两种疾病，也没有绝对的因果关系。年轻人的早泄通过性技巧的改善和药物的治疗，可以达到较为满意的效果。

中老年人，受年龄、体质、精神生活、工作压力、疾病等因素影响，勃起功能会越来越差。当阳痿发生在早泄之后时，有的人会误认为是早泄导致的。

误区九：一夜情不能勃起就是阳痿

不少患者会有这样的叙述，当婚外性生活或者刚换了女朋友的时候，会突然出现阳痿，过不成性生活，觉得自己患了阳痿，四处求医。

其实，这种情况大多是心虚、精神紧张或各种担心引起的，过多关注，可能真的会出现阳痿的。从健康和道德的角度来谈，要避免一夜情和频繁更换性伴侣。

有问题一定要及时到正规医院男科就诊，以获得正确的诊疗和指导。

"枪杆硬、枪头软"，也算"阳痿"？

一个小伙子刚坐到诊室就焦急地说："大夫，我阳痿了！阴茎勃起时龟头

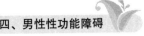

怎么是软的？"

经常在门诊碰到这样的情况，很多人平时并没有注意到阴茎勃起时龟头是什么样子的，突然有一天发现勃起时龟头比阴茎体软得多，就担心自己患上"阳痿"了，急急地跑到了医院。

想知道阴茎勃起时为什么龟头是软的，要先了解一点解剖知识。阴茎由一对阴茎海绵体和一个尿道海绵体组成，具有走行丰富的血管、神经、淋巴管。尿道海绵体在阴茎海绵体的前面膨大形成一层柔软厚实的帽状结构，戴在一对阴茎海绵体上，就是阴茎头（即龟头）。

当阴茎受到刺激出现性兴奋时，血液大量注入阴茎海绵体内，令阴茎变硬、变长、变粗，由于阴茎海绵体外有一层坚韧且具有一定伸展性的白膜包裹，待白膜随着海绵体达到伸展极限的时候，阴茎内的静脉就被挤压钳闭，从而限制了静脉回流，血液聚集，使阴茎勃起并达到所需要的硬度。而此时尿道海绵体是不充血的，龟头只是受到挤顶而使得静脉回流受阻，出现类似"勃起充血"的现象，所以龟头的硬度就远远低于阴茎体，出现"枪杆硬、枪头软"的现象。这也是保护女性生殖道，避免损伤的一种机制，毕竟性生活是"内部矛盾"，斗争的目的是为了"性"福和谐！

败"性"十把"刀"！

"好像身体被掏空，是不是肾透支了？"这句人人熟知的广告词，让多少男人戴上了"肾虚"的帽子。其实，男人性功能不良并非全因肾虚，在你背后还潜藏着伤害你的 10 把"刀"。

1. 年龄方面　随着年龄的增长，部分男子性激素水平和勃起功能会发生一系列改变，除性欲下降外，阴茎的敏感性降低、达到勃起的时间延长、性快感和性活动的次数也会减少，男子四五十岁时的性功能当然不会有二三十岁时那么强劲。

2. 心理方面　研究表明，严重精神压抑者、易怒者、统治欲强烈者，他们的性功能会明显的下降。有不少自认为性功能差的男性朋友，他们的全身检查结果没有发现任何器质性病变，此时，就应该在心理方面找找原因了。

3. 疾病方面　一些常见的疾病，会直接或间接地影响男性的性功能。如糖尿病、心血管病、高血压病、高脂血症、肥胖、肝肾功能不全、阴茎硬结症、内分泌疾病、神经疾病等。性功能是男性身体健康的风向标，很多人在

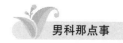

全身代谢障碍性疾病尚未表现出来以前首先出现的是性功能的障碍。

4. **血管方面** 性功能的正常与否和阴茎血管也是密切相关的。动脉粥样硬化、骨盆骨折可造成阴茎动脉损伤，异常静脉通道、静脉闭塞障碍可造成阴茎静脉损伤，这些均能导致勃起功能下降。

5. **神经方面** 有些患有腰椎间盘突出症的男性也会出现性功能的降低，这是因为外周神经出现了问题。此外，骨盆骨折，直肠、膀胱、前列腺手术等，一旦损伤了盆腔神经，便会影响男子的勃起功能。

6. **激素方面** 男性的性功能和体内的一些激素也是相关的，研究表明，影响性功能的激素主要有睾酮、泌乳素、雌二醇、皮质醇等。

7. **药物方面** 药物对于性功能的影响也是不容忽视的，尤其是抗精神病药、抗抑郁药、降压药、内分泌药、胆碱能拮抗剂（阿托品、溴丙胺太林等）、毒品（大麻、海洛因等）、氯苯那敏、抗雄激素类等药物。

8. **自身状况方面** 男性的身体状况可明显影响性功能，当某个阶段感觉性功能不太好时，可能是由于感冒、未规律锻炼身体、免疫力差等自身状况不佳所致。此时，及时调整自身状况，是可以较好地恢复性功能的。

9. **夫妻关系方面** 夫妻之间关系不协调也是影响男性性功能的一个重要因素。男方可能由于女方的不合作或厌恶而得不到应有的刺激，也可能因不能满足女方对性行为不合理的过高的期望值，或者夫妻关系不好，均会影响男性性欲及勃起功能。

10. **工作生活压力方面** 处在快节奏的社会大环境下，不可避免会遇到来自工作生活多方面的压力，吸烟、饮酒、熬夜等不良嗜好更是加重了对性功能的影响。因而，及时调节压力、远离不良嗜好、必要的身体锻炼对于保护男子的性功能至关重要。

男性要想保持良好的性功能，一定要注意你背后的"10把尖刀"，及时规避，免受伤害。

"肾虚"还是"心虚"？

"大夫，我肾虚！""大夫，我腰酸背痛、耳鸣脱发的，是肾虚了吧？""大夫，近一段勃起不好了，肯定是肾虚了！""大夫，给我摸摸脉，看我是肾阴虚还是肾阳虚？"

每天门诊都可以听到无数次"肾虚"的问话，"肾虚"充斥着中国男性脆弱的心灵，尤其是那些有机会"性"福的人，"肾虚"似乎成为了夸耀的资本。但从未听外国人说自己肾虚的。这也许是由于中国的肾和西医的肾有明显的不同。

西医说的肾，是一个器官，那两个蚕豆形的脏器；而中医说的肾，是以肾为中心的多脏器功能与结构的总和。包括西医的泌尿系统、生殖系统、内分泌系统，以及部分免疫系统、呼吸系统、造血功能和运动系统。临床常见的证型包括肾精亏虚证（主要是性腺轴功能障碍导致的生长发育不良、生殖功能减退、早衰，中医多用六味地黄丸调理）、肾阳亏虚证（多脏器功能减退的亚健康或疾病状态，表现为乏力、怕冷、腰膝酸软、阳痿、水肿等，如甲状腺、肾上腺功能减退，中医多用肾气丸或者右归丸调理。）、肾阴亏虚证（以内分泌系统功能亢进表现为主，临床常见五心烦热、潮热盗汗、心慌、遗精、阳亢易泄等，中医多用左归丸、知柏地黄丸调理。）、肾不纳气证（类似肾衰或者肺气肿、肺心病导致的呼吸急促、表浅，中医多用人参胡桃汤调理。）等。中医所说的肾亏，不一定是这些器官的疾病状态（实验室或者功能科有阳性指标支持），更多可能是亚健康（无实验室依据支持）状态。所以，对于这种功能失调、亚健康状态，中药调理更有效。

也可能基于这一种认识，国人喜欢什么情况都和"肾虚"联系起来，稍微有一点风吹草动，马上想到了"肾虚"，到医院开点中药调理一下。有个老中医说："只要是男性就诊，你说他肾虚，准没错！"这就有点过了。更有不少20岁左右的小伙子，熬了2天夜、手淫了几次、一次性生活不成功、1天早上没有晨勃或者尿的次数稍多了一点，马上觉得自己肾虚了，辗转于各种大小医院，无数次的就诊、服药，到最后肾虚不一定好了，精神可能出问题了。在我的门诊，看阳痿、早泄的70%以上的是未婚或刚结婚的小伙子。对于这些人，与其说他"肾虚"，还不如说是害怕，不如说是"心虚"。

"强势女人"，你正在亲手毁掉 属于自己的"性"福！

在"河南省中西医结合男科疑难病大会诊"现场，一个垂头丧气、满脸沮丧的二十多岁小伙子坐在了患者席上，羞羞怯怯地叙述着自己的病情。

这是一个治疗"阳痿"差不多快1年的患者，仅有的一次性生活是新婚夜，由于紧张、缺乏经验，初次体验失败了，引起了女方强烈不满，扬言如

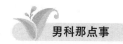

果看不好阳痿就离婚。从此，他和自己的父亲开启了漫漫的求医路，无数次的就诊、吃药，不但没有达到理想的勃起状态，连原来的晨勃也越来越少了，心情也越来越差，甚至出现了自杀的念头。

这样的例子在男科门诊并不少见。

没有性经历、性经验的男孩子，第一次性生活就很成功的并不是很多，就像学骑自行车，没有人一上去就会骑得很好，都需要一个学习磨炼的过程，而这个过程需要性伴侣的配合，要互相理解体谅，应该享受那种"生涩"，次数多了"熟能生巧"，自然和谐美满。

但很多女性这个时候表现出的却是埋怨，甚至讥讽，让原本就忐忑不安的男人更加自卑了，出现了心理阴影，下次性生活就更难成功了。

门诊调查显示：非器质性性功能障碍（包括阳痿、早泄、不射精症）患者的背后，大多有一个强势的女人，使这些患者的疾病，治疗难度加大，成功率降低。

打鼾也影响性功能？

医学研究表明，打鼾是由于呼吸过程中气流高速通过上呼吸道的狭窄部位时振动气道周围的软组织而引起的。打呼噜使患者在睡眠过程中反复出现呼吸暂停和低通气，表现为患者自觉憋气，甚至反复被憋醒，易造成大脑严重缺氧，形成低氧血症，从而诱发各类疾病。

临床发现，打鼾和男性性功能也有一定关联，对性功能的影响往往表现为阳痿及性欲下降。而且打鼾与性功能障碍有相同的易发人群。

1. 工作过度劳累的男性　此类人群加班、熬夜较多，长久的劳累使身体处于亚健康状态，使得夜间鼾声不断，而性功能也会因过度疲倦而处于抑制状态，造成性欲低下，性疲劳。

2. 过度肥胖的男性　过度肥胖的人，呼吸道往往变窄，夜间容易出现打鼾。而这些人，容易患脂肪肝、高血脂、高血压等疾病。阳痿是全身代谢障碍的前兆，是男性健康的风向标，所以肥胖的男性往往性功能差。

3. 长期吸烟的男性　长期吸烟容易导致鼻咽部黏膜发炎，呼吸道变窄，从而诱发打鼾。另外，长期吸烟易导致阴茎血管内皮平滑肌放松障碍、阴茎供血不足，进而影响到男子的勃起功能。有研究显示：每天吸 18 支烟，患阳痿的概率是 36.5%；若每天超过 20 支，则阳痿概率升至 50%。

4. 酗酒的男性　酗酒会让包括咽喉部肌肉在内的全身肌肉放松，从而出现打鼾。同时，酗酒抑制性中枢的兴奋性，易引起睾丸分泌功能下降，容易引发全身代谢障碍性疾病，如"酒精肝"（酒精性肝损伤），它会导致阴茎血管内皮细胞功能障碍而引起阳痿。

5. 患有心脑血管疾病的男性　研究表明，打鼾可使人体血液中氧气摄入量明显减少，造成身体重要脏器如心、脑血管等缺血缺氧，从而诱发心脑血管疾病。而阴茎海绵体缺血氧是导致勃起功能障碍的主要原因之一。

6. 有糖尿病的男性　打鼾与糖尿病往往共同存在，研究认为打鼾可能导致体内多种与糖代谢有关的激素水平发生变化，增加交感神经系统活性，进而增高糖尿病的发病率。同时，性功能也会因打鼾、糖尿病所引起的血管神经改变而受到影响。约有50%的男性糖尿病患者并发不同程度的阳痿。

人的一生有1/3的时间是在睡眠中度过的，而打鼾的出现打破了该有的宁静，它已不再是"睡得香"的代名词，而是危害人体健康的凶手，其"魔爪"已伸向男性的性功能，我们应时刻警惕！

什么是功能性ED？什么是器质性ED？

功能性ED（勃起功能障碍）和器质性ED是根据导致ED发生的病因而分类的，是目前最常用的分类方法。功能性ED发生的主要原因是精神心理障碍，常常不伴有明显的器质性病变，只是主管性兴奋的"司令部"——性中枢，对性兴奋的抑制作用加强，使脊髓勃起神经中枢性兴奋减退所致，所以我们有时也称精神性ED、心理性ED或心因性ED。而器质性ED是器质性病变所引起的，通常又根据其具体原因，把它分为如下几种。

（1）神经性ED：大脑中枢的病变、损伤和脊髓的病变、外伤等，如高位截瘫患者阴茎勃起神经的损伤，可致传导性兴奋的神经障碍而引发ED。

（2）血管性ED：阴茎的血液供应非常充足，阴茎部血管可分为阴茎深动脉、浅动脉、阴茎深部静脉和浅静脉等，且有些血管为了适应阴茎勃起的需要，还具有特殊结构。当阴茎的动静脉发生损伤或病变时，阴茎就不能正常充血勃起，医学上称为血管性ED。

（3）内分泌性ED：因一些病变致使性激素尤其是雄激素水平降低或缺乏而引起的ED，如先天无睾症、脑垂体肿瘤等。

（4）药物性ED：因服用某些药物而导致的ED，如抗精神病药氯丙嗪、

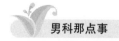

地西泮，抗高血压药利血平，以及抗溃疡药西咪替丁和利尿药螺内酯等均会引起 ED。

新婚期为啥会发生 ED？

新婚期发生 ED 在现实生活中比较常见，其发生原因绝大多数（98% 以上）为精神因素所致。常见有如下几种。

（1）缺乏性知识：对于一些正常情况易发生误解，以致产生心理障碍，而诱发 ED。如婚前因色情刺激或单相思而激发性欲，又未能诱发阴茎勃起，或曾有手淫，担心婚后会 ED 等。以这样的心态进行性生活很容易发生 ED，若此时妻子又不理解，横加责备，则会进一步增加丈夫的心理负担，使 ED 加重。

（2）过于劳累：有些人为操办婚事，投入了大量的财力和精力，身体过于劳累，再加上新婚需要招待亲朋好友，又开怀畅饮，致使性中枢抑制，从而诱发 ED。

（3）婚前影响：婚前因受各种不健康的性观念和性行为的影响，使男方长期处于性兴奋状态，新婚之夜易发生 ED。

（4）缺乏感情基础的婚姻：如父母包办或男方另有所求，易诱发 ED。

总之，新婚期 ED 多为功能性 ED，一般在获得正确的性知识和正确的性指导后，均能自愈，患者大可不必紧张。

阳痿会形成一种记忆，而记忆会不断地寻求再表达

2017 年 7 月，在"河南省中西医结合男科疑难病大会诊"现场来了一位阳痿患者。30 岁，挽着裤脚，跷着二郎腿，半靠在椅子上，手舞足蹈、唾液横飞地讲述着他的病情：阳痿 10 年，遍访名医，吃药无数。每找到一个医生都要详述自己的病史，天长日久，病史讲成了脱口秀。每次吃药前三天都有效，再吃无效；夜勃、晨勃可以，硬度 III～IV 级，就是过不成性生活。每次就诊必须告诉医生"我是肾阴虚"，只能吃"草药"才有效。

会诊现场 20 多位专家都明白这是一个什么样的患者：这是一个活在他自己世界里的患者，周围的一切，包括医生都和他没有任何关系。阳痿对他已经成为一种记忆，而他沉溺于这种痛苦的记忆中，享受着这种痛苦带给他的

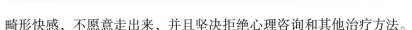

畸形快感，不愿意走出来，并且坚决拒绝心理咨询和其他治疗方法。

我们说，阳痿会形成一种记忆，而记忆会不断地寻求再表达。这种表达表现在：他有几乎正常的晨勃和夜勃，但到性生活前必定疲软，无法完成性生活。他沉溺于我是一个阳痿患者、是一个肾阴虚的阳痿患者、是一个只能吃中药治疗的阳痿患者、是一个任何医生都不可能治好的阳痿患者的想法中无法自拔或者不愿摆脱！

从生理上说，我们从外界获得刺激，会在大脑里留下物质的痕迹，这些痕迹在适当的时候释放，就促使人寻求相应的重复刺激。很多人的生活，可以说是由痛苦串联而成的。这些人是把痛苦当成自己独特的享乐方式。和所谓的"痛并快乐着"，说的是同一个意思。

这个患者最后被交到一个有丰富心理治疗经验的男科教授手里，希望教授的身心治疗可以将他救出来。当然，前提是他自己愿意出来！

我们在男科临床上经常会遇到这样的患者：病史漫长，久治不愈，辗转求医又不信任医生，陷在自己的固定思维模式中，不愿意接受他人建议和他自己不认可的治疗，更不愿意接受心理咨询，自己非常痛苦却又享受这种痛苦。他的求医过程往往只是寻求安慰和享受"求医过程"，医生开的检查他不一定会做，医生开的药他也不一定吃。

我们提醒男科医生，在临床上要善于发现和识别这种患者，采取正确的应对措施。

也提醒患者，如果你愿意治好疾病，请到正规医院就诊，并且请您相信您的接诊医生，听从他从专业角度给您提出的治疗建议。

"金枪不倒"未必是好事！

很多男士追求性生活时阴茎勃起的硬度和时间，似乎是时间越长越好。

但你可知道，"金枪不倒"未必是好事。如果阴茎持续勃起，可能会造成阴茎缺血、坏死、纤维化甚至不能再勃起，医学上称之为阴茎异常勃起。

1. 阴茎异常勃起的概念 阴茎异常勃起是指在非刺激条件下引起的阴茎持续勃起或性高潮后也不疲软，这种状态持续时间超过 6 小时，常伴有疼痛。

2. 哪些人容易出现阴茎异常勃起 异常勃起可发生于任何年龄段男性，包括新生儿。年轻患者发病多数与镰状细胞病或肿瘤有关，老年患者大多为特发性。多发生在睡眠阴茎勃起时，一些人发生在性行为时间过长、昆虫叮

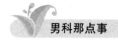

咬或药物应用之后。

3. 阴茎异常勃起的分类　阴茎异常勃起可分为高流量阴茎异常勃起（又称非缺血性，动脉性异常勃起）和低流量阴茎异常勃起（又称缺血性，静脉性异常勃起）两类。低流量阴茎异常勃起较常见，常伴有静脉回流减少和静脉血液滞留，引起勃起组织的低氧血症和酸中毒。

4. 阴茎异常勃起的病因有

（1）镰状细胞性贫血：常引起阴茎静脉回流障碍而导致阴茎异常勃起。

（2）阴茎海绵体注射：常因对药物过度敏感或药物使用过量引起阴茎异常勃起。

（3）神经性因素：椎管狭窄、脊髓损伤及椎间盘突出的患者容易发生阴茎异常勃起

（4）恶性肿瘤：引起异常勃起的肿瘤有白血病、前列腺癌、肾癌及黑色素瘤，主要是导致静脉回流受阻或海绵窦受肿瘤细胞侵犯引起淤滞或血栓形成而发生阴茎异常勃起。

（5）药物因素：常见的引起阴茎异常勃起的药物有抗抑郁药、镇静催眠药和抗高血压药物。

（6）全胃肠外营养：特别是静脉应用20%脂肪乳剂时。这种类型的异常勃起为低流型，类似于镰形细胞病的患者。

（7）外伤：会阴部或生殖器创伤致血栓或阴茎根部严重出血、组织水肿，使阴茎静脉回流受阻，引起异常勃起（低流型）。

5. 阴茎异常勃起的表现　低血流量型阴茎异常勃起若持续数小时会因组织缺血而疼痛，阴茎勃起坚硬。高血流量型则阴茎很少疼痛，阴茎不能达到完全勃起硬度。通常有会阴或阴茎外伤史，此型的多数病例是在动脉栓塞或手术结扎血管之后，阴茎最后是能恢复完全勃起的，但一般需要数周至数月。

6. 阴茎异常勃起的处理　如果阴茎勃起超过2小时不能疲软，可以加大活动量，如上下楼，如果无效应尽快就诊（最好在4小时以内就诊）。治疗的目的是使勃起的阴茎血循环通畅、阴茎变软，力争恢复正常性功能。

一般认为阴茎持续勃起6小时以上，都应积极处理。如超过24小时，多数患者将会产生不同程度的性功能障碍。因此，应按急症尽早正确处理。

诊疗原则：

（1）完善检查，找出病因，明确类型。

（2）针对病因进行治疗。

（3）针对阴茎异常勃起进行药物治疗或者手术治疗。

"无龄感"与"年龄性阳痿"

"人老了，力不从心了，性生活也该减少了，是出现阳痿的时候了"这种可怕的年龄暗示，使很多刚到"而立、不惑"之年的男性出现了"年龄性阳痿"。

临床观察显示，每周性生活不到 1 次的男性，ED 的发病率将上升 2 倍；而每周性生活 2 次以上，ED 发病率则减少 4 倍。

性功能是男性身体状况的显示器，阴茎勃起是在全身神经内分泌系统调控下的一系列复杂的阴茎血管活动现象，这种活动需要神经系统、内分泌系统、循环系统、阴茎海绵体及心理因素的密切合作。性能力的衰退，是衰老的前兆，代表着身体各个器官功能将开始衰退。

加强锻炼，维持规律满意的性生活，是永葆青春的秘诀。所以说，男人应该有一颗永不凋零的心。

目前"无龄感"生活方式逐渐成为时尚而广为流行。"无龄感"是指一种心理状态和生活态度，他们往往不为年龄所束缚，能够在生活中始终保持活力，对事物充满好奇并勇于尝试，去追求活得漂亮，活得精彩，活得"性"福，不留遗憾。

"无龄感"也是"性"福的源泉！

八招助你治愈阳痿

阳痿是临床常见的男性性功能障碍，40 岁以上男性发病率达 55％以上，继发于糖尿病、高血压、高血脂后的更能高达 70％，且临床不易治愈，严重影响了患者的身心健康和家庭幸福。如果临床要想获得满意治疗效果，一定要注意以下八个方面。

1. 完善检查　阳痿要做的检查包括以下各项。

（1）体格检查：包括第二性征发育、生殖系统检查、外周血管检查和神经系统检查。

（2）实验室检查：血尿常规、肝功能、肾功能、血脂、血糖。

（3）激素水平检查：性激素六项、甲状腺素。

（4）夜间勃起试验。

（5）视听觉性刺激反应测定。

（6）阴茎血流检测：包括血管活性药物诱发勃起试验、阴茎动脉与肱动脉血压梯度及阴茎肱动脉血压指数、阴茎动脉血流脉冲容量记录、阴茎血流指数、彩色多普勒检测、海绵体灌流测试、阴茎海绵体造影、选择性阴茎动脉造影等检查。

（7）勃起神经检查：包括球海绵体反射潜伏时间、阴部诱发电位、膀胱内压测定。

（8）阴茎海绵体活体组织检测。

所以治疗前一定要完善检查、明确病因，才能正确诊断、对症治疗。那种不想检查，吃点药试试的心理要不得，那是对自己不负责任。

2. 明确诊断　在完善检查的基础上要明确诊断，要搞清楚是心因性的、内分泌性的、动脉性的、静脉性的、神经性的，还是混合性的。中医辨证属于何型。诊断明确，才有可能正确治疗。

3. 放松心情　心理因素是阳痿最主要病因之一，中国传统的"肾虚"、手淫有害、遗精有害观念以及中国男人固有的床上不自信心理导致了阳痿的发生和不易治愈。"第一次不成功就是阳痿""一次失败就是阳痿""晨勃不好就是阳痿""手淫、遗精会导致阳痿"等错误观念在临床上可以经常见到。所以，改变固有错误的观念，从正规渠道获得正确科普知识，放松心情，配合好医生的治疗，对于减少阳痿发生，提高治愈率有非常重要的意义。

4. 控制饮食　现代人不是吃得少，是吃得太多、太好了，吃出了脂肪肝、高血压、高血脂、高血糖一堆疾病，吃得自己都走不动了，而性功能是全身健康状况的风向标，是代谢性疾病的前兆，所以出现阳痿就不难理解了。阳痿患者一定要控制饮食，做到"多菜少肉七分饱"，做到少而精，适当多吃糙米、坚果、菠菜、金枪鱼、蜂蜜、韭菜、大葱、鸡蛋、巧克力、羊肉、狗肉等食物。

5. 戒烟限酒　烟酒不只是对肝、脾、胃、肾有影响，造成血压、血脂的异常，动脉硬化，内分泌失调而影响到性功能，还可以直接影响性腺（前列腺、精囊腺、附睾、睾丸）和性肌肉功能而影响性功能。所以，阳痿患者一定要戒烟戒酒。

6. 合理起居　熬夜是对性功能影响最大的因素之一，所以要注意合理的起居，要睡好"子午觉"。每天晚上 11 点前要休息，中午要有 15~30 分钟的午觉。休息好了，才有体力，才能"工作"好。

7. 加强锻炼　现代人生活习惯是坐多行少，上厕所都想开车去，这样容易造成体质差、耐力差，而性生活是一个重体力活，身体不好很难达到满意的性生活。所以，阳痿患者一定要加强锻炼，游泳、慢跑、快走、踮脚尖都是不错的选择，不但可以增强体质、提高耐力、改善性肌肉的活动能力，还可以使你的腹、臀、腿变得更加性感而吸引异性。

8. 正规治疗　积极治疗原发疾病，控制血压、血糖、血脂，调节内分泌。合理使用一线治疗药物：磷酸二酯酶-5 抑制剂（PDE-5 抑制剂），在没有禁忌证的情况下坚持"大量开始，有效维持，满意递减，夜间用药，联合用药"的原则。中药治疗按照辨证施治原则进行。重症 ED 可以采用 PDE-5 抑制剂、中药、负压或者理疗三联疗法。

做好以上八个方面，医患有效配合，才有可能治愈阳痿。

中医妙方治阳痿

现代医学治疗阳痿多采用口服 PDE-5 抑制剂、多巴胺受体激动剂、5-羟色胺受体拮抗剂等，以及负压吸引缩窄装置疗法、海绵体内血管活性药物注射疗法、外科假体植入等方法。其治疗效果尚可，但其口服药物的不良反应，以及外治法中出现的阴茎血肿、术后需修复或更换假体等问题给医生和患者带来不少困扰。

而祖国医学对于阳痿的研究也较为详尽，最早可追溯到春秋战国至汉代以前，"马王堆汉墓医书"中，以"不起"命名阳痿，以后历代医家有较为全面的论述，且治疗效果值得肯定，以其操作简单、治法灵活、改善症状明显、疗效持久等特点，突显了中医药在治疗阳痿中的优势。

笔者结合多年临床经验，认为阳痿的发病因素较为复杂，且多与人们生活习惯、社会等因素的影响息息相关，肝郁肾虚为其主要病理变化，并创制了"疏肝起痿汤"，治疗效果满意。

疏肝起痿汤：柴胡 12 克，淫羊藿 30 克，香附 15 克，郁金 15 克，黄精 20 克，炒蒺藜 30 克，川芎 20 克，合欢皮 30 克，栀子 10 克。

君药柴胡：辛行苦泄，善条达肝气，具疏肝解郁之功。同时，现代药理

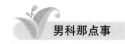

表明其镇静、镇痛的中枢抑制作用较好，可增强机体免疫功能，有益男性健康。

臣药淫羊藿：辛甘性温燥烈，长于补肾壮阳，药理显示其能增强下丘脑-垂体-性腺轴及肾上腺皮质轴等内分泌系统的分泌功能，有助于提升性能力。臣药香附：芳香辛行，主入肝经气分，善解肝气之郁结，可理气调中，其药理研究具有强心作用，兴阳效果较佳。臣药郁金：味辛，入肝经血分，既能活血，又能行气，可改善气血运行而助勃有功。

佐助药：黄精，甘平，具补益肾精，抗衰老之功，可提高机体免疫功能，增加冠脉血流量；炒蒺藜，辛散苦泄，主入肝经，可疏肝解郁，尚入血分而活血。其蒺藜总皂苷成分有显著强心作用，可提高机体免疫力，进而增强男子勃起功能；川芎，味辛性阳，气善走窜，为血中气药，具通达气血之功，其川芎嗪成分可扩张冠状动脉，增加冠状动脉血流量，改善心肌的血氧供应，从而有益性能力；合欢皮，性味甘平，善解肝郁，为悦心安神要药，能使五脏安和，心志欢悦。

佐制药栀子：其性苦寒，走气分而泻火，佐之可防臣药燥烈之过。

此方遵从"君一臣三佐五"配伍特点，组方精妙，疗效满意。

这五招可以消除"性疲劳"

性疲劳，是指性生活尚未开始时或正在进行时，就有一种疲劳感觉，而更多的男性常常在性生活之后出现疲劳症状。如今越来越多的现代夫妻在性生活中出现这样的困扰。

性疲劳可以分为三大类。

（1）性生活前疲劳症，以阳痿为主要表现。

（2）性生活中疲劳症，以中途疲软、早泄为主要表现。

（3）性生活后疲劳症，性生活后不仅产生体能匮乏，不易恢复，而且造成心理疲劳，无愉悦感。

产生性疲劳的原因除了疾病和年龄两大因素外，还有一个更重要的因素：心理疲劳。受挫感带来的紧张、多疑、自卑等不良情绪，均是影响性欲的重要杀手。

和其他疲劳类似，人们肯定会说，休息一下睡一觉就好了。然而，性疲劳是一种无论睡多久都消除不了的慵懒感觉。

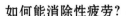

如何能消除性疲劳？

（1）合理饮食：适可而止，别吃太饱，饭吃得太多同样引起疲劳，摄食过量会使血液和氧转移到消化道，产生疲劳感，因此要多菜少肉七分饱，重在定时定量，均衡营养，温热适宜。

（2）合理起居：早睡早起身体好，睡好子午觉：即保持每天 20 分钟的午睡习惯，23 点要按时休息；合理起居是指不仅要睡眠时间充足，还要保证良好的睡眠质量。

（3）合理运动：管住嘴，迈开腿，每天一万步，循序渐进地按时锻炼；锻炼也要以有氧运动为宜，可以加速氧气在身体和头脑的流动，可以加速循环，使人活跃，因此，适宜的有氧运动是克服性疲劳的良方。

（4）合理的管理情绪：要做到内心恬淡虚无，积极乐观地看待生活。现代社会，男性面临的压力和挑战也日益加剧，要善于减压，及时排解生活中的不良情绪。

（5）规律的性生活：能够促进新陈代谢和防止大脑老化，缓解压力；能够预防海绵体萎缩；有助于保持性能力。

性疲劳是身体对你敲的警钟，是身体的自我保护机制，是可以消除的，只是你要正确对待他！

（二）早 泄 病

性生活多长时间算早泄？

夫妻间正常的性生活时间一般在 4~6 分钟，年轻气盛的、性功能好的可以坚持 10~30 分钟的情况都有。性生活是一种非常好的维持夫妻感情的方式，男性患上了早泄的话，就会导致性生活不和谐，就有可能影响夫妻感情，甚至会导致家庭破裂。

那么夫妻生活多长时间算早泄？早泄根据射精的时间长短可分为三种程度。

1. 轻度早泄 阴茎插入阴道后时间在 2 分钟以上但不足 6 分钟、以正常幅度抽动不足 120 次。在和伴侣的性生活过程中，10 次中有 5~6 次不能配合伴侣控制射精。以上有任何一项，为轻度早泄。

2. 中度早泄　阴茎插入阴道后时间在 1 分钟以上，但不足 2 分钟、以正常幅度抽动不足 60 次就射精。在和伴侣的性生活过程中 10 次有 7~8 次不能配合伴侣控制射精。以上有任何一项，为中度早泄。

3. 重度早泄　阴茎未插入阴道或刚插入阴道就射精；阴茎插入阴道后时间不足 1 分钟，以正常幅度抽动不足 15 次就射精；在和伴侣的性生活过程中，10 次中有 10 次不能配合伴侣控制射精。以上有任何一项，为重度早泄。

手淫时间短也算早泄？

"大夫，我早泄！"

我看了一眼病历，20 岁，未婚！"你结婚了吗？"

"没有！"

"有性生活？"

"没有！"

"那你是怎么判断早泄的？"

"手淫啊，秒射！"

手淫时间短也算早泄？

我们临床上说的早泄诊断最少应该具备四个方面的特征。

（1）规律性生活：与同一个性伴侣具有规律的性生活（年龄 20~30 岁，起码每周超过 3 次）达 1 年以上。

（2）时间短：总是或几乎总是在进入阴道之前或进入后约 1 分钟内射精。

（3）控制射精能力差：不能在全部或几乎全部进入阴道后延迟射精。

（4）给男方和（或）女方带来明显痛苦：消极的个人结果，如苦恼、忧虑、挫折感和（或）避免性活动。

由以上概念可以看出，手淫时间长短并不在早泄范畴之内。

手淫时间长短与刺激强度有绝对关系，高强度的手淫刺激完全可以导致短时间内射精。反复的高强度刺激，会使射精中枢形成快速射精的习惯，等你有性生活后，可能真的会"秒射"了！

另外，把手淫时间短定义成早泄，把自己当成一个"早泄"患者，会导致你的"自卑"心理，对以后的恋爱、婚姻、性生活，甚至工作、生活以及为人处世都会造成不同程度的影响。

有了疑问，还是要咨询医生，"早泄"的诊断还是交给医生来判断。不要

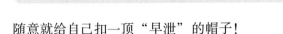

随意就给自己扣一顶"早泄"的帽子！

别成为房中的"秒男"

所谓房事中的"秒男"就是患有早泄病的成年已婚男子。在现代人高强度的工作、不规律的生活方式、长期的焦虑，甚至抑郁情绪等负能量的辐射下，早泄的发病率逐年上升，给患者的夫妻生活带来莫大困扰。

早泄最早见于《辨证录·种嗣门》："男子有精滑之极，一到妇女之门即便泄精，欲勉强图欢不得，且泄精甚薄。"中医认为本病多因心、肝、肾三脏功能失司，精关固摄失权所致。

近年来现代研究表明，早泄患者性中枢兴奋性和阴茎背神经的兴奋性比正常人高，性交时射精潜伏期与射精反射弧短，导致了射精刺激阈值低，最终引起过早的射精。

早泄的病因较为复杂，很少是单纯性原因，多由机体劳损、情志不调、不良的生活方式等各种因素兼杂所致，故而治疗此病需灵活辨证、多管齐下，方能见到较好的疗效。

第一步：莫要抢着背"黑锅"

性生活是性伴侣两个人的事，那个美妙的乐章需要两个人共同谱写，性生活不和谐是双方共同的责任。若是完全将责任推给男方，不仅不公平，而且不利于治疗。所以，不是自己的"黑锅"，莫要抢着去背！

第二步：找出"元凶"很关键

导致早泄的原因很多，每个人的情况不同，因而要尽可能地找出自己患病的原因，知己知彼才能"百战不殆"。可以通过现代检测仪器、跟专业医生请教、跟爱人沟通、结合自身工作生活状态等多种途径入手，相信总能找出"元凶"。

第三步：借助药物获自信

对于早泄的治疗，祖国医学和现代医学均有不少法宝。中医重在辨证，分清阴阳虚实，审明脏腑盛衰，可中药口服和外用，必要时结合针刺疗法，其绿色安全的优势无可替代。现代医学研究生产出的西药、手术等疗法对于本病的治疗也有一定的疗效，需要在专业医生的指导下进行。

第四步：夫妻同心"把门关"

性生活是一项颇具技巧的事，尤其对于新婚夫妇来说，匮乏的性经验很

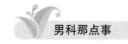

快就会让两个人败下阵来，这没什么大不了的。理想的性生活是靠夫妻双方反复摸索、反复锻炼，并配合科学的行为训练达到的。所以，与其相互抱怨，不如关起门来练本领，所谓"二人同心，其利断金"。

第五步：规律生活莫忽视

伴随生活节奏的日益加快，人们的生活方式越来越不规律，我们的健康也在悄悄地受到冲击。所以当你排除了器质性原因、心理性原因等，仍没找到早泄的"元凶"时，不妨考虑一下自己的生活方式是否规律。当你及时调整了生活方式，你会发现曾经那个自信的你又回来了。

忍精不射可以治疗早泄？

我们在男科临床中发现，很多男性早泄患者有着"强忍不射"的习惯，要么意念控制，要么中止性交，更有甚者直接在性高潮时用手捏住阴茎头部使精液不能射出。他们相信通过强忍不射，可以对早泄起到一定的治疗作用，可以延长性生活时间。他们甚至在古代医书中找到依据，认为如此"惜精"，不使精液排出体外，可以保存身体"元气"。

事实上，"忍精不射"非但不能治疗早泄，反而对身体（性功能）有很多危害。

"忍精不射"可能会诱发以下男科疾病。

1. 前列腺炎和精囊炎　我们都知道，男子在性生活中，整个生殖系统都处于充血状态，射精之前中止性交，整个生殖系统和盆腔的充血状态都不能迅速消失，大脑皮质和脊髓仍长久地处于紧张状态，精囊、前列腺都不能排空，事后会感到不舒服，甚至是下半身会有坠胀、沉重的感觉。由于精囊和前列腺长久广泛的充血，最终还会诱发非细菌性前列腺炎、精囊炎，产生血精、尿频、排尿不净、会阴不适、腰酸背痛等症状。

2. 不射精症　不射精症是指可以过成性生活，但没有性高潮，精液不能排出的病症。性反应过程是一种自然过程，强行地加以干扰会使性功能发生紊乱，倘若习惯于"忍精不射"，习惯成自然，久而久之会诱发不射精，因为神经-内分泌系统已习惯于"忍精不射"的模式，一旦真想恢复射精功能，可能就不是那么简单了。

3. 逆行射精　正常性高潮时，输精管、精囊、前列腺和尿道肌肉发生节律收缩，把各器官中的精子和液体压入后尿道，膀胱颈部关闭，精液射出体外，获得高潮及快感。强忍不射，精液会被迫向后方冲破膀胱内口进入膀胱，形成"逆行射精"。长此以往会形成条件反射，使逆行射精经常发生。

4. **勃起功能障碍**　忍精不射需要大脑加以控制，长期如此，对控制性兴奋的神经系统会产生抑制作用，易引起性功能紊乱，导致勃起功能障碍等。

5. **射精痛或射精无力**　忍精不射，可能会导致前列腺、精囊腺、后尿道、精阜部位炎症，在射精的时候出现射精痛；忍精不射，可能会导致盆腔肌肉功能失调、不完全性逆行射精等导致射精无力，失去性高潮及射精快感。

因此，得了早泄，应及时到正规医院男科就诊，查明病因、确立诊断、制定合理治疗方案、规律用药，另外注重性生活的经验和技巧，早泄是完全可以治疗的。

强忍不射并不能治疗早泄！"忍精不射"的做法应该摒弃，还应防止这类错误观念继续传播。

一滴精十滴血？忍精不射的 5 大认识误区！

忍精不射是不少成年男子在性生活的常态，那么为何会出现这样的现象呢？

选择这样做的人，一般是存在以下 5 种认识误区。

1. **忍精不射可以保留男人的"精华"**　很多人认为精液是男人最精华的东西，古人也有"一滴精十滴血"之说，为此，不少人惜精如命，房事时往往会忍精不射。

可是你知道吗？现代研究表明，这种说法是没有科学依据的，你被骗很久了！

精液是由精子和精浆共同组成的，只有 10% 的物质是与血液成分相似的。其中，精子在精液中的占比不到 1%，正常成年男性睾丸每天会生产出几千万至上亿的精子，这些精子即使不排出体外，它们也会老化、死亡，最终被消灭掉。精浆则占到精液的 99%，是由精囊腺液、前列腺液、睾丸附睾液等组成，这些化学物质每天都会分泌。

所以，过于惜精是没有必要的。

2. **忍精不射可以延长性生活时长**　如果经常忍精不射，会造成盆腔过度充血，从而加重性神经系统和性器官的负担。时间久了，不仅会让你性欲降低，诱发勃起功能障碍，还可能诱发前列腺炎等泌尿生殖系统疾病，更甚者

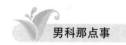

可能会导致精液逆行进入膀胱，形成逆行射精。

3. **忍精不射可以让爱人多次性高潮**　如果你经常忍精不射，会出现间断性交的情况，这样很难会让你爱人达到性高潮。还可能导致你爱人的盆腔过度充血，从而出现腰酸、腰痛，更容易诱发妇科炎症。

4. **忍精不射可以锻炼出性感的臀部肌肉**　性生活时盆腔和臀部肌肉会持续收缩，确实有利于臀部肌肉的锻炼，但是同时也可能增加肛门周围血液循环的阻力，使血液循环发生障碍，从而诱发痔疮。

5. **忍精不射可以保存男性生育能力**　性生活时射精是正常的生理现象，如果经常忍精不射，很可能发生逆行性射精。精液被迫向后方冲破膀胱内口逆行进入膀胱内，然后随着尿液排出体外。长此以往，可形成条件反射，使逆行射精经常发生，直接影响男人的生育能力。同时，精液也需要新陈代谢，3～5天一次规律排精才有助于维持男性正常的生育力。

由此看来，精液并没有你想象中那么宝贵，长时间的忍精不射是非常不利于健康的。

❖ 切包皮可治疗早泄吗？ ❖

理论上讲，如果包皮不长，龟头外露，可以增加龟头、包皮系带等部位和内裤的摩擦时间，增加性生活时的抗摩擦能力，延长性生活时间。但性生活时间受性兴奋性、环境、气氛、身体状况、性生活频度、性生活默契程度、女方反应状况、阴道松紧度等多种因素影响，不单纯是一个抗摩擦问题。

何况刚脱离包皮包裹的龟头娇嫩娇嫩的，又经过手术的刺激，局部神经的敏感度可能更高，性生活时间可能更短，什么时候才能摩擦到满意的程度，谁也说不清楚。

所以，当怀疑自己患了早泄的话，一定要到正规医院的男科或泌尿外科检查治疗，查清楚原因，给予正规治疗。

❖ 被"阴茎背神经阻断术"阻断的"性"福！ ❖

自从阴茎背神经阻断术引进中国，很快就风靡全国。但阴茎背神经阻断术既没有在公立医院得到男科医生的公认，也未能进入全国的早泄治疗指南。原因是做阴茎背神经阻断手术有较高的技术要求和适应证，只有在正规公立

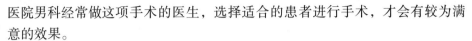

医院男科经常做这项手术的医生，选择适合的患者进行手术，才会有较为满意的效果。

我们在选择手术患者的时候相当谨慎，一般认为应符合以下条件。

（1）年龄最好在 30 岁以下。

（2）勃起功能好，具有明确的手术治疗意愿。

（3）确认为单纯阴茎神经敏感度过高。

（4）具有良好的心理素质。

（5）签署知情同意书和手术协议书。

手术过程要经过切包皮、分离所有的阴茎背神经、选择要切断的神经、缝合等一系列操作。手术操作过程复杂，术后治疗效果有待临床验证。

早泄莫心急，九点应该知

当"性"走出了"传宗接代"的范畴，成为人们现实生活中不可或缺的一部分时，"性福、美满、和谐"成为人们共同的追求，一旦这篇美妙的乐章出现不和谐的音符，作为性生活的主要发起者——男性，就成了"罪魁祸首"，一顶"早泄"的帽子自觉不自觉地就戴在男性头上了。其实早泄的诊断、治疗到现在也没有公认标准，所以就存在着诸多的疑问。

1. 早泄的概念　国际性医学学会（ISSM）给出了一个全新的定义："早泄是一种男性性功能障碍，其特征是：总是或几乎总是在进入阴道之前或进入后约 1 分钟内射精，不能在全部或几乎全部进入阴道后延迟射精，以及消极的个人结果，如苦恼、忧虑、挫折感或避免性活动"。尽管这仍然不是一个公认的满意的定义。

2. 早泄的原因　导致早泄常见原因有如下 3 个。

（1）中枢性：即性兴奋性太高，在进入前或进入后很快射精。

（2）周围性：即龟头敏感度高，进入后抽动会很快射精，但不抽动会维持较长时间。

（3）混合性：即以上两种情况都存在。

3. 早泄的诊断　怀疑自己早泄，应符合以下 4 条标准。

（1）规律性生活：与同一个性伴侣具有规律性生活达 1 年以上。

（2）时间短：总是或几乎总是在进入阴道之前或进入阴道之后 1 分钟内射精。

（3）控制射精能力差：不能在全部或几乎全部进入阴道后延迟射精。

（4）给男方和（或）女方带来明显痛苦：消极的个人结果，如苦恼、忧虑、挫折感和（或）避免性活动。简单地说，夫妻至少对50%以上性生活不满意。

尤其第（4）条是主要标准，是影响夫妻关系的主要问题。

4. 早泄的辅助检查　怀疑自己得了早泄，一定要到正规公立医院男科就诊，进行检查治疗。

（1）到医院后医生一般会给患者一张调查表，进行早泄评分，判断病情轻重程度。

（2）会进行阴茎神经敏感度检查，了解龟头的敏感度。

（3）会进行可能引起早泄的原发病检查，如是否患有前列腺炎、包皮龟头炎等。

5. 早泄的治疗　在确定引起早泄的原因后，医生会根据病情进行如下治疗。

（1）积极治疗前列腺炎、包皮龟头炎等原发疾病。

（2）进行心理疏导及行为疗法，取得女方配合，增加夫妻性和谐。

（3）指导患者提高性技巧。

（4）选用抗抑郁类的西药（如三环类抗抑郁药、5-羟色胺再摄取抑制剂）或者中药来降低性神经兴奋性。

（5）利用有局麻性质的西药（如复方利多卡因乳膏）或中药（丁香制剂）来降低龟头敏感度。

6. 包皮切除术治疗早泄　理论上讲，如果包皮不长，龟头外露，可以增加龟头、包皮系带等部位和内裤的摩擦幅度，增加性生活时的抗摩擦能力，延长性生活时间。但性生活时间受性兴奋性、环境、气氛、身体状况、性生活频度、性生活默契程度、女方反应状况、阴道松紧度等多种因素影响，不单纯是一个抗摩擦问题。所以，不要只寄希望于包皮手术来治疗早泄。

7. 阴茎背神经阻断术治疗早泄　一部分患者做了正规的阴茎背神经阻断术，确实延长了性生活时间，但却因为龟头的麻木，失去了性生活的快乐；一部分患者手术后，不但性生活时间没有改善，还出现了阳痿。所以，此法治疗早泄的疗效还有待进一步观察。

8. 早泄是否能治愈　这是患者最关心的问题，经常有患者这样问。不过到现在为止，什么样的情况算是早泄治愈了，并没有一个公认的标准，并且

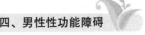

性生活时间和满意程度受多种因素影响，也并不是单纯的一个时间问题。

笔者自己观点，通过对早泄的综合治疗及患者性技巧提高，能使夫妻性生活满意率在50%以上就应该是治愈了。

9. 早泄治疗的终极目标　时间并不是患者的终极目标，获得满意、和谐的性生活应该是早泄治疗的终极目标，而要达到这个目标需要夫妻双方的共同努力。

早泄为什么容易复发？

早泄的患者经常会说：

"吃药期间性生活时间可以啊，为什么现在不好了？"

"我的早泄治愈了，为什么现在又复发了？"

"前天性生活时间还可以啊，为什么今天又不行了？"

……

其实，性生活时间和满意程度受性兴奋性、前戏、环境、气氛、身体状况、性生活频度、性生活默契程度、女方反应状况、阴道松紧度等多种因素影响，每种因素都会影响你的性生活质量，并不是单纯的一个时间长短问题。

长时间不过性生活，第一次由于性兴奋性高，非常容易高潮射精。如果连续第二次就会好得多。

劳累熬夜等身体状况不好的时候，也难以持久；环境不隐秘、不舒服，容易草草了事；女方反应强烈，对男方刺激过度，也会导致早泄。

……

所以，我们在治疗早泄时候，要求患者要有规律的性生活，要学习一些性技巧，要取得性伴侣的配合（女方是有义务的，不要认为性生活都是男方的事），要适当地改变体位，适时更换性生活的主动权。这些都是对治疗以及获得满意性生活非常重要的。

所以，不是你的早泄复发了，这只是正常的波动，如果你能注意上述因素，夫妻默契，50%以上的满意度并不是不可能的。

性和谐观：早泄与性和谐障碍的区别

笔者从以下几个方面对"早泄"和"性和谐障碍"进行分析，抛砖引

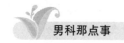

玉，敬请斧正。

1. 就诊的原因　尽管就诊时，患者的主诉多为：早泄、性生活时间短，但促使患者就诊的真正原因是：女方对性生活的不满意，大部分性生活或者从未达到过性高潮，积聚的性能量没有充分的释放；或者男方感到或担心女方不满意（女方可能没有表现出来）。"时间短"主要是患者对性生活不满意——"性和谐障碍"的自我诠释。

2. 就诊的目的　获得和谐满意的性生活是患者就诊的终极目的，时间的长短、次数的多少只是达到目的的手段。

3. 定义　对这种性生活的不满意，用"早泄"和"性和谐障碍"哪个名次定义更为合适？

我们一直用"早泄"这个名词界定患者夫妻对性生活的不满意，但到现在也没有一个公认的合适的定义。1970年，Masters和Johnson的定义是：性交时射精持续时间维持到能使配偶满足的频度低于50%为早泄；1974年，Kaplan的定义是：由于男性缺乏随意调节射精的能力，以致不能如愿以偿地达到性高潮为早泄；1984年，美国精神病协会颁布的《精神病诊断和统计手册》第3版（DSM-Ⅲ-R）标准中的定义是：不如所愿地阴茎插入阴道即发生射精，或者在性刺激最小的情况下就射精，便是早泄；1997年，美国泌尿科学会提议过的定义是：男女双方中，某一方对射精潜伏期不满意，或企图延长射精潜伏期，均可以认为早泄；另外有人将时间定为小于30秒，有人将阴茎尚未接触女方就射精算为真正的早泄。吴阶平教授认为：壮年健康男性，射精潜伏期为2~6分钟，只要男方在性交抽动开始2分钟后射精，不算早泄。《精神病诊断和统计手册Ⅳ-正文修订版》（DSM-Ⅳ-TR）将早泄定义为"总是或经常在插入阴道前、插入时或刚刚插入阴道后，即在极小的刺激下不为所愿的射精"。临床医生必须考虑到可影响兴奋期持续时间的各种因素，如年龄、对性伴侣的新鲜感、性交环境，以及性交频率；国际性医学学会（ISSM）全新的定义，即首个循证医学定义"早泄是一种男性性功能障碍，其特征是：总是或几乎总是在进入阴道之前或进入后约1分钟内射精，不能在全部或几乎全部进入阴道后延迟射精，以及消极的个人结果，如苦恼、忧虑、挫折感和（或）避免性活动"。

在这些定义中除了Masters和Johnson以"配偶满足的频度"作为定义外，几乎都是以时间作为定义，似乎是只要时间足够了，其他因素就可以不考虑了，就可以达到想要的和谐的性生活质量了。但临床并不是如此，很多女性

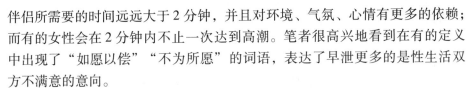

伴侣所需要的时间远远大于2分钟，并且对环境、气氛、心情有更多的依赖；而有的女性会在2分钟内不止一次达到高潮。笔者很高兴地看到在有的定义中出现了"如愿以偿""不为所愿"的词语，表达了早泄更多的是性生活双方不满意的意向。

如果使用"性和谐障碍"来作为这种性生活不满意的定义，则只需要给出一个"配偶在性生活中不满足的频度"的数值即可，比如50%，不会出现更大的争议。

使用"性和谐障碍"来定义性生活的不满意，其优势在于可以使医生、患者双方（尤其是女性）认识到性生活是双方的问题，在原因的查找、诊断、治疗上有更加广阔的视野，不仅仅着眼于男方，一方面有利于诊断治疗；一方面可以减轻男性的压力，增加女方的认识，促进女方的配合。

4. 病因　对于早泄来说，我们关注的只是男方的原因。而对于"性和谐障碍"来说，我们则需要考虑男方、女方、双方配合、环境、气氛、心情、性生活频度等多种影响因素，更利于病因的查找。

（1）男方因素：

心理因素：主要表现为患者缺乏自信心，总认为自己性兴奋性高，尤其是初次性生活或者面对新的性伴侣、长期手淫的患者。心理因素是常见的主要因素。

病理因素：神经系统疾病，如脑部的损伤、脑肿瘤、癫痫，脊髓的多发性硬化、脊髓肿瘤，周围神经的周围神经炎等；泌尿生殖系统疾病，如包皮龟头炎、前列腺炎、精囊腺炎、尿道炎、精阜炎，包皮系带过短或痛性勃起等。

神经兴奋性过高，阴茎感觉阈值降低等。

（2）女方因素：我们可以将性厌恶、性恐惧症、性交痛排除在外，但我们至少要将女性的性欲低下、性唤起障碍和性高潮障碍归属于性和谐障碍之中。引起这些疾病常见的原因有心理因素和病理因素。

1）心理因素：疑虑、内疚、畏惧、焦虑、羞怯、冲突、不安、紧张、讨厌、激惹、憎恨、悲痛、对伴侣的敌意、成长过程中接受严厉的说教、性虐待或创伤史。

2）病理因素：大脑、神经因素，内分泌因素，生殖器官的解剖因素，疾病或者药物的影响等。

（3）双方因素：主要见于初次性生活或者性生活技巧差的性伴侣，尤其

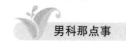

是男方缺乏性经验，对女性性要求、敏感部位认识不足，刺激时间不够，强度不合适。女方紧张、疼痛等原因使阴道过度收缩，对阴茎刺激过强。性交的体位、阴茎抽动的幅度和速度等。担心被别人发现、不能彻底放松的环境也是性生活不满意的常见原因。性生活的频度也是影响满意程度的一个原因，间隔时间过长，虽然双方容易兴奋，但男方容易提前射精；间隔时间过短，男方虽然性交时间可以延长，但女方不容易兴奋。

5. 诊断　由于"早泄"定义的不确定性，导致临床诊断时的困难，我们很难要求患者（事实上患者也很难做到）拿着秒表记录性生活时间，或者"一二三四、二二三四"的记录抽动次数。而当我们用"性和谐障碍"定义这种性生活的不满意时，一切都变得简单了，只需要性伴侣双方在性生活后共同评价一下本次性生活是否满意就行了。

至于其他的评价和检查，我们主要是在找性和谐障碍的原因，如性生活环境、频率、性体验、病史、个人史等的询问，中国早泄患者性功能评价表（CI 早泄），阴茎背神经感觉诱发电位检查（DNSEP），阴茎头感觉诱发电位（GPSEP），性激素六项，甲状腺功能，泌尿生殖系统感染的检查等。

但考虑要排除：男性的勃起功能障碍、不射精症；女性的解剖因素、性厌恶、性恐惧症、性交痛等原因导致的性伴侣双方无法进行正常的性生活。

6. 治疗　早泄治疗针对的是男方。性和谐障碍治疗针对的是男女双方，性生活不和谐不再是男方一个人的问题，女方是性生活的另一半，对性生活的环境、气氛的营造、性生活的"唤起—持续—高潮—结束"负有更多的责任和义务，更有必要在治疗各种病因之后，配合、鼓励（鼓励可能是更必要的）男方，共同探索适合双方性交的环境、时间、频度，寻找双方共同的性兴奋点，积累性生活经验，谱写美妙和谐的性生活协奏曲。

（1）针对男方的治疗

1）心理的调适：男人要有"以力顶天（田）"的气概，要有足够的自信心；有必要学习一些性技巧，学会营造适合性生活的环境和气氛，学会提高女性的性兴奋性、缩短女方达到高潮的时间。要知道男方的性高潮犹如电灯的开关，来得快去得快；女方的性高潮犹如电熨斗，需要一定的时间预热，过后还有一段时间会烫手。

2）行为疗法：James-Seman 法，牵拉阴囊法，阴茎挤压法，改变体位，适当增加性生活次数。

3）药物疗法：氯丙咪嗪；曲唑酮；选择性 5-羟色胺再摄取抑制剂，如氟西汀、舍曲林、帕罗西汀、达泊西汀；5 型磷酸二酯酶（PDE-5）抑制剂，如西地那非、伐地那非等，对伴有勃起障碍的效果更好，阴茎充分的勃起和硬度对女性刺激更强，更有利于女性达到性高潮，同时可以延长性生活时间；非那雄胺；坦度螺酮；α-肾上腺能受体抑制剂，如多沙唑嗪、特拉唑嗪、阿夫唑嗪等。

4）外用药物：复方利多卡因乳膏、利多卡因-丙胺卡因霜（SS 霜）、利多卡因-丙胺卡因气雾剂（TEMPE 气雾剂）等。

5）中药：知柏地黄丸可以降低性神经的兴奋性，提高射精阈值，延长性生活时间；SS 霜外用可以提高阴茎震动感阈值，降低敏感度。

6）手术：阴茎背神经选择性切断术。

7）针对病因的治疗。

（2）针对女方的治疗

1）心理调适：首先要使女方认识到自己在性生活中的地位，不仅仅是被动的接受，性和谐障碍女方也要负相当的责任。对男方要多鼓励，恰当的配合。可以通过消除顾虑、畅谈内心感受、脱敏、支持、建议和指导等方式对女性性心理进行调整。

2）行为训练：包括性感集中训练、无需求快感体验、生殖器刺激、无需求性交来达到治疗的目的。

3）性激素：雌激素、睾酮、孕激素。

4）血管扩张剂。

5）抗抑郁药：金刚烷胺、赛庚白果叶、育亨宾等。

6）阴蒂治疗仪。

我又不是抑郁症！男科医生为什么会开抗抑郁药？

26 岁的小李，结婚 2 年余，性生活时间短，没完成一次夫妻满意的性生活。

在爱人的催促下来我们科就诊，经相关检查后，诊断为"早泄"，随后王大夫给他开了中药及处方药帕罗西汀。

取过药后，看了说明书，小李不乐意了，"大夫，我没有抑郁症，您为什么要给我开抗抑郁的药呢？是不是开错了？"

早泄是最常见的男性性功能障碍，2014 国际性医学协会（ISSM）对早泄

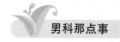

的统一定义如下：（最好是和同一性伴侣有 1 年以上规律的性生活）。

（1）时间短：从第一次性生活开始接触阴道后在 1 分钟左右反复或持续射精（终生性早泄），或射精潜伏时间降为 3 分钟或更少（获得性早泄）。

（2）控制力差：延迟射精障碍发生在所有或几乎所有的阴道插入。

（3）痛苦大：出现负面的个人结果，如忧虑、烦恼、困惑和（或）逃避性亲密。

为什么治早泄要使用抗抑郁药呢？

早泄需要中西医结合综合治疗，中医治疗以补益脾肾、固精止遗、清热利湿为原则；西医治疗除了行为疗法、外用局麻药物之外，还需口服抗抑郁药来对早泄患者进行治疗。

抗抑郁药之所以被用来治疗早泄，最早是因为医生发现在服用抗抑郁治疗的患者中，有不少患者会出现勃起正常但射精困难，甚至不射精的情况。

这其实是药物的副作用。后来被用来尝试治疗早泄，现在已经成治疗早泄的首选药物了。临床也正是利用抗抑郁药的副作用，来延长射精时间治疗早泄的。

研究表明：无论是获得性早泄还是终生性早泄，按需给予口服抗抑郁药治疗是安全且有效的；每日小剂量的选择性 5-羟色胺再摄取抑制剂的标签外使用（治疗早泄用药剂量及时间与治疗抑郁症不同）安全有效，如达泊西汀（目前唯一的早泄处方药）、帕罗西汀、舍曲林、西酞普兰、氟西汀和氯丙咪嗪等。

此外，一定的心理或行为干预对于早泄的治疗也很有必要，尤其是当获得性早泄的男性有明确的突发心理问题或终身事件，且个人或伴侣可以使用药物干预或成功治疗时，联合治疗对性功能障碍的社会心理方面有益。

注意事项：

这类药物在临床上的副作用常表现为轻微头晕、嗜睡、胃部不适等，多在 1 周内自行缓解，不会影响患者正常生活。

但是，开药的同时也要向患者反复强调：要从低剂量开始使用，缓慢加量；详细告知患者可能出现的不良反应，尽量避免从事开车、攀岩等危险活动；并同时进行监测。

不少患者不是第一次服药就会有效果。

虽然抗抑郁药治疗早泄安全有效，但必须在医生指导下正规用药。

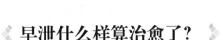

早泄什么样算治愈了？

"大夫，早泄能治好吗？"

这是患者最关心的问题，也是让医生非常难以回答的问题。

因为到现在为止，早泄治愈，并没有一个公认的标准，并且性生活时间和满意程度受性兴奋性、前戏、环境、气氛、身体状况、性生活频度、性生活默契程度、女方反应状况、阴道松紧度等多种因素影响，每种因素都会影响你的性生活质量，并不是单纯的一个时间长短问题。这一次性生活满意，不见得你下一次也能满意！

临床很多患者提出"根治""彻底治疗""不复发"等要求，让医生觉得很难回答。

所以，在临床上我经常会问到患者的期望值（我觉得治疗前有必要和患者讨论一下这个问题）——你希望通过治疗，你的大部分性生活时间能达到多少分钟？

笔者自己观点，通过对早泄的综合治疗及患者性技巧、夫妻性默契度的提高，能使夫妻性生活满意率在50%以上就应该是治愈了。

时间长短并不是早泄患者治疗的终极目标，获得满意、和谐的性生活应该是早泄治疗的追求，要达到这个目标除了医生的治疗，还需要夫妻双方的共同努力。毕竟性生活是性伴侣两个人的事，那个美妙的乐章需要两个人共同去谱写。

早泄的非药物治疗

早泄是一个临床常见病、多发病，它严重影响着患者的夫妻感情和男人的自信心，可危及男性生活、工作、社交和家庭。

早泄目前尚无公认的诊断标准，也无明确的疗效判定标准，临床也缺乏特效治疗方法。是一个令男科医生和患者都感到非常棘手的疾病。

临床上除了使用药物来降低性兴奋性、龟头敏感度及中药补肾固精以外，非药物疗法也是非常重要的治疗方法。非药物治疗法主要有以下几种。

1. 心理调适 要认识到早泄与身体状况、性生活频率、环境、气氛、夫妻和谐程度、女方反应程度、阴道松紧程度等多种因素有关，不只是男方坚

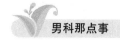

持时间问题。所以，不是每次性生活都会满意，不是每次都会维持足够时间的。要避免急躁情绪，遵照医生的治疗，和谐夫妻感情，坚持行为训练，提高技巧，争取获得满意的性生活。

2. 行为疗法

（1）James-Seman 法：一些专家认为，早泄从根本上讲，是射精时所需要的刺激阈值太低的缘故。他们倡导的方法意在提高阈值，消除性刺激与射精反应之间的联系。

具体的操作方法：①刺激阴茎至快要射精的程度。②停止刺激，直到兴奋高潮减退。③再次刺激阴茎。④如此反复多次，直到男方能耐受大量的刺激而又不射精。

用此方法，可使男人承受性刺激的能力增加，能很快耐受连续刺激而不必间歇。

（2）牵拉阴囊法：研究发现，男性在高度性兴奋及高潮时，可见到阴囊收缩、睾丸提高的现象。相反，向下牵拉阴囊和睾丸，可降低兴奋性，以延缓射精，从而起到治疗早泄的效果。

（3）阴茎捏挤法：当性感集中训练进入到生殖器接触阶段时，教会女方使用一种特殊的生理方法来延缓快速射精，那就是阴茎捏挤法。

1）初级训练

具体操作方法：①女方把拇指放在阴茎的系带部位，示指和中指放在阴茎的另一面，正好为冠状沟上下方，稳捏压迫 4 秒钟。②然后突然放松。③如此反复，女方每 5 分钟捏挤一次。

注意事项。①施加压力的方向是从前向后，而不是从一侧向另一侧。②捏挤的压力视阴茎的勃起程度而定。充分勃起时，用力捏挤；疲软时，中等力度捏挤，使男性只有压迫感而无不适感为宜。③女方要用手指指腹接触阴茎，避免用指甲搔刮阴茎。如此反复地进行刺激—捏挤—放开，来改善男性的射精控制能力。④在训练过程中，不管男方是否马上迫近射精，都要求女方每 5 分钟捏挤一次。

这种方法可以缓解射精的紧迫感，若能坚持使用，可以改善射精过快，重建正常的射精反射。

2）中级训练：经过几天初级训练之后，如果不存在其他性问题，而且男性也有性自信，则可以把捏挤法转用到性交过程中。

具体操作方法：①在准备性交前使用捏挤法 5 次。②取女上位，阴茎插

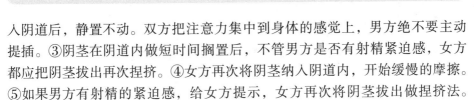

入阴道后，静置不动。双方把注意力集中到身体的感觉上，男方绝不要主动提插。③阴茎在阴道内做短时间搁置后，不管男方是否有射精紧迫感，女方都应把阴茎拔出再次捏挤。④女方再次将阴茎纳入阴道内，开始缓慢的摩擦。⑤如果男方有射精的紧迫感，给女方提示，女方再次将阴茎拔出做捏挤法。⑥如阴茎在阴道内能坚持搁置4~5分钟，即可加快提插，让其射精。

3）高级训练　当此方法能使射精得到很好改善时，改用阴茎根部捏挤法，这样女方就无须因进行捏挤而上上下下中断性交。

具体操作方法：①此阶段可以采用各种体位性交。②男方有射精紧迫感时，提示女方，停止提插。③阴茎向阴道外拔出一部分，女方用手捏挤阴茎根部4秒钟。④突然放松。⑤射精紧迫感消失后，再开始由慢到快提插。⑥如此反复，阴茎能在阴道内容纳5分钟以上时，可以随意提插至射精。

3. 改变体位　传统的男上女下位，容易消耗男方体力，且男方处于主动状态刺激性强，容易早泄，可以更换体位，取女上位、侧位、后位，减轻对男方的刺激，延长时间。

4. 交换主动权　谁主动谁容易兴奋! 适当交换主动权，也有利于维持体力，延长时间，增加和谐度。

5. 降低龟头敏感度　除了药物外，可以利用厚安全套、带有局麻药物的安全套或者双层安全套降低对龟头的刺激。

6. 锻炼身体，改善体质　体质的强弱直接影响性生活质量，所以，男性要经常锻炼身体，可以进行跑步、打球、游泳、健身、踮脚尖、俯卧撑等运动，不但增强体质，还可以练出性感身材，增加性生活耐力，从而获得满意的性生活。

7. 提高前戏质量　好的前戏可以增加夫妻感情，增加性和谐程度，提高女方性高潮发生率。

8. 总结交流　性生活后，伴侣要对本次性生活进行总结交流：感受怎么样? 哪些做得比较好，下次可以继续的? 哪些做得还不够好，下次需要改进的?

如此进行3个月后就可以对每次的性生活进行评价，如果一个月性生活有50%以上满意的，就是成功。

性生活是夫妻双方的事，绝对不只是男方的责任，作为妻子要鼓励男方，积极配合治疗，不要一味地埋怨、责怪，那样只会加重男方的负担，让原本不和谐的性生活变得更加糟糕。

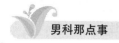

（三）其他性功能障碍疾病

得了射精无力怎么办？

30岁的张先生原本事业有成、娇妻佳儿、有房有车，但近期却烦恼不已，没有了那种雄心壮志，没有了傲视天下的感觉，一切都源于他的性生活没有了喷薄而出的射精，而且毫无快感。他觉得自己不行了，老了，可能有什么病了……

男子在性生活高潮时，在腰骶部脊髓内射精中枢支配下，附睾、输精管、精囊及前列腺等器官的肌肉收缩，把各器官中的精子和液体排到后尿道；之后膀胱颈部关闭，会阴部肌肉球海绵体肌及坐骨海绵体肌阵发性收缩产生高压，将精液喷射出尿道，产生剧烈快感！如果男性在性生活中虽情欲达到高峰，而射精时却没有足够的力量将精液射出，有的甚至是缓慢流出，称为射精无力。

从性生理角度讲，射精越是有力性快感越是强烈，反之射精无力性快感就逊色，显然性交质量就有所下降，因此射精无力可能会继发性欲减退、阳痿从而影响夫妻感情。

引起射精无力常见原因有以下几种。

1. 性生活过度频繁 导致性中枢疲惫，性欲下降，盆腔肌肉无力，精液量减少等而降低射精力度及感觉。

2. 精神压力大 疾病、早泄、担心妻子怀孕、环境或者气氛不协调、夫妻关系不好等原因导致男子思想压力大，不能专心性生活，难以达到双方满意高潮而出现射精无力。

3. 精液量减少 内分泌失调、精囊腺炎或前列腺炎均可以使分泌物减少、腺管不完全梗阻、膀胱颈部关闭不全导致不完全逆行射精以及性生活频繁等导致精液量减少，也不会有喷涌而出的感觉。

4. 射精力量减弱 精囊腺炎、前列腺炎或盆腔炎的刺激、良性前列腺增生或任何尿道损伤（尿道狭窄、尿道内尖锐湿疣）、盆腔疼痛综合征等都可以使盆腔肌肉功能及协调性下降而射精力量减弱。

5. 射精痛 频繁出现的射精痛会让患者惧怕性生活，即便有时没有出现

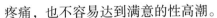

疼痛，也不容易达到满意的性高潮。

6. 神经损伤　盆腔损伤、手术、糖尿病等疾病都可以引起相关的神经功能损伤，或者逆行射精，因而达不到快感。

7. 年龄因素　年龄导致的体力下降，性欲下降，内分泌水平下降或者审美疲劳等均可导致射精无力。

得了射精无力该怎么办？

1. 尽快治疗原发疾病　治疗糖尿病、精囊腺炎、前列腺炎等原发疾病，减少其对射精的影响。

2. 盆腔肌肉锻炼　跑步、游泳、踮脚尖和提肛等运动均有助于提高和恢复盆腔肌肉的功能，加强射精的力度。

3. 调整性生活频度　根据不同年龄阶段选择相应的频次，以不影响工作、生活为度。

4. 提高性欲　和谐夫妻关系，锻炼身体，改善心情，借助医学治疗，提高性欲。

5. 增加精液量　减少性生活频度、治疗前列腺炎和（或）精囊腺炎、食疗或在医生指导下的药物治疗以增加精液量。

6. 采取健康生活方式，增强体质　希望这些方法有助于你重振雄风，找回久违的"性"福快感！

得了射精痛怎么办？

小张在外地工作，夫妻两地分居，"恩爱之事"也成了牛郎织女相会。

好不容易熬到了休假，兴奋的小夫妻可真是久别胜新婚，就在高潮喷薄欲出之时，小张突然感到尿道、会阴部有一种令人窒息的、撕心裂肺的疼痛！大叫一声，停了下来。

吓坏的他在妻子陪同下来男科咨询。

这种情况叫"射精痛"！为什么小张高潮时不但没有快感，反而出现剧烈疼痛呢？

我们先来看看射精的过程。男子性高潮来临而射精时，在腰骶部脊髓内射精中枢支配下，附睾、输精管、精囊及前列腺等器官的肌肉收缩，把各器官中的精子和液体排到后尿道，膀胱颈部关闭，会阴部肌肉球海绵体肌及坐骨海绵体肌阵发性收缩进而把精液射出尿道。

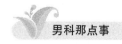

正常情况下射精不仅不痛，而且使人感到有一种性快感，这也是男子在性交中所追求的享受之一。

哪些原因导致了射精痛？

1. 精囊炎　射精痛是精囊炎的特征性症状之一。精囊腺分泌物是精液的主要成分，占精液的 60% 以上，维持精液的 pH，为精子提供能量。一旦精囊腺出现炎症，会引起射精痛、血精、排尿障碍、不育等多种症状。临床上，感染、免疫力下降、久坐、酗酒、嗜食辛辣刺激食物、盆腔静脉性疾病、频繁性生活尤其是酒后性生活、前列腺炎、痔疮等都可以导致或诱发精囊腺炎。

2. 慢性前列腺炎　慢性前列腺炎是男科临床常见疾病，占男科门诊的 30%~50%，不少男人反复发作前列腺炎，是一个令男科医生和患者都感到非常棘手的疾病。

慢性前列腺炎的发病原因和精囊腺炎相似，并且由于二者相邻，常同时发病。

前列腺炎症状复杂，近百种男科、泌尿科、生殖科症状与之相关，但并没有很特异性的症状。

由于前列腺分泌的液体也是精液主要成分（占 30% 以上），且前列腺是精液排出的通道，所以当前列腺有炎症时，也可以出现射精痛。

3. 精阜和后尿道炎　精阜和后尿道是精液聚集和出口处，在排精时要承受较大的压力，如果有炎症存在，排精时也会出现疼痛。

4. 输精管（壶腹）和附睾炎　附睾是精子成熟、储存和老化精子处理的场所，也是精子运行的通路，在生殖上具有重要的作用。

输精管及输精管壶腹是精子运行及储存的场所。如果二者存在炎症或不完全梗阻，也会出现疼痛。

出现射精痛怎么办？

第一，一旦出现射精痛，不要紧张，不要害怕，要尽快到正规公立医院男科就诊，明确病因。

第二，确诊后，要按医嘱正规治疗（中药治疗效果较好，可以考虑使用中药）。

第三，要注意饮食生活禁忌，注意避免疾病的诱发因素。感染、免疫力下降、久坐、酗酒、嗜食辛辣刺激食物、盆腔静脉性疾病、频繁性生活尤其是酒后性生活、前列腺炎、痔疮等都可以导致或诱发精囊腺炎，最终出现射精痛。

最后，祝天下有情人"性"福美满！

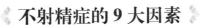

不射精症的 9 大因素

不射精症是指男性可以进行性生活，但没有性高潮，没有射精感觉，没有精液排出的疾病，是男性常见性功能障碍之一。以下是常见的九大因素。

1. **心理因素** 不正确的性教育影响，如认为性生活是不健康行为，或认为是例行公事等，对配偶的敌视、排斥以及害怕对方怀孕；缺乏良好的性交心理与性交环境，如性恐惧、性抑制、性交不协调等。该因素引起的不射精症占 90%。

2. **和性伴侣关系** 男人的性功能是很脆弱的，和性伴侣的关系能明显地影响到性生活，关系紧张甚至厌恶、缺乏性需求而勉强性生活、有时仅仅是一个眼神都会导致性生活的失败。这类患者最典型的表现就是和固定的某一个性伴侣不射精，换一个性伴侣可能就正常了。

3. **性生活频度** 性生活频度也是影响射精的一个因素，过度频繁的性生活，超出了性腺分泌精液的速度，会导致无精可射，就像干涸的水库无水可放一个道理；过度频繁的性生活，进入了性兴奋的不应期，达不到性高潮，也会出现不射精。

4. **身体状况** 身体健康状况也会对射精造成影响。身体健康，性欲强烈，体力好，性生活质量高，就会有性高潮，有强烈的射精欲望和射精感觉；反之，身体差的人，性欲也差，体力和刺激强度难以达到要求，很难出现性高潮。

5. **刺激强度** 男方受到的刺激强度也是影响射精的因素。这个刺激包括声、色、幻想、肌肤之亲以及对阴茎的直接刺激，有不少患者手淫可以射精，但性生活时候刺激强度达不到性高潮的程度，也会出现不射精症。

6. **女方反应程度及阴道松紧程度** 女方反应淡漠，夫妻关系不和谐，或者阴道松弛等都可使男方对性生活采取克制态度，长此以往会导致不射精症。

7. **年龄** 随着年龄增长，身体状况、体力不如从前，雄激素水平和性欲也会有不同程度的下降，性兴奋性和阴茎神经敏感度降低，在性生活时不容易达到性高潮而出现不射精症。

8. **药物影响** 临床上常用的抗抑郁药、镇静药、抗雄激素药、雌激素、非那雄胺（包括保法止）等都会对男性射精功能造成影响而导致不射精症。

9. **疾病** 神经性因素（包括中枢神经病变、脊柱裂、胸椎以下脊髓病

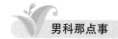

变、糖尿病性周围神经病变、多发性硬化症等）、手术后（包括腰交感神经节切除术、前列腺切除术后等）、创伤后（致脊髓损伤、骨盆骨折及尿道损伤等）、附属性腺的功能障碍（原发性或继发性睾丸发育不全、精囊或前列腺缺如、阴茎包皮过长、包茎等）均可造成脊髓、腰骶神经节损伤，或输精管断裂、阻塞等，导致不射精症。

得了不射精症要到正规医院男科就诊，除了正规的检查治疗，还要调整心理、锻炼身体、和谐夫妻关系、规律性生活，才能琴瑟和鸣、共赴巫山！

"见花败"与"见花泄"

今天门诊碰到了两个特殊的患者。

帅气的小白找了一个明星般漂亮的女朋友，两人好比金童玉女一样。可是结婚不到3个月却闹起离婚来，原因是两人从来没有一次成功的性生活。平时小白阴茎勃起是正常的，夜间、晨勃都可以，但一上床就软面条一根，试了多少次都一样。

另一个小谢也是婚后过不成性生活，每次和妻子亲热，还没有进去就射了。妻子虽然没有说什么，但小谢却沮丧不堪，他自己说："虽然每次箭都射出去了，但没有一次是我放的！"

小白的情况称为"见花败"，属于"阳痿"［勃起功能障碍（ED）］。尽管阳痿可以有心理、动静脉、神经等多种因素引起，但小白的情况完全属于心理性的。由此可见，情志因素对勃起有重要的影响。其实男人的性功能是很脆弱的，身体状况不好、熬夜、心情不佳、女伴强势，甚至女方一个不满的眼神都会导致一次性生活的失败！

小谢的情况称为"见花泄"，属于严重的"早泄"。早泄可以是中枢性的（性兴奋性过高）、周围性的（龟头敏感度过高）及混合性的（中枢性和周围性），但小谢应该主要是中枢性的。

根据两人不同的情况，分别给予心理疏导及药物治疗，半个月后，两对小夫妻都开始度蜜月了。

温馨提示：小白和小谢的情况都属于比较严重的性功能障碍。对于性功能障碍，正规医院男科一般都有专项的检查（如阳痿会选择做血脂、血糖、甲状腺激素、内分泌六项、阴茎夜间勃起试验、阴茎勃起神经检查、视频刺激下阴茎硬度测试、阴茎海绵体注射血管活性药物试验、阴茎海绵体灌注测压及造影、抑郁焦虑量表等检查）以明确病因，并且有成套正规的治疗方案，安全有效，切不可自行购药或者去不正规医院就诊。

❀ 如何治疗性欲低下？ ❀

在男科门诊会经常遇到这样的问题："大夫，我感觉自己'兴致'不高，对房事没什么欲望，这是怎么了？"

患者提到的"兴致"也就是性欲，性欲是人类的一种本能，是一种人的心理、生理现象，在适当的性刺激下，可引起性兴奋，产生要进行性行为的欲望。研究表明，其由生理、性心理、社会环境以及疾病、药物等综合因素共同调控。

出现性欲低下则是指患者缺乏对性活动的主观愿望，包括对性的幻想和性梦，缺乏参与性活动的需求，甚至当他的性生活机会被取消或受挫时也没有遗憾的感觉。

近年来，该病的发病率有升高的趋势，笔者指出其病因较为复杂，可能与器质性疾病、药物、工作生活压力增加、生活方式不健康等因素有关。故在诊治该病时，要尽可能找到其诱发因素，从根源着手，综合施治。

1. 排查有无器质性疾病　临床常见可影响性欲的疾病有甲状腺功能低下、垂体功能异常、脊髓神经外伤、多发性硬化症、盆腔会阴部手术、退行性疾病、糖尿病、心脑血管疾病等慢性病。

对于由器质性疾病和药物引起的性欲低下，针对原发病治疗是关键。

2. 排查有无性激素异常　性激素对于维持男子的性征和性功能十分重要，如果成年男子体内性激素分泌异常也会诱发性欲低下。临床一般将此类情况分为两大类：原发性性腺功能减退和继发性性腺功能减退。

对这类疾病，如果无法恢复睾丸功能，睾酮替代是主要的治疗方法。

（1）原发性性腺功能减退：病变部位在睾丸，血清睾酮降低，伴有血清促黄体生成素（LH）或（和）卵泡刺激素（FSH）升高，又称为高促性腺素性性腺功能减退症，包括染色体异常（克氏综合征、男子 Turner 综合征）、双侧无睾症、性腺中毒（放化疗、酒精）、性腺损伤（睾丸炎、外伤、扭转）、药物（毒品、治疗药物）、全身性疾病（肝、肾、镰状细胞疾病）等。

（2）继发性性腺功能减退：病变部位在下丘脑或垂体，血清睾酮降低，血清 LH 和 FSH 也降低，又称为低促性腺素性性腺功能减退症，包括 Kallman

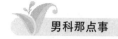

综合征、选择性 LH 缺乏症、特发性青春期前垂体功能低下、肿瘤、手术、外源性或内源性激素过多（雄激素、雌激素、糖皮质激素、生长素、甲状腺素）过多、高催乳素血症、血红蛋白沉着症等。

3. 排查有无心理、精神性异常　性激素不是维持成年男子性欲的唯一因素，人的性欲还受心理因素的影响，其中影响较大的精神因素有焦虑、抑郁、自卑感过重、强烈的精神冲突（利用强烈的意志和理性压制性冲动的发泄）等。

不良的心理因素会形成恶性循环，干扰性欲的产生，对于此类患者要进行精神心理疏导，必要时请心理科参与治疗。

4. 排查有无感觉异常　感觉是性生理反应的开关，人的感觉器官在激发性欲的过程中有着不可替代的作用，包括触觉、视觉、嗅觉、听觉等。

（1）触觉：触觉对于人类来说是十分敏感的，可以感受到痛、痒、热、冷、湿滑、软硬等，接触可诱发性欲，是性行为前的准备。

（2）视觉：视觉是最易引起男子性兴奋的感官通道，通过视觉可以获得诱发性欲的丰富信息。

（3）嗅觉：人类的部分分泌物以及一些香水等可以散发出引起性欲的物质，这就需要敏锐的嗅觉来感受。

（4）听觉：听觉对性欲的影响仅次于视觉，美妙的音乐、夫妻房事时的喃喃私语、呻吟、叫喊等都可以刺激到性欲。

而当这些感觉出现异常时就会影响性欲的产生，这一点是临床中最容易忽视的。临床上可以提醒患者有意识地增加触觉的感受。

5. 排查有无不健康生活方式　现代人生活节奏普遍较快，工作压力普遍较大，饮食作息习惯普遍不规律，这些也都会影响性欲的产生，因而在服用药物治疗的同时，还应重视不健康生活方式的调整，尽量戒烟、戒酒，不熬夜，多饮白开水，坚持"子午觉"，多锻炼身体，每天至少步行1万步，低脂低盐饮食，做到劳逸结合。

性不仅是人类得以留存至今、生生不息的本质，还是造物者赋予我们极其美妙的一种感受，所谓"食色，性也"，若是这"兴致"没了，你还会感受到完整的生活趣味吗？因此，当出现性功能障碍时，应及时就诊，发现问题，并解决问题，增加"性"福感。

五、男性不育症

精液由哪几部分组成？

精液主要由精子和精浆两部分组成，精子虽然很多，但其体积很小，99%以上是精浆。精子是生育的关键物质，如果把精子比喻为一个小产品，该产品是在睾丸这个工厂内的一个车间——曲细精管内生成，这个生产周期大约需要 74 天。精子形似蝌蚪，头很小（长约 6μm），尾巴却很长（约60μm），为精子的快速运动奠定了基础。一般来说，从"车间"——曲细精管中生产精子，并不合格，它没有运动和受精的能力，必须在另一个"工厂"——附睾中进行"再加工"，就是医学上所说的在附睾中"精子获能"，这个加工过程需要 16 天左右。只有这样精子这个产品才算"合格产品"，精子才具有运动和受精的能力。治疗少精子症或者无精子症，为啥一个疗程要3 个月，原因就在于此。从这里我们也会明白，如果某种原因引起"工厂"或者"车间"损害，如睾丸外伤、睾丸炎或者附睾炎等，就会发生精子产生障碍或成熟障碍，从而导致不育。

精浆由附属性腺精囊分泌的精囊腺液、前列腺分泌的前列腺液和尿道球腺分泌的少量液体共同组成。精囊腺为一对弯曲的腺体，左右各一，处于前列腺的后上方，在输精管的壶腹部与输精管相通。它分泌的精囊腺液是精液的主要成分，约占 60%以上，呈碱性，含有果糖、凝固酶和前列腺素，其中果糖是精子排出体外后运动的主要能量。当精囊发生炎症时，就会使果糖分泌减少，使精子活动力减弱，导致男性不育。前列腺素由精囊腺所分泌，它能够增强精子的穿透能力，并能使子宫颈松弛，有利于受精。它分泌的凝固素，可以使刚射出的精液出现凝固，以防精子流失。前列腺所分泌的前列腺液占精液的 30%左右，pH6.5 左右，它分泌一种"液化因子"，有助于精液的正常液化。精子与精浆犹如鱼与水的关系，精浆既是把精子输送到女性生殖

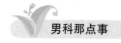

道内的介质或载体，同时又能为精子提供能量和营养，激发精子活力，达到受精的目的。

精子是如何产生、发育、成熟和运输的？

精子质量如何对生育有直接关系。了解精子是如何产生、发育、成熟和运输的，对探讨男性不育症有重要的意义。

精子是在睾丸中产生的。睾丸由200~300个睾丸小叶组成，每个睾丸小叶又由1~4条细而长的曲细精管组成，曲细精管的生精上皮有两种细胞：睾丸支持细胞和生精细胞。生精细胞处于不同的发育阶段，即精原细胞、初级精母细胞、次级精母细胞和精子细胞。一个精原细胞经6次有丝分裂后发育成64个初级精母细胞，一个初级精母细胞一次减数分裂，即变为两个精子细胞。精子细胞再经过19个阶段的加工、修饰，最后发育成蝌蚪状的精子。精子进入曲细精管的管腔，曲细精管收缩将精子输送入附睾，在附睾中需孕育2~3周，才能发育成具有授精能力的精子。由此看来，精子成熟是一个复杂的过程需要一定的时间的。

我们知道了精原细胞发育成为精子需要70~90天，也就能够理解了为什么治疗因睾丸因素所引起的不育症治疗疗程不应少于3个月的道理，所以我们在治疗中要有信心，要坚持用药，才能有效。

准爸爸必看

想要生个聪明的健康宝宝，不光是准妈妈的任务哦，准爸爸对于优生优育也是责无旁贷的。在生育前相当一段时间内，丈夫"表现"的好坏，对宝宝有不可低估的影响。

1. **生活习惯及时改** 准爸爸生育前要保持良好的身体状态，熬夜会降低人体免疫力，应注意合理休息；一些食物，如芹菜、木耳、棉籽油，会减低精子的活力及减少精子的数量，应该避免食用；烫水、高温不利于精子生成，注意洗澡水温不要过热，更别去洗桑拿浴；男性吸烟不仅影响精子的质量，还会使妻子被动吸烟而影响胚胎正常发育，应在妻子孕前孕后相当一段时间内戒烟。

2. 大量饮酒，对男性的生殖系统有毒害作用，使精子数量、活力不正常

据报道，"妻子怀孕前 1 个月，如丈夫每日饮酒量折合酒精 30ml，或 1 个月内饮酒 10 次，每次 50ml 以上，或 1 个月内曾饮酒 1 次，而酒量大于或等于 125ml，其妻子生下的新生儿出生体重较对照组会下降 250g"。这样的低体重儿，不仅会给喂养带来困难，而且在抗病能力、生长速度、智力发育等方面，都会受到不良影响。

3. 精良育种要保持　近年来，由于人们生存环境的恶化，男性生育能力在不断下降。世界卫生组织已发出警告：人们面临着"生育危机"。一些男性的精子质量与数量都出现了问题，产生不少滥竽充数的"残兵败将"。这样的情况下生育，形成的胚胎容易发生自然流产。

夫妻双方在打算生育之前，准爸爸最好做一个全面的检查，排除疾病嫌疑，了解精子状况，以免发生问题再采取亡羊补牢的做法。从临床来看，对于男性精子数量减少、活力偏低等情况，经治疗后，可使因此而发生的自然流产率大为降低。

男性如果患有身体疾病，应该及时治疗，否则会对未来的宝宝有影响。

如果准爸爸患有乙型肝炎，抗精子抗体阳性，以及各种性传播疾病，都会影响优生优育。比如乙型肝炎，凡是 HBV DNA、HBeAg 阳性，病毒就有可能通过精子的携带，发生胎儿感染，故患有乙型肝炎者，应经治疗转阴后生育；对于抗精子抗体阳性者，也要治愈后 1 个月以上方可生育，因为常用的泼尼松、地塞米松都对生育有不良影响；只要检测到性传播疾病，就应该认真治疗，治愈之后方可生育。

4. 三思后行再用药　俗话说"是药三分毒"。在打算生育之前，用药更应该谨慎，切忌滥用。临床研究资料表明，很多药物对男性的生殖功能和精子质量会产生不良影响，常见的有抗组胺药、抗癌药、咖啡因、吗啡、类固醇、利尿药等。这些药物容易导致新生儿缺陷，如婴儿发育迟缓、行为异常、颅脑肿瘤等。有人认为，即将生育的时候，男性大补一些中药会有好处，其实这种观点是错误的。

男性生育之前不可滥用药物，不得不使用药物的时候，应该咨询医生，即使是补药，也要确定对生育没有影响时才可服用。

5. 有害环境要远离　准爸爸在不良的环境下生活和工作，会使敏感的睾丸受到影响。研究证实：铅、汞、镉、锡、砷、镍、钴等元素，对男性生育能力都会产生恶劣影响。接触农药可使精子发生异常，导致流产、死胎和新

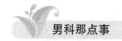

生儿缺陷，如苯菌灵、二溴氯丙烷、甲基汞、环氧七氯等，都具有这样的危害。资料显示，喷洒农药的丈夫其妻怀孕后很容易发生意外，出生畸形的胎儿。放射线、同位素、电磁波均可使男性精子异常，造成不同程度的新生儿出生缺陷。

在打算生育之前，准爸爸应该暂时远离以上环境。实在无法离开的，工作时要注意防护，按照规章操作，提高自我保护意识。一旦在无保护状态下有了孩子，则应注意孕期检查，发现异常及时采取措施。

6. 和睦气氛需营造　准爸爸要重视母亲的情绪对胎儿的影响，须知恶劣的家庭环境、紧张的工作压力、恐惧的生存境地，都不利于胎儿发育。资料表明准妈妈在情绪不佳的情况下孕育的孩子，容易出现孤僻、暴躁的性格。

因此，在妻子怀孕时，丈夫的责任就是保持良好的家庭氛围。夫妇恩爱和睦，是人生的一大乐事，也是优生所不可缺少的。

什么叫男性不育症？常见的男性不育症有哪些？

男性不育症是指育龄夫妇，同居 1 年以上，性生活正常，未采取任何避孕措施，女方有正常生育能力，由于男方原因而导致女方不能怀孕的疾病。

就是说，在准备生育超过 1 年未怀孕，并且夫妻性生活正常，没有采取任何避孕措施，就要考虑不孕不育症了。

有的人两三个月没怀孕，就着急了，这个时候可以做检查，但不一定有问题，也不能诊断为不孕不育症，其实放松心情，静待小天使的到来，可能是最佳的选择。

常见的男性不育症有：无精症、无精子症、少精子症、弱精子症、死精子症、精液液化不良、免疫性不育症、白细胞精子症等。

对不孕不育的一些认识误区

近年来随着不孕不育的发病率逐渐增高，对不孕不育的关注度也日益增长，同时对不孕不育的认识也存在一些误区，主要有以下几个方面。

1. 病急乱投医　随着不孕症的增加，现如今在网络、电视、杂志、收音机上的不孕不育的广告越来越多。许多患者听信一些虚假的广告，进行了不规范的治疗，影响和加重了自己的病情。在此提醒不孕不育的患者，一定要去正规医院的生殖医学中心进行科学检查，规范化治疗。同时不孕不育的治疗因人而异，有些患者经检查治疗后可能很快就能怀孕，而有些患者的病情比较严重治疗周期会长一些。很多患者缺乏耐心，治疗刚刚有起色时便半途而废，又去其他医院检查治疗。所以治疗期间要和主治医生沟通好，对主治医生充分信任，坚定信心，明明白白看病。切忌心浮气躁地四处乱求医，耗财耗力，延误病情。

2. 只检查女方，并对其治疗，而男方不检查不治疗　有些男士陪同妻子就诊时，不愿意进行自身的检查。他们认为"我平常身体很好，没事，不用检查""我同房没问题，肯定能生孩子，只给我妻子检查就行"。怀孕是两个人的事情，不是一个人的事，男女双方检查都很重要。有些不愿意检查的男士在劝说下经过检查，会出现"无精子症""少、弱精子症""死精"等问题，在这种情况只进行女方的检查和治疗是不行的。所以不孕不育的患者就诊时，男女双方要同时检查，以便明确病因，对症施治。

3. 重治疗，轻检查　有些不孕不育的患者就诊时不愿意进行检查，经常说"我身体很好，没事，给我开点助孕的药吃吃就行"。不孕不育要经过全面检查，明确病因，有针对性的治疗。

4. 认为反复进行子宫输卵管通液可以治疗输卵管不通　子宫输卵管通液只是一种检查输卵管是否通畅的方法，不能起到治疗输卵管不通的作用。反复盲目地进行子宫输卵管通液，会增加输卵管被上行感染的概率，加重病情。

5. 认为月经规律就能正常排卵，正常怀孕　月经规律不一定就能正常排卵，能否正常排卵要经过（阴道）B超监测卵泡才能知晓。

6. 认为无精子症肯定不育　无精子症分为梗阻性无精子症和非梗阻性无精子症两种。其中梗阻性无精子症借助辅助生殖技术进行附睾或睾丸穿刺是可以生育的。部分非梗阻性无精子症可能通过治疗或显微取精获得精子。

7. 相信偏方、验方　许多患者一味地相信民间的偏方验方，而不进行科学的检查，延误病情。

8. 多次行人工授精　人工授精是有明确的适应证的，并且成功率较低。当女方输卵管条件和卵巢条件不是很好时，多次行人工授精会增加患者的经济负担及心理压力。

9. 连续多次促排卵治疗　有些患者几次促排卵不成功，坚决要求连续促

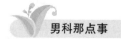

排卵，容易造成卵巢早衰。

10. 抵触辅助生殖技术 一些病情比较严重的患者，如"输卵管梗阻""严重少、弱精子症""梗阻性无精子症"等，医生会建议行"试管婴儿"（IVF-ET 或 ICSI-ET）助孕。一些患者会抵触这些辅助生殖技术，认为生出的孩子不如自然怀孕所生的孩子健康，甚至有些患者认为不是自己的孩子，这些认识都是不正确的。行 IVF-ET 和 ICSI-ET 的孩子都是自己的孩子，出生后和自然怀孕的孩子一样健康。

11. 认为做试管婴儿就一定能怀孕 试管婴儿的成功率不是百分之百的，其总的成功率只有 30%~40%。虽然试管婴儿技术在不断提高，但是仍然有些影响怀孕的原因不明，所以要有充分的心理准备，不要在失败时患得患失。

12. 认为做试管婴儿可以选择性别 做试管婴儿和正常怀孕一样，是没法选择性别的，生男生女是自然的随机现象，不要以为做试管婴儿可以选择性别。

13. 移植后过度休息 有些患者在胚胎移植后长时间不敢下地走动，不敢出家门，特别是有些患者在确定怀孕后，更是谨慎。其实行 IVF 的患者在胚胎移植后半小时就可以下地走动，在避免剧烈活动和过度劳累的前提下，可以进行日常的生活和工作，但是要注意保胎。可以经常出去散散步，呼吸一下新鲜空气。没有必要过度地卧床休息。

14. 移植后过度精神紧张 在家庭压力、自身压力和经济压力的影响下，许多患者在胚胎移植后精神高度紧张。更有甚者在移植后 3~5 天就开始测尿看看是否怀孕。精神过度紧张对胚胎的着床也是有影响的，所以患者在移植后不要将全部的精力都集中在这件事情上。要放松心情，顺其自然地等到测尿日。有些患者在移植后 14 天测尿为阴性，可能是试纸的原因，也可能是胚胎着床较晚，先不要紧张，可以空腹查血看看是否怀孕。

增加性交次数能提高受孕率吗？

我们在门诊上经常遇到一些患者，为了提高受孕的概率，常采取增加性生活次数的方法，结果事与愿违。其实，这种方法不可取。因为性交次数过多，精子的生成与供给平衡就会遭到破坏，不能保证每次排精的精子数量和质量。较多的精子甚至发育尚不成熟就被排出体外，精子的生存和活力差，再加上过多过频的性刺激可使附属性腺器官长期处于充血状态，造成腺体分泌失调，影响精液成分和酸碱度，从而对生育造成不良影响。

另外，性交次数过多使妻子频繁接触丈夫的精子、精液，对某些可以产生特异性免疫反应的女性来说，这些精子、精浆作为一种同种异体抗原物质，容易激发体内产生抗精子抗体，很有可能导致女性免疫性不育的发生。正确的做法是：夫妻双方把握好排卵期，必要时可用B超监测卵泡发育情况，在卵泡成熟的那几天可适度增加性生活频度（隔日1次就好），做到有的放矢，只有这样才能提高妻子的受孕率。

男性不育症患者如何就医？

许多男性患了不育症后不愿接受这一现实，有些认为这是"丑事"，不愿意张扬。其实，正确的态度就是积极治疗。那么，男性不育症患者如何就医呢？

首先，要从封建意识中解放出来，树立战胜疾病的信心，采取积极乐观向上的态度。

向医生详细叙述病史，包括婚姻史及性生活情况，过去是否患过睾丸炎或生殖、泌尿系统感染；手术及外伤史、家族史、药物史、职业与不良嗜好，既往检查与治疗情况等，给医生诊断提供线索。

了解医生将会进行哪些体格检查，充分做好心理准备。了解该做哪些实验室检查，以及有哪些特殊要求等。

对待医生的诊断结果要做好充分的心理准备，要平心静气地接受现实。在目前医疗技术条件下是有希望治愈的，一定要有信心、有决心，坚持治疗，切莫频繁更换医生。

不孕不育症就诊应该注意什么？

就诊是不孕不育症检查和治疗的开始，选择一家正规的医院，一个好医生，可以避免你走弯路甚至受骗上当，让你们早日圆梦！那应该注意什么问题呢？

1. 就诊医院的选择　决不能听信广告及传言，应该到正规公立医院的正规专科就诊，如生殖科、男科、妇科（省市级医院几乎都有治疗不孕不

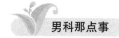

育症的专科）。这样，既避免了受骗上当，还可以获得专业的检查、诊断、治疗。

2. 最好夫妻双方同时就诊　生育是双方的问题，任何一方的原因都可能导致不孕不育，也可能夫妻双方都有问题，那就要同时检查、治疗了。

3. 就诊前的准备　女方最好是月经干净后 3~7 天内就诊，且经后不能同房；男方要 3~5 天不排精。最好夫妻双方 2 周内没有吃过药物，近期无感冒、过度劳累、熬夜、酗酒、吸烟、高温、辐射等影响因素。

哪些不良习惯可引起男性不育？

一些男性不育症患者并非器质性原因引起而是来源于不良的生活习惯，常见的有以下几种。

1. 精神状态不佳　长期的精神压抑、沮丧、悲观、忧愁往往引起不育。这是由于其不良情绪影响了大脑皮质的功能，于是全身的神经内分泌功能及睾丸生精功能和性功能均呈不稳定状态。

2. 营养不良　人类精子的产生与饮食中的营养水平密切相关，必须摄入足量的钙、磷、维生素 A、维生素 C、维生素 E 等物质；营养不良或偏食均可导致体内的营养不均衡而影响精子的产生及质量。

3. 长期穿紧身裤　穿紧身裤的危害有三点：①睾丸局部温度升高。②阴囊散热出汗受阻。③妨碍阴囊部位的血液循环，造成睾丸瘀血。所以，平时最好不穿紧身裤。

4. 频繁热浴　阴囊温度比体温低 1~2℃，这样有利于精子的生成和发育，频繁的热水浴会使阴囊温度上升，影响精子的生成。

5. 嗜酒或吸烟　烟中的尼古丁有降低性激素分泌和杀伤精子的作用，烟酒还能影响精子的活动能力，慢性酒精中毒者，约 70% 的精子发育不良或丧失活动能力。

6. 房事不当或过频　尽管睾丸每天能产生数亿个精子，但精子还须在附睾里发育成熟。一次射精后，需 3~5 天才能恢复有生育能力的精子数量。所以，房事过频导致每次射出的精子数很少而引起不育。另外，性交中断、手淫、房事不规律等均可导致性器官异常充血，不利于精子生成。

7. 久坐　司机、办公人员、经常骑自行车者可影响睾丸、附睾、前列腺和精囊的功能，从而影响生育功能。

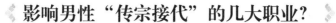

影响男性"传宗接代"的几大职业？

调查发现，男性所从事的某些职业可能会导致不育症。而大多数前来就诊的不育症患者，职业也大多集中于下文所说的七大职业，这些职业对于男性不育症的影响不容小觑。

1. 厨师、炼钢（铁）工、消防员等　其影响不育的因素是热暴露，当阴囊的温度低于正常体温1℃时，有利于精子的成熟。而如果长期处于高温状态，睾丸内的生精微环境会被破坏，组织发生变性，因此，高温作业人群中的不育率普遍增高。

2. 经常接触有毒物质的职业者　例，男性果农和菜农，长期接触农药，有机磷、有机氯可以使睾丸的曲细精管变性、坏死影响精子发生、成熟从而导致不育。此外也包括皮革工、颜料工、油漆工、印刷工人等。

3. 电池工、铸造工、铅冶炼工　长期处于铅暴露的环境，会影响精子的活动力，使精子的运动减慢，畸形精子的百分比增高，性欲降低等。

4. 放射专业人员、矿工　化学工业造成的空气、水源等环境的污染，会引起男性睾丸萎缩、精子浓度减少和畸形率增高，造成性与生殖功能异常从而导致不育。

5. 电焊工　长期从事电焊工作，电焊弧光有强烈的红外线辐射，能对皮肤造成灼伤，电焊对身体有辐射，可以明显影响睾丸的生精功能，长期从事电焊工作会影响生育。

6. 业务员　大量抽烟、饮酒也会严重威胁男性的生殖健康，降低精子活力与受精能力。酒精可以抑制睾酮的合成及分泌；还可以使性腺功能低下；直接影响脊髓反射中枢，抑制阴茎的勃起及射精；损害睾丸的生精功能，造成畸形精子比例增高。

7. 久站或久坐的工种　职业驾驶员每天都必须坐在驾驶座上，保持一个姿势开车，有的车内温度较高，阴囊散热不良，会阴部长期受压，当精子长期被困在一个闷热、不通风的环境中，活动力就会大大降低。此外，还有教师，久站加重精索静脉曲张影响精子发育从而导致不育；IT行业，常常处于久坐、憋尿的工作状态中，易发生前列腺炎及睾丸生精障碍；接触电离辐射也会对睾丸的生精功能有影响，容易造成不育。

从以上职业中不难看出，预防不育症，应该在日常生活中做好自我防护，

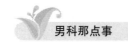

不酗酒，少吃辛辣、刺激食物，不熬夜、憋尿，多饮水，尽量避免久坐、久站，要劳逸结合，减少与电子产品及有毒物质的接触，必要时可考虑更换工作。

影响男性生育的疾病有哪些？

1. 隐睾　医学上将睾丸位置异常或睾丸没有降至阴囊都称为隐睾。

隐睾引起男性不育的机制主要有两个方面。

（1）腹腔内温度高于阴囊，使睾丸的发育和生精功能受到影响。由于睾丸的生长发育和生精功能易受温度的影响，所以温度升高会影响睾丸的正常发育，进一步影响精子产生。正常男性阴囊内的温度要比腹腔内低 $1 \sim 2$℃，这是睾丸生长和精子存活的最适宜温度，而隐睾位于腹腔内，由于局部温度增高，致使睾丸萎缩、精子产生受阻，从而造成不育。

（2）单侧隐睾可干扰对侧正常睾丸的生精功能。之前认为，只有双侧隐睾才会影响生育，但近年来发现，单侧隐睾也可导致不育。尽管从理论上讲，单侧睾丸完全可以代替两个睾丸的功能，可实际上，隐睾的一侧由于受温度的不良影响，会产生抗精子抗体，从而使正常的睾丸也失去生精的能力，导致不育。

2. 感染沙眼衣原体　衣原体是一种介于细菌和病毒之间的微生物，属于性病病原体。

这种病原体感染男性的泌尿生殖系统后可导致男性不育。原因在于：男性感染沙眼衣原体后，可使精液中的脓细胞增多、精子发生畸形，同时还会引起睾丸、附睾、输精管炎，从而影响精子的产生及造成输精管堵塞。另外，还可诱发男子自身产生抗精子抗体。

3. 支原体感染　支原体是一类原核细胞微生物，体积介于细菌和病毒之间。

支原体经尿道感染人体后，可出现尿道炎症状，并会继发慢性前列腺炎。支原体还会感染输精管、精囊和睾丸，从而影响精子的产生和精液的质量。经观察发现，支原体可通过下述环节引起不育。

（1）干扰精子运动：精子运动是健康精子的一项重要功能，是衡量精子能否受孕的重要指标。支原体感染精子后，经常附着在精子的头部和尾部，使整个精子挂满了大小不等的附着物，致使精子泳动无力，互相缠绕，导致不育。

（2）精子畸形率增高：据临床观察，在这类不育症患者中，精子畸形率明显增高。

（3）破坏生精细胞：睾丸的曲细精管中有大量的生精细胞，这些生精细胞经过发育繁殖形成精子。当支原体从尿道、前列腺等部位进入睾丸曲细精管后，会破坏生精细胞，使"生精工厂"生产出"伪劣产品"，而导致不育。

4. 精索静脉曲张　是指精索内蔓状静脉丛的异常伸展、扩张和迂曲。

精索静脉曲张，早期可能无任何临床症状，但随着病情的进一步发展，可逐渐出现睾丸疼痛、坠胀等症状。精索静脉曲张是男性不育的常见病因。精索静脉曲张时，有50%~80%的患者精液检查不正常，表现为精子数少、活动缓慢、形态不正常。研究发现，精索静脉曲张引起不育的原因主要有以下几种。

（1）精索静脉扩张瘀血，导致睾丸温度升高，从而影响精子的产生。

（2）血液瘀滞造成精索静脉压力增高，新鲜的动脉血不能进入睾丸，引起睾丸内氧和营养物质缺乏，从而影响了精子的发育。

（3）精索静脉曲张时，肾上腺静脉与肾静脉的血液会反流到睾丸组织中，使局部血液内含有儿茶酚胺、皮质醇、5-羟色胺和前列腺素等生物活性物质，这些物质可对睾丸产生毒性作用，进而导致不育。

（4）精索静脉曲张使睾丸的间质细胞受到损害，减少了睾丸酮的分泌，外周血睾酮含量也下降，从而导致内分泌紊乱，干扰了精子的产生和发育。

（5）因为双侧睾丸的静脉系统间有丰富的吻合支，所以它们往往会使健侧睾丸的生精功能受到影响。

5. 腮腺炎　一项调查发现，不少男子的不育，往往可以追溯到幼儿时代的腮腺炎病史。

流行性腮腺炎病毒，除了在腮腺中"为非作歹"之外，还会在人体的生殖、神经和胰腺等组织器官里"惹是生非"。当它侵犯睾丸时，会引起睾丸发炎，患者可有睾丸肿胀、疼痛等表现。假如仅出现以上症状，问题并不是很大，严重的是流行性腮腺炎病毒会使睾丸组织萎缩，特别是它会破坏专门制造精子的"车间"——曲细精管，从而影响精子的产生。假如患者的双侧睾丸都被腮腺炎病毒所侵犯，就会引起终生不育，而且是难以治愈的。据统计，由于睾丸功能衰竭而致的不育症占男性不育症的14%左右，其中一部分就是腮腺炎引起的睾丸炎症所致。

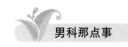

影响生育的药物有哪些？

近年来医学研究发现，10%～30%的不育症是药物所致。影响生育的药物主要有以下几类。

1. **抗溃疡药** 如西咪替丁，会抑制男性和女性性欲，可致男女性冷淡和男性阳痿。

2. **镇静催眠药** 如地西泮，可抑制性欲，甚至使性欲丧失，并可使男子睾丸酮生成减少，阴茎勃起困难，不射精。女性如果长期使用地西泮，会引起月经不调，并影响排卵，怀孕的初期服用地西泮，可能引起胎儿先天性畸形。

3. **降压药** 复方降压片、利血平、甲基多巴、胍乙啶、普萘洛尔、可乐定、降压灵等，可影响勃起功能，引起性欲下降、阳痿、不射精及女子月经不调。

4. **抗抑郁药** 盐酸阿米替林等，对男女性欲均有影响。

5. 环磷酰胺、甲氨蝶呤、柳氮磺吡啶、秋水仙碱等可致精液减少、精子活力降低、睾丸萎缩、无精子等。

6. 螺内酯、白消安、甲状腺制剂、硫利达嗪等可致性欲减退、月经不调、排卵障碍及内分泌异常等；氯普噻吨、氯氮䓬、阿托品、洋地黄等常用可致阳痿；常用雷公藤可致睾丸和卵巢功能退化；泼尼松龙可致精液减少及月经失调；含有女性孕酮的药物可致性欲丧失。

7. **雄激素** 男性常用睾丸酮可致睾丸萎缩、精液缺乏等。

8. **减肥药** 盐酸芬氟拉明类的减肥药在抑制食欲的同时也会抑制性欲。

9. **酒精** 酒会使血中睾丸酮的水平下降，并能使卵子或精子损伤、畸形、减少、发育不良、活动能力减弱，长期饮酒还可致阳痿、不射精等。所以，经常服用药酒也可导致不育症。

这些有毒物质可作用于雄性生殖系统，直接侵犯生殖细胞。它们可杀死尚未成熟的精子，或使精子残缺不全，破坏其遗传基因。男人的生殖细胞，从生精细胞到发育成熟为精子的各个阶段，都极为脆弱。当受到损害的精子勉强同卵子结合之后，胎儿发育便出现障碍，母亲流产和胎儿死亡便难以避免。即使精子受到伤害程度较轻，婴儿尚能顺利存活，但孩子的健康问题多少会给父母带来烦恼。在大量接触有毒物质的男人中，我们不难发现其子女

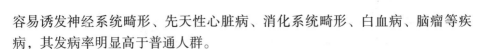

容易诱发神经系统畸形、先天性心脏病、消化系统畸形、白血病、脑瘤等疾病，其发病率明显高于普通人群。

患过流行性腮腺炎会影响生育吗？

流行性腮腺炎与睾丸炎之间存在密切的联系，腮腺炎病毒对睾丸组织有特殊的亲和力，易通过血液循环到达睾丸而致睾丸炎，致使睾丸轻度萎缩，发生进行性纤维性变，使生育能力降低，严重时可导致终身不育。但并不是所有患过流行性腮腺炎的患者将来都不能生育。这是因为以下几个原因。

1. 血脑屏障　血睾屏障是一道有效的免疫屏障，使睾丸免受外来有害物质和突变原的损害；幼儿时期由于血睾屏障尚未形成，腮腺炎病毒易直接损伤睾丸组织，造成睾丸损伤。但是患腮腺炎并发睾丸炎者以青春期及成年男子多见，儿童少见，这可能与儿童时期生殖系统发育还不完善有关。

2. 单侧受累多见　腮腺炎合并睾丸炎以单侧睾丸受累最为常见，而且病变多导致精子计数减少，另一侧睾丸代偿性生精，一般不会影响生育。

3. 睾丸的生精能力　每克睾丸组织一天可产生和释放 1000 万个精子，即便腮腺炎病毒损伤了双侧睾丸组织，只要有一丁点完好的睾丸生精组织，睾丸就会代偿性地生精，而且能达到生育指标。

隐睾会导致男性不育吗？

隐睾会导致男性不育吗？在日常生活中，男性都是有两侧睾丸的，这才使得男性有正常的生育功能。隐睾是因为男性的睾丸有一侧或是双侧都隐藏在了男性腹腔中，没有下降到阴囊，所以只有一个或两个都没有。

睾丸在胎儿期由腹膜后降入阴囊，若在下降过程中停留在任何不正常部位，如腰部、腹部、腹股沟管内环、腹股沟管或外环附近称为隐睾症。

隐睾是否会导致男性不育？

由于腹腔内温度较高，影响了隐睾的正常发育，到了青春期，发育不良的睾丸所产生的雄激素（睾丸酮）减少，男性第二性征和性欲会受到影响。

隐睾症对患儿的心理状态，尤其性心理发育会有一定影响。患有隐睾的男孩儿由于经常检查性器官会对其造成精神负担，如果经激素治疗后睾丸仍不下降，则可能出现心理障碍。一侧或者两侧阴囊内没有睾丸的现象势必会

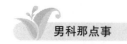

影响到孩子的正常心理发育，造成自卑、害羞、自我封闭甚至异常性心理，进而导致其成年期的性问题，如阳痿、性心理疾病等。医生一定要把隐睾的性质及其对成年期性功能和性心理的影响告诉患儿的父母，使之对该病有正确的认识。

男性隐睾还能生育吗？

如果是两侧隐睾，可能会因无精子症而造成不育，发病率为50%～100%。单侧隐睾不育症的发病率为30%～60%。

而且隐睾发生肿瘤的机会比正常人高20～50倍。隐睾患者约有8%会发生癌变。高发年龄通常在25～35岁。有人指出，10岁以后将睾丸复位，不能帮助患者恢复生育能力，也不能减少恶变的可能。只能切除，防止恶变。

试管婴儿能治疗隐睾导致的男性不育吗？

由于目前还没有办法能够预防隐睾的发生，所以男性隐睾必须受到重视。如果在男性幼儿期进行治疗，是可以恢复生育能力的，但在青春期前后治疗，虽然可以恢复性功能，但却往往不能生育。

所以专家建议，患有隐睾的男性要尽早做生育的打算，提前检查体内是否还有精子生成。如果有精子生成，那就可以通过试管婴儿来受孕；如果没有精子生成，那么就与特发性无精子症的患者一样，只能选择供精助孕，或是领养孩子。

站、坐时间长，会引起男性不育吗？

"像一小袋虫子钻进了阴囊，开始感觉并不明显，但站立时精索部位可看到或摸到曲张的静脉丛，使劲鼓肚子，加腹压，还可看到更加严重的静脉曲张，但只要平卧休息就可缓解。"临床上，经常听到男性患者带着上面的苦恼向医生求助。

静脉曲张不仅好发于人体下肢，也可能发生在男性阴囊上，尤其当男性坐得太久、站立太久时，最易出现这个问题。有统计显示，约10%的30～40岁男性易患此病，且以久站为职业特征的男性教师、售货员、服务生最为常见。

因为男性站、坐时间过久，容易导致精索静脉阻塞，产生不正常的肿胀，也就是睾丸静脉回流不畅，时间长了，患者可能出现睾丸、大腿内侧、腹股沟及腰部酸痛，或是有睾丸软化、体积变小等现象，严重的从外观即可看到突出的血管，严重影响男性生育能力。

据国外研究显示，精索静脉曲张患者体内自由基含量是正常人的2倍，抗氧化能力却只有正常人的1/2，而过量的自由基会导致体内细胞老化、癌变，增高心血管疾病及白内障的发生率。因此，医生通常会建议男性患者避免久坐、久站，适度休息及运动，以提高身体抗衰老能力。

男性在洗澡时，也可随时自我检测，看看两边睾丸是否对称，阴囊是否出现蚯蚓或面条状突出物。如果有酸痛症状，应立刻就医。通常症状轻微者，可施以药物治疗，严重的可考虑静脉结扎手术，约25%病患在术后可改善不育症状。

所以男性要特别注意，不可久站或久坐以免影响自己的生育能力。

性生活过频能导致男性不育吗？

睾丸强大的生精功能为生育后代做好了充分准备，但这并不意味着就可以不节制性生活，性生活过频有很多害处，其中之一就是可导致男性不育。

性交次数过频可导致每次精液所含精子数过少或精子大部分处于幼稚和发育不成熟的阶段，精子活力差；再加上过多过频的性刺激可以使附睾性腺器官长期处于充血状态，造成腺体分泌失调，影响精液成分和酸碱度等，从而对生育造成不良影响，严重时也可以导致不育。

另外，性交过频使妻子频繁反复接触丈夫的精液，对某些能产生特异性免疫反应的女性来说，这些精子、精液是一种抗原物质，容易激发体内产生抗精子抗体。性交越频繁，女方吸收男方的精液越多，抗原激发抗体的程度越激烈，于是就导致免疫性不育的发生。一般来说，每隔2~3天排精一次可以维持精子的最佳状态。

哪些原因会导致精子死亡？

1. 酸死的　阴道里的pH约为4.0，对于微生物和精子而言，这样的环境完全无法生存。虽然精液中含有某些碱性物质（如精囊腺的分泌液），能够在精子进入阴道时起到一定的中和作用，但射精是一次性的，阴道内的酸性物质却在持续性地产生。所以，逗留太久会导致精子的死亡。

2. 累死的　精子的身长大约60μm，而女性的阴道长度足有8cm

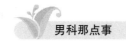

（80000μm）。要不是射精，仅仅是阴道这一段距离就够小蝌蚪们长途跋涉了。加上还要突破宫颈黏液等障碍，要是身体不好，还没看见卵子的影子就翘辫子了！身体是革命的本钱，这话一点都不错啊！

3. **迷路晕死的**　一般情况下，女性每次只排出一个卵细胞，两侧卵巢交替排卵。这对精子来说可太悲催了——两根输卵管呀，"岔路口"上还没有指示标志！成心的吧！没办法，总有一部分精子先生跑错道，踏上了永远也不可能遇上卵子MM的那条不归路。对于那些从压根不可能受精的管道进去的精子而言简直就是个悲剧！

4. **撞墙而死**　性交时，经射精进入阴道的精子可以存活5天左右。但是，如果你把种子洒在了墙上、地上的话，它们的命就短多了！暴露在空气中的精子会在几分钟之内脱水身亡！

5. **醉死的**　香烟中的尼古丁会干扰男性体内性激素的分泌，并且对精子有直接的杀伤力。另外，长期大量饮酒，也会影响精子的发育。

6. **热死的**　地球人都知道蛋蛋之所以挂在体外，就是为了维持较低的温度，以保证精子的正常产生。短暂的散热不佳会导致精子在一段时间内质量下降，而如果长期闷热，就会大大影响精子的成活率和质量。

7. **电离辐射**　电离辐射对人体的各种细胞均会产生一定程度的伤害。精子当然也无法逃脱。

8. **巨噬细胞吞嚼**　输精管结扎术是一种将输精管截断后结扎（听着都觉得疼）的绝育方法。这样，精子从睾丸产生后，就不能再正常排出体外，更别说跟卵细胞结合了。那这些精子跑哪儿去了呢？在人体中的观察发现，输精管结扎后，巨噬细胞会将精子吞噬掉。但是，在动物实验中还发现了其他铲除精子的途径，例如，牛的附睾可以将日产量50%的精子重吸收。

9. **感染致死**　梅毒螺旋体是一种小而纤细、末端尖尖的螺旋状微生物，人主要通过性接触、胎盘、产道等途径传染，还有极少数人由非性接触、输血、间接接触等途径被传染。被梅毒螺旋体感染的精子，存活率和活动力均低于正常精子，而且容易产生畸形。

10. **毒死的**　其实不仅仅是人们主动用来避孕的杀精剂，生活中还有很多其他的物质会在暗处威胁人类精子的生命。空气中的污染物，或者用来治疗癌症的药物，都可能对精子产生毒性。

11. **憋死的**　如果不幸撞上避孕套，精子先生们勾搭卵子MM的邪念基本上就泡汤了。它们只能在乳胶容器中悲催地度过余生。

精子死亡之谜

小钱结婚后妻子 2 年没有怀孕，多家正规医院生殖男科检查发现，小钱的精子数量虽然不少，但却没有一个活的，几经治疗，无好转迹象。究竟是什么原因导致小钱的亿万精子大军"全军覆灭"呢？

1. 附睾功能的缺失　精子产生于睾丸，成熟（活动能力的获得）于附睾。附睾是精子成熟和获能的地方，是精子运行的通道、是精子贮存的地方、是老化精子处理的场所。感染、污染、辐射、精索静脉曲张等任何因素均可以导致附睾功能的缺失，都会影响精子的成熟，导致精子的死亡而形成死精子症。这是死精子症最常见和最主要的原因。

2. 睾丸生精功能受损　睾丸生精功能受到高温、污染、辐射、精索静脉曲张、药物等多种因素影响，使精子生成障碍，形成大量的死精子。

3. 精索静脉曲张　精索静脉曲张是导致中国男性不育最常见的原因，它不只是对睾丸生精功能造成影响，还会对附睾、精囊腺、前列腺的功能造成影响。精索静脉曲张首先使精子畸形率增高，其次影响到精子活力甚至导致精子大量死亡，最后会出现精子数量减少直至无精子症。

4. 抗精子抗体　由于生殖道感染、损伤、手术等原因导致男方自身产生抗精子抗体，会对精子的生成和获能产生明显影响。

5. 附属性腺的炎症　附睾是精子成熟和获能的地方，而精囊腺、前列腺分泌的物质占精液的95%以上并且为精子提供能量。三大性腺的炎症、功能缺失将直接影响精子的成熟及活动而造成精子死亡。一般认为，精囊腺和附睾问题是死精子症的主要原因。

6. 营养物质的缺乏　精子的活动需要附属性腺提供大量的像果糖之类的营养物质，当三大性腺功能缺失，或者精子营养物质损耗过多，不能为精子提供能量，都会导致精子的死亡。

7. 特发性的死精子症　特发性的死精子症，又叫不明原因的死精子症。

以上都是造成死精常见的原因，但很多情况下可能不是单一原因导致的，或者难以查到原因。

死精子症尤其是严重的死精子症在临床上治疗还是存在着相当大的困难，除了查清楚原因，对症治疗，还应该嘱患者注意饮食生活禁忌，配合治疗。

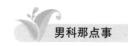

杀精"八大真凶"

随着二孩政策出台，广大育龄男性朋友开始关注自己的生殖能力。但你可知道，在我们身边潜伏着八大"杀精真凶"！

杀手一：生活方面

烟、酒、厨房油烟、长久骑车。

研究表明香烟以及厨房油烟中的有害物质可以导致精子畸形；酒精可以影响睾丸和肝脏功能，有一定杀精作用；长时间骑车会让睾丸受到持久的挤压和温度升高，进而影响精子的生成。

杀手二：疾病方面

腮腺炎，支原体、衣原体感染，肾衰竭，肝硬化及放化疗等疾病都会"杀精"。

流行性腮腺炎多合并睾丸炎，会导致不可逆的睾丸损伤，影响男子生精功能；发生生殖道感染时，无论是细菌、病毒还是微生物，都会损伤精液质量；另外，肾衰竭、肝硬化、放化疗均会损害男性的生殖内分泌系统，或直接杀伤精子。

杀手三、食物方面

油炸、烧烤、葵花子、芹菜、大蒜、反式脂肪酸、咖啡因等。

油炸、烧烤类食物中含有有毒有害物质，可以杀精；葵花子中的蛋白质部分含有抑制睾丸成分，能引起睾丸萎缩，进而损伤精子；芹菜、大蒜也会损伤精子；反式脂肪酸会减少精子的产生，使精子失去活性；咖啡因会使人体副交感神经受到抑制，可能造成精子减少或者影响性欲。

杀手四：药物方面

呋喃类、西咪替丁、磺胺类、抗阿米巴类、可卡因、己烯雌酚等药物。

大剂量呋喃妥因可使精母细胞出现早期发育障碍；上述其他药物也会对男子生精功能有一定的损伤。

杀手五：精神方面

焦虑、抑郁、紧张。

随着社会生活节奏的加快，尤其是都市白领，竞争压力大，工作强度大，很容易出现焦虑、抑郁、紧张等不良的心理状态，这些都会影响内分泌功能，进而损伤睾丸，杀伤精子。

杀手六：温度方面

锅炉房、桑拿浴等高温环境。

高温可抑制精子的产生，损害男子生育力。曾有科学家做过这样的实验：将雄性动物置于 38.5℃ 的环境 55 分钟，结果显示其交配与生育力均有所下降。

杀手七：物理方面

辐射、噪声、麻醉气体、重金属。

研究表明，大剂量辐射可导致精子畸形；噪声、麻醉气体也会对精子有一定程度的损伤；铅、汞、镉、硼等重金属杀精作用十分明显。

杀手八：化学方面

农药、杀虫剂、氯乙烯、溴氯丙烷制剂、二硫化碳等。

这些化学制剂会造成生殖功能的损害，杀伤精子，需要特别注意，及时规避。

常言道，拥有好种子才可能种出好庄稼，广大育龄男性朋友们切莫让杀精的八大凶手钻了空子，要及时规避，保护好自己的"种子"！

8 个伤精传闻大揭底

对于有"造人"计划的男性来说，精子的数量和质量很重要，关于伤害精子的运动或行为也有不少传闻。专家帮你逐一解答这些说法是对是错。

1. 笔记本电脑　带无线网络的笔记本电脑是否会对精子数量和质量造成影响？《生育与不孕》杂志刊登的一项研究称，研究人员将从 29 名男子身上获得的精子分别正常存放和放在带无线连接的笔记本电脑下面。结果，电脑下面的精子活动性下降，且 DNA 受到更大损伤。不过，有专家表示，电脑对精子的影响仍需进一步研究。

2. 苏打水　有传言称，苏打水中的人造色素或高含量的咖啡因会伤精。专家表示，单从健康角度讲，人们应少喝苏打水，但目前没有确凿证据表明其会导致不孕。

3. 泡热水澡　尽管长时间高温或许会影响精子的数量和质量，但阴囊部位温度高和精子数量减少的确存在关联。但适度泡热水澡无伤大雅，除非每天泡热水澡时间过长。

4. 穿三角裤　三角裤常被指是精子"杀手"，因为它紧紧裹住睾丸，甚

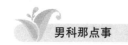

至使其贴在身体上影响阴囊对睾丸温度的调节功能进而影响生育。

5. 骑自行车　经常骑车是否会杀精？针对西班牙铁人三项选手的一项研究发现，他们的精子数量和质量都比其他非自行车运动员低。有专家表示，其他研究也得出长距离自行车竞赛会伤精的结论。

6. 手机　加州大学伯克利分校研究人员对有关手机是否伤精的数个研究进行了综述点评。9 个研究中有 8 个显示手机对精子数量有负面影响，尤其当手机常放在裤袋里时。专家表示，手机发出电磁波辐射，或许对睾丸生成精子所必需的细胞产生不良影响。

7. 收银机收据　手持收银机收据 10 秒钟就会使皮肤沾上 2.5μg 的双酚A。双酚 A 会干扰内分泌系统，大量接触可能会对男性生育造成不利影响。不过，目前尚无研究证实将收据放在口袋里会影响男性生育，但拿过后还是应该注意洗手。

8. 吸烟　吸烟同许多健康隐患相关联，其中包括伤精。多年来，很多研究发现烟瘾大的男子，其精子数量和质量出问题的概率也大。还有研究显示，吸烟甚至会对精子的染色体造成负面影响。

影响男性生殖能力的 9 件事

1. 烛光晚餐　蜡烛，特别是带香味的蜡烛，会释放出铅、汞等有害微粒，妨碍睾丸合成雄性激素及精子。

2. 快餐食物　快餐食物中含有很多大豆制品，长期大量摄入会显现出一些雌性激素的效果，从而诱发男性生殖问题。

3. 不爱喝水　虽然科学家还没有完全弄清缺水究竟是如何影响男性生殖健康，但是事实显示爱喝水的男性生殖能力更强。

4. 暴饮暴食　美国亚特兰大的科学家发现，当男性暴食的时候，其精子的质量便会受到损害。

5. 喜喝咖啡　咖啡也会损伤男性精子，令精子不活跃，因此科学家建议男性尽量少喝咖啡。

6. 喜吃海鲜　海洋可能受到工业污染，所以海鲜中含有过多的对生殖系统有害的化学物质。

7. 吸烟喝酒　研究表明，经常吸烟的男性不育的概率是从不吸烟男性的3 倍；慢性酒精中毒的患者会出现睾丸萎缩，导致精液质量下降。

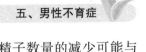

8. 食品包装　德国生殖学家研究发现，全球男性精子数量的减少可能与一种叫作邻苯二甲酸酯的化学物质有关。它被普遍应用于食品包装、乙烯地板、壁纸、清洁剂、指甲油、头发喷雾剂、香皂、洗发液、矿泉水瓶等数百种产品中。

9. 泡氧吧　健康人，特别是育龄男子吸入超过生理需要的氧气，会干扰睾丸以及生精细胞的正常代谢。

畸形精子症会导致胎儿畸形吗？

"大夫，我们准备要孩子，可是精液分析报告显示精子畸形率高，会不会造成胎儿畸形？"门诊上总会听到这样的问题，畸形精子症会导致胎儿畸形吗？

1. 畸形精子症概念　精液常规检查时，凡畸形精子比例超过85%者（世界卫生组织4版手册标准；5版手册为96%。不少学者诊断畸形精子症仍采用4版手册的标准），即可诊断为畸形精子症，是引起男性不育症的重要原因之一。

2. 导致精子畸形的因素　主要是在精子发育过程中，由于生殖器官的感染（如睾丸炎、附睾炎等），造成精子发育障碍而出现精子形态异常；或因精索静脉曲张而致畸形精子增多；或因结核、肿瘤、再生障碍性贫血等全身性疾病或一些药物影响精子发育而致其形态异常；或其他因素，如吸烟、饮酒、辐射、高温作业等环境、生活因素；有学者认为，遗传也是畸形精子的重要因素。

3. 胎儿畸形概念　胎儿畸形是出生缺陷的一种，指胎儿在宫内时细胞、组织、器官出现了结构或功能上的缺陷或异常。引起胎儿畸形的真正机制，至今未明。但目前多认为，畸形儿的发生可能与母体孕期（尤其前三个月）接触放射线、环境的污染、使用某些致畸的药物、病毒感染、母婴血型不合及某些遗传因素有关。

4. 精子畸形跟胎儿畸形不是等同的概念　精子畸形主要是影响精子的运动、穿透宫颈黏液、和受精卵结合等受孕的过程，降低自然妊娠的概率。但一般来说，能够受孕的精子都是好的精子。

决定胎儿发育正常与否更重要的是男女双方所携带的遗传物质以及这些遗传物质是否正常表达以及胚胎时期母体孕期接触到的危险因素有关。

5. 如何减轻精子畸形及胎儿畸形　育龄期男性应该养成良好的生活方式，

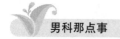

戒烟、戒酒，减少熬夜，作息规律，注意个人卫生等；建议到正规公立医院专科进行育前检查；如果属于畸形精子症应查找原因，进行针对性治疗，以免引起生育能力的降低甚至不育。

育龄期准爸妈应该进行孕前优生咨询，计划受孕，男女双方都要进行常规检查；孕期准妈妈应该定期产检，遵医嘱进行必要的产前筛查，脱离有害毒物、电离辐射等。

此外，要想拥有健康的宝宝，不仅需要准爸准妈们的共同努力，还需要我们共同健全围生期保健网，普及健康教育及优生知识，提倡适龄生育，加强遗传咨询和产期诊断，若确诊无治疗和存活可能的先天畸形，应行引产终止妊娠。

静脉曲了，精子没了

2017 年初，一位 38 岁的男性患者以"发现无精子 2 年余"为主诉前来男科门诊就诊。

经询问病史得知，夫妻结婚 5 年多一直没有怀孕，男方 2012 年检查精液常规还基本正常，女方有影响生育问题一直治疗中。可是到了 2015 年，女方治好了，竟然发现男方精子没了。多家医院就诊无效，睾丸持续萎缩。无睾丸外伤史、炎症史。

2016 年 3 月外院阴囊彩超示：双侧睾丸偏小（左右各约 5ml）；双侧精索静脉曲张，可见反流。

在笔者的建议下患者再次复查精液，仍未发现精子。阴囊彩超：双侧睾丸偏小（左右各约 3ml）；双侧精索静脉曲张（左侧最大内径 3.1mm；右侧最大内径 2.2mm）。内分泌检查：FSH 20.04mIU/ml（升高），LH 15.10mIU/ml（升高），$E_2 <10$pg/ml（下降），T 1.58ng/ml，P 0.2mIU/ml，PRL 12.77ng/ml。

几年时间患者睾丸体积逐渐缩小，内分泌检查结果提示其睾丸功能衰竭，因无外伤史、炎症史等常见影响睾丸的因素，故笔者考虑该患者是由于精索静脉曲张，损伤了睾丸生精功能，故而出现"原来有精子，后来精子没了"的尴尬结果。

1. 静脉曲了　精索静脉曲张指精索内蔓状静脉丛的异常扩张、伸长和迂曲，是一种发病率较高的男性生殖系统疾病。发病群体以青壮年为主，发生率约为 12%，以左侧精索静脉曲张最为常见。

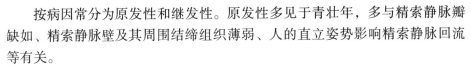

按病因常分为原发性和继发性。原发性多见于青壮年，多与精索静脉瓣缺如、精索静脉壁及其周围结缔组织薄弱、人的直立姿势影响精索静脉回流等有关。

继发性较为少见，多是由于左肾静脉或下腔静脉病理性阻塞、外在压迫等造成精索静脉回流障碍所致。

2. 精子没了　临床数据显示，约有23%的男性不育症患者合并有精索静脉曲张，目前认为，精索静脉曲张导致男性不育的机制可能与精子质量异常、睾丸体积缩小、睾丸灌注减少及睾丸功能障碍等方面有关。

精索静脉曲张可引起睾丸温度升高、畸形精子数量增加，进而出现畸形精子症。精索静脉发生曲张后，维持精子运动的能量物质会减少，导致精子运动速度减慢，甚至死亡，逐步出现弱精子症、少精子症。

随着曲张程度的加重，患者睾丸功能进行性减退，其生产精子和分泌睾酮的功能受到影响，进而出现无精子症，最终整个睾丸功能衰竭，生精功能及分泌雄性激素的功能均失常。

3. 该怎么办呢　现代医学对精索静脉曲张多采用一般治疗、药物和手术等疗法，临床发现术后可能伴有鞘膜积液、睾丸动脉损伤、精索静脉曲张持续存在或复发等并发症，部分患者术后精液质量改善并不十分理想，故临床接受度不是很高。

该病归属于祖国医学的"筋瘤"范畴，其病因多为寒凝肝脉、饮食不节、七情内伤、先天不足、过度劳累等，基本病机为肾虚瘀阻。肾虚为本，血瘀为标，故治疗多采用益肾化瘀通络之法，标本同治，疗效显著。在改善患者临床症状，提高精液质量和受孕率等方面，具有安全无毒副作用的独特优势。

据笔者多年临床经验指出：精索静脉曲张所致的睾丸生精功能异常是一个错综复杂的病理过程，是多种因素共同作用的结果，因而治疗上应分清轻重缓急，灵活处理。

（1）若患者优先考虑生育，其曲张仅影响到精子畸形率、活力，可先行中药治疗，改善精液质量，待生育后可考虑手术。

（2）若患者有生育需求，其曲张影响到精子畸形率、活动率、浓度等，精液质量很差者，可先行手术，术后进行中药调理。

（3）若患者无生育需求，曲张仅引起局部不适，可行中药治疗；曲张所致明显不适，甚至出现睾丸体积缩小，雄性激素分泌异常时，应尽早手术治疗，并配合中医疗法，充分发挥中西医各自优势，综合治疗。

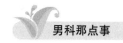

吸烟与畸形精子症的关系

门诊来了一对年轻夫妻，婚后1年未育。女方经妇科检查无异常。男方精液分析中，正常形态精子仅为2%，精子DNA碎片率>30%，其他检查结果均正常（未见精索静脉曲张）。既往体健。显然，这是一个由畸形精子症引起的不育症。

睾丸异常及精索静脉曲张是畸形精子症的常见病因，精神应激反应、内分泌、血管、神经系统疾病等都可引起异常精子的产生。

此外，烟酒、高温、慢性中毒等也是引起精子畸形的重要原因。

近期，有学者提出了畸形精子症的遗传学因素。

那此患者的畸形精子症又是什么原因导致的呢？细看他的病历本"吸烟史5年，约20支/天"，心中已有答案。

吸烟不仅可以抑制男性雄激素的分泌，还是杀害精子的隐形凶手。吸烟能降低血中睾酮水平，使阴茎动脉发生动脉粥样变化，从而导致男性性功能障碍。香烟的烟雾及其他有害物质会引起睾丸萎缩，阻碍精子的发生，减少精子数量，并且改变精子形态。

有人检查了120名吸烟超过1年男性的精液，其中畸形精子超过20%，且吸烟史越长，畸形精子量越多。每天吸烟31支以上者，其精子存活率仅为49%。

通过电镜观察，长期大量吸烟者，其精子膜会发生糜烂，降低精子活动力及存活率。

吸烟还可导致后代畸形率增高。

有调查表明，父亲每天吸烟1~10支者，子女体表畸形发生率为0.5%，11~20支者为0.7%，21支以上者竟达1.7%。可见子女体表畸形发生率与父亲抽烟数量有相关性。

男性吸烟还会使妻子的流产率提高至60%。

此外，有人对5200次妊娠的调查发现，孕妇丈夫每天吸烟10支以上者，其胎儿死亡率大为增高，吸烟量越大，死亡率越高。

由此可见，吸烟不仅会导致男人不育，还直接影响其后代的健康。对于男性来讲，为了今后的幸福生活，为了有个健康的宝宝，请忍痛割爱，远离香烟。

男性不育症十项检查，您了解几项？

1. 男性不育症概念　世界卫生组织（WHO）推荐，夫妇婚后同居 1 年以上，性生活正常，未采取任何避孕措施，由于男方原因造成女方不孕者，称为男性不育症。

2. 为进一步明确男性不育症的病因，需要进行必要的检查　下面的一张表告诉你需要做哪些检查（表 5-1）。

表 5-1　男性不育症常规检查表

项　目	检查目的
男科体检（由男科医生进行）	了解男性性征及睾丸、附睾、精索静脉、输精管等有无发育异常。获得男子生殖状况的基本资料
精液分析	了解精液量、颜色、pH，精子浓度、活力、活动率、存活率、畸形率、有效精子数、液化状态等，初步评估男子生育能力
阴囊彩超	探查睾丸体积、附睾有无结节、精索静脉有无曲张及反流、是否存在鞘膜积液等，从形态学角度评估男子生殖器官
生殖系统微生物	检查支原体、衣原体、风疹病毒、巨细胞病毒、弓形虫、单纯疱疹病毒、艾滋病毒、梅毒螺旋体、乙型肝炎病毒等，排除可引起生殖系统感染的常见病原微生物
抗精子膜抗体	抗精子膜抗体即 MAR，WHO 推荐的筛查男性免疫性不育原因
精浆生化	了解精浆 pH、白细胞、酸性磷酸酶、锌、果糖、α-葡萄糖苷酶等，评估男子附属性腺的分泌功能及输精管道通畅程度
精浆弹性蛋白酶	精浆弹性蛋白酶作为隐匿型生殖道感染的诊断及愈后检测指标，其可靠性得到了 WHO 的认可
精子功能	精子功能测定，更能客观地反映精子的受精能力，是对精液常规检查的必要补充。顶体酶测定，主要看精子穿过透明带的能力
精子 DNA 碎片率	该检测反映了精子 DNA 的损伤程度，是判断特发性男性不育症、反复流产、辅助生育及优生预后常用指标
性交后试验	通过该检测可获知精子是否能穿透宫颈黏液，是否具有较好的受精能力

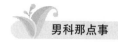

3. 检查注意事项　检查最佳状态为近 2~3 个月不吸烟、不酗酒、不过度劳累、无感冒发热、无重大疾病，并于排精后（包括同房、遗精、自慰等）第 3~5 天，不应超过 7 天，到正规医院生殖科专业取精室留取精液标本，避免洒落精液，保证标本完整。

抗苗勒管激素检查在男性不育中的应用

对于睾丸生精功能的判断，除了内分泌六项（FSH、LH、T、E_2、PRL、P）和抑制素-B 外，还有一个更准确的指标是抗苗勒管激素（anti-Mullerian hormone，AMH）。

抗苗勒管激素于 1947 年由 Jost 首先在胚胎学实验中发现，并为之命名，属于转化生长因子 β 超家族成员之一，产生于睾丸未成熟支持细胞和卵巢颗粒细胞，是由 2 个相同的 70ku 亚基组成的二聚体糖蛋白，分子质量为 140ku。

Jost 首次在动物实验中证明：胚胎睾丸组织中存在 AMH。AMH 被认为是继 Y 染色体上睾丸决定因子（TDF）后发现的一个较早且重要的性分化标志物。

哺乳动物的性别分化原则是：有无 Y 染色体 TDF，决定胚胎的原始未分化性腺分化为睾丸还是卵巢，而内外生殖器的分化则是由胚胎发育到一定程度性腺分泌激素所控制的。

AMH 常用来做卵巢储备功能的评估，今天我们要探讨的是其在男性不育症中的应用。

纵观近几年有关男性不育症与 AMH 的研究，AMH 主要应用于诊断两性畸形及小儿隐睾症患者、评估男性生育能力以及在生殖领域的其他临床应用。

1. 诊断两性畸形比 Y 染色体更敏感　有研究表明，滤泡 AMH 信号通路在生殖细胞发育的特定阶段调节细胞的增殖，而这种调节对性别的决定基因至关重要。

在雄性体内，AMH 的主要作用是抑制苗勒管的发育，对于确定有无睾丸及其组织功能，AMH 的敏感度及特异度明显高于 Y 染色体；因睾丸支持细胞是血清 AMH 的主要来源，对于睾丸不可触及者，仅依据血清 AMH 水平就可明确诊断为隐睾或是无睾患者。

2. AMH 与男性生育能力　最新研究显示：精浆 AMH 与血清 AMH 无相

关性，精浆 AMH 与睾丸生精功能显著相关，与精子的浓度及活力显著呈正相关，能反映生精上皮的功能状态，除此之外，其与精子计数、顶体酶阴性均呈正相关，精浆 AMH 与体重指数（BMI）无相关性，因此对于肥胖或超重不育患者精液质量的评估，与血清 AMH 相比，精浆 AMH 更有意义。

AMH 也可应用于无精子症患者生育能力的评估。研究表明，非梗阻性无精子症患者的血清 AMH 水平显著低于梗阻性无精子症者及正常对照组；精浆 AMH 可能作为非梗阻性无精子症患者持续性精子生成过少的非侵入性生物标志物而被应用。

临床中可以结合精浆生化及其他性激素进行有效区分梗阻性与非梗阻性无精子症患者，又能为其后续治疗方案的制定提供依据。

3. AMH 在生殖领域的临床应用　　AMH 在妇科不孕症的应用较男性不育症更为广泛，尤其常用来做卵巢储备功能的评估。而在男性不育症的应用中，同样适用于睾丸储备功能的评估。随着年龄的增长，AMH 显著降低，尤其是精浆 AMH 水平，对于评估成年男性生育力的高低仍具有明确的作用。

此外，AMH 还可评估生育期接受放化疗男性肿瘤患者的生育能力，也是目前预测少弱精子症患者的精液冷冻-复苏较好的指标，精浆 AMH 也可预测重组人卵泡刺激素治疗特发性少精子症、弱精子症的疗效等。

AMH 是影响人类不孕不育的重要生物因子之一，在生殖过程中发挥着重要作用。

主要的精子功能检查项目

门诊上经常会遇到患者的疑问："大夫，为什么我的精液常规各种指标都正常，爱人检查也都正常，备孕这么久了都没成功？"

精液分析各指标都正常就代表你的生殖能力没问题了吗？

事实并非如此！

精液质量分析是男性生育能力评估的基础，对男性不育的诊断和治疗具有重要意义。

精液常规分析可以反映精子的数量、形态、活力、活率、白细胞数量，却无法反映精子功能，不能准确预测精子受精能力。

近年来，人们逐步认识到精子功能缺陷是导致生育障碍的主要因素之一，且更能客观地反映精子的受精能力。

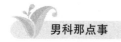
精子功能测定主要有以下几种。

（1）精子功能运动指标的测定。

（2）精子穿卵试验。

（3）精子-宫颈黏液相互作用。

（4）精子膜功能反应。

（5）精子核功能测定。

（6）精子线粒体功能测定。

（7）精子顶体反应和顶体酶活力测定。

人精子顶体位于精子头前端，覆盖在精子核前面，由顶体帽和赤道板组成。

顶体内含有多种蛋白水解酶和磷酸酯酶，获能的精子引发顶体反应时，将体内的酶释放出来以溶解卵放射冠及透明带。就像穿甲弹穿透装甲车钢板一个道理。

如果顶体酶的活性异常，精子不能顺利穿过透明带，就无法保证受精过程的顺利进行。

精子低渗膨胀试验原理：精子在低渗溶液中，水分子通过精子膜进入精子，使精子体积增大而膨胀。这是活精子膜功能正常的标志，而膜功能不全（包括死精子）的精子表现为不膨胀。

精子尾部低渗肿胀试验（HOST）可作为体外精子膜功能及其完整性的指标，预测精子潜在的受精能力。其参考值与伊红试验的参考值相近，精子存活率（膜完整的精子）下限是58%（第5个百分位数，95%可信区间为55~63）［《世界卫生组织人类精液分析实验技术手册》（第5版）］。

影响男性的生育能力因素是多方面的，除此之外要结合其他精子功能试验进行全面分析（包括检查抗精子膜抗体、精子DNA完整性），精液常规分析和精子功能检测，它们都是互补的检测手段。

因此，对高龄、精液常规参数异常或精液常规正常却不育的男性患者进行精子功能检测，可为其生育能力评估提供更全面的信息，更好地指导其临床治疗。

浅谈无头、精子症

有一位25岁的不育症患者，多次精液分析检查时发现精子数量很少（精子浓度在100万~300万/毫升），且畸形精子率高，治疗效果欠佳。

检查该患者染色体（核型及 AZFa、AZFb、AZFc 区）正常，体检生殖器及睾丸发育正常，无精索静脉曲张，输精管无梗阻。

患者很着急，刚治疗1周就要求复查精液，发现精子浓度突然增高很多。

此患者1周之内精子浓度变化如此之大，引起了我们的注意，在显微镜下肉眼观察发现大多数精子都是无头的，像一个蚯蚓在摆动。

那些无头的"小蝌蚪"有时候很容易被电脑系统当成是精液中的杂物而不被计数，所以就有了前几次精液分析时精子浓度的降低。

原来都是无头精子惹的祸！无头精子症是畸形精子症的一种，其发病率较低。

在显微镜下看，正常精子的形状像一个小蝌蚪，而无头精子症患者的"小蝌蚪"没有头，或者连接头和尾巴之间的"脖子"是歪的。这是因为，植入凹和基板是精子头尾相连的关键结构。

电镜下，无头精子症精子的植入凹和基板是缺失的，这会使精子头尾不相连或错误连接，导致精子颈部脆弱，从而在曲细精管、输出小管或附睾中产生断离。

无头精子症为常染色体隐性遗传疾病。2016年国内学者利用全外显子组测序技术首次发现第一个导致无头精子症的致病基因 SUN5。

有研究表明，SUN5 基因缺陷致使精子的植入凹和基板不能正常形成，导致无头精子形成。

无头精子症如何导致男性不育呢？这是由于无头精子症患者的精液中精子只具有能运动的尾部及小团胞质，没有头部，无法和卵子结合，从而导致男性不育。

对于它的治疗，有人认为，如果在无头精子症中发现存在活动的精子，虽颈部畸形，可以通过卵细胞质内单精子注射（ICSI）实现妊娠。也有人认为可以考虑通过 PGD 阻断无头精子症家族垂直遗传。

相信随着人类医学的不断发展，无头精子症的治疗方法将更加成熟。

男性自检，预防不育

据统计，目前全国育龄夫妇不孕不育发生率为10%，总人数超过4000万，其中，约有40%是男性问题，而男性不育症患者的80%为25~35岁的青

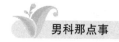

壮年。

年轻男性若了解一些简单的生育知识和自测方法，就能对是否有不育症的危险因素进行有效自查，保证身体健康和未来的家庭幸福。

男性不育症的原因主要集中在遗传、性激素异常、精索静脉曲张、生殖道感染、隐睾、不良生活习惯及外界污染等几个方面。如果沿精索自上而下轻轻触摸，发现阴囊中有大团的蚯蚓状柔软迂曲的团块，那就要注意了，这可能是精索静脉曲张。它会使睾丸温度上升，静脉血瘀滞影响睾丸代谢，从而干扰生精，造成精液质量下降。

若有睾丸肿胀、疼痛，缓解后睾丸逐渐缩小，则可能是睾丸扭转或睾丸炎症后并发损伤性萎缩。这往往伴随生精细胞的不可逆损伤。如果睾丸未能降入阴囊而滞留于腹腔内，称为隐睾症。腹腔内过高的温度不利于精子的产生，睾丸恶变风险也大大增加。

精液也可以部分反映生育能力，因此做精液分析检查也很有必要，最好是3~5天不排精到正规公立医院男科或者生殖中心检测。

正常精液为灰白色或略带黄色。如果出现粉色、红色，则为血性精液。正常精液量为2~6ml，多于7ml则为过多，少于2ml，则为精液量少，1ml以下属于过少，极易导致不育。一般精液射出后，15~30分钟会变为液体，如果超过60分钟仍不能改变形态，在临床上叫作精液不液化，也是不育症的原因。世界卫生组织规定，精子浓度的标准值为2000万/毫升，如果测试数值大于2000万，则为正常；如果低于标准值，则为少精症，而少精症也可能导致不育。

5分钟读懂"精液分析"化验单

精液分析是评价育龄男子生殖能力最直接的检查，读懂精液化验单可以帮助我们了解精液的质量和功能等有无异常，以指导育龄夫妇科学备孕。

1. 如何采集精液

（1）最佳取精时间：排精后（包括同房、遗精、自慰等）第3~5天。

（2）最佳取精状态：近2~3个月不吸烟、不酗酒、不过度劳累、无感冒发热、无重大疾病。

（3）最佳取精场所：正规医院生殖科专业取精室。

（4）最佳取精方式：自慰或取精器辅助取精，避免洒落精液，保证标本完整。

2. 精液化验单主要内容

（1）精液量：一次排精正常量：应为 2~6ml [《世界卫生组织人类精液分析实验技术手册》（第 5 版）标准为>1.5ml]。

若量>6ml，多见于禁欲时间长者、伴有前列腺炎症者、精囊炎症者等。

若 0.5ml<量<2ml，多见于近期房事频繁者、取标本时洒落者、先天性精囊腺发育不全者、雄激素分泌不足者等。

若量≤0.5ml 或无精液排出，多见于逆行射精者、不射精者、输精管梗阻者（包括输精管、精囊腺发育不良）。

（2）精液颜色：正常精液颜色呈均匀的灰白或乳白色。

若呈淡黄色、黄色，提示可能存在生殖道感染或长时间未排精。

若呈淡红色、褐色、棕色（或者镜下见红细胞），则提示可能存在精囊腺、前列腺炎症、结石、肿瘤或生殖道损伤所致的血精。

（3）液化状态：正常情况下，刚射出的精液呈胶冻状（很多人不知道精液刚排出来就是果冻状的，以为自己有什么疾病），在 15~30 分钟内，转变为液态。

若精液液化时间超过 1 小时或者不液化，则提示可能存在前列腺炎症。

（4）pH：正常精液 pH 为 7.2~8.0，呈弱碱性，《世界卫生组织人类精液分析实验技术手册》（第 5 版）标准为>7.2。

若 pH>7.8，常考虑为精囊腺炎症或者前列腺炎症所致。

若 pH 在 6.4~6.7，往往提示射精管和精囊腺的缺如或发育不良等原因。

（5）精子浓度：《世界卫生组织人类精液分析实验技术手册》（第 4 版）（以下简称 4 版手册），正常精子浓度为：$\geq 20 \times 10^6$ ml。《世界卫生组织人类精液分析实验术手册》（第 5 版）（以下简称 5 版手册）中，正常精子浓度为：$\geq 15 \times 10^6$ ml。

若精子浓度<20×10^6 ml（4 版）或<15×10^6 ml（5 版），则为少精子症。

若连续 3 次精子浓度>250×10^6 ml，而且精液量>1.5ml，则为多精子症（5 版手册取消了多精子症的概念）。

若经过 3 次离心后仍未发现精子，则为无精子症。

（6）精子活力：指精液中呈前进运动精子（A 级+B 级）所占的百分率，正常水平为：A 级≥25%或 A 级+B 级>50%。

若 A 级<25%和 A 级+B 级<50%（4 版）或前向运动（PR）精子<32%，总活力（PR+NP）<40%（5 版），则为弱精子症。

（7）精子活动率：指有活力精子（A 级+B 级+C 级）所占的百分率，正常水平为：A 级+B 级+C 级>60%。

（8）精子存活率：指通过伊红染色后，存活精子所占的比例，正常水平为：存活率≥50%，即死精子率<50%。

若死精子率≥50%（4 版）或死精子率≥42%（5 版），则为死精子症。

（9）畸形精子率：指形态畸形精子所占的比例，正常水平为：正常形态精子≥15%（4 版）或正常形态精子≥4%（5 版）。

若正常形态精子<15%（4 版）或正常形态精子<4%（5 版），则为畸形精子症。

特别注意的是，临床表明，若正常形态精子>30%，则生育能力为较佳状态；若 15%<正常形态精子<30%，则生育能力为正常水平；若 4%≤正常形态精子<15%，则生育能力会明显降低；若正常形态精子<4%，则几乎无生育可能。

（10）精液白细胞：正常精液白细胞<1×10^6ml。若精液白细胞≥1×10^6ml，则提示生殖道炎症，如睾丸炎、附睾炎、精囊腺炎、前列腺炎及尿道炎等。

（11）精液凝集状态：正常情况下，精子凝集试验为阴性。抗精子膜抗体混合凝集试验（MAR）呈阴性。

若精子凝集试验出现混合型凝集，且 MAR 呈阳性的男性不育症患者，则称为免疫性不育症。

这些项目中，以精子浓度、精子活动率、精子存活率、畸形精子率、精液凝集状态最具临床意义，是主要检查指标，您了解了吗？

不看不知道，也许您一直以来采用的精液参数及男性不育症诊断标准是错的！

由于受到饮食、环境、污染、辐射、生活方式、工作生活压力等多种因素的影响，男性的生殖能力持续下降。

世界卫生组织统计，约有 15%的育龄夫妇受到生育问题的困扰，在一些国家可能远远超过这个数字。在中国，统计结果接近 15%，中国男性生殖能力以每年 1%的速度持续下降。

所以，男性不育症成为困扰世界人类生殖健康的问题。

世界卫生组织不断更新男性精液标准，以期对临床有更大指导作用。由于5版精液手册标准一直未得到公认，所以现在临床上出现了4版标准、5版标准、4版5版混用的混乱局面，很多人在编书，写文章，做科研的时候直接写错了诊断标准。

笔者将世界卫生组织4版、5版手册精液参数及男性不育症诊断标准整理如下（表5-2，表5-3），供大家参考，不当之处，敬请斧正！

表5-2　精液参数

项　目	4 版手册	5 版手册（参考值下限）
精液体积（ml）	≥2	1.5
pH	≥7.2	7.2
液化时间（min）	<60	<60
精子浓度（10^6/ml）	≥20（4版叫密度）	15
精子总数（10^6/一次射精）	≥40	39
精子活力（%）	A级≥25 或 A级+B级≥50	前向运动（PR）：32
精子活动率（%）	A级+B级+C级≥60	总活力（PR+NP）：40
存活率（染色后活精子,%）	≥50（存活精子不应低于50%）	58
精子形态学（正常形态,%）	≥15	4
过氧化物酶阳性白细胞（10^6/ml）	<1.0	<1.0
MAR（与颗粒结合的活动精子,%）	<50	<50
免疫珠试验	<50	<50
精浆锌（μmol/一次射精）	≥2.4	≥2.4
精浆果糖（μmol/一次射精）	≥13	≥13
精浆中性葡萄糖苷酶（mU/一次射精）	≥20	≥20

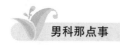

表 5-3 男性不育症诊断标准

项　目	4 版手册	5 版手册
无精液症	无精液（没有精液射出或逆行射精）	无精液（没有精液射出或逆行射精）
血精症	精液中有红细胞	精液中有红细胞
少精子症	精子总数$<40×10^6$或精子密度$<20×10^6/ml$	精子总数$<39×10^6$或精子密度$<15×10^6/ml$
无精子症	3 次离心精液中未检测到精子	本手册检测方法未检测到精子
隐匿精子症		新鲜精液中未查到精子，离心沉淀团中可以见到精子
弱精子症	A 级$<25\%$和 A 级+B 级$<50\%$	PR$<32\%$
白细胞精液症	精液中白细胞$\geq1×10^6/ml$（染色）	精液中白细胞$\geq1×10^6/ml$（染色）
畸形精子症	正常形态精子比例$<15\%$	正常形态精子比例$<4\%$
弱畸精子症	A 级$<25\%$和 A 级+B 级$<50\%$和正常形态精子比例$<15\%$	PR$<32\%$和正常形态精子比例$<4\%$
少弱精子症	精子密度$<20×10^6/ml$和 A 级$<25\%$和 A 级+B 级$<50\%$	精子浓度$<15×10^6/ml$和 PR$<32\%$
少畸精子症	精子密度$<20×10^6/ml$和正常形态精子比例$<15\%$	精子浓度$<15×10^6/ml$和正常形态精子比例$<4\%$
少弱畸精子症	精子密度$<20×10^6/ml$+A 级$<25\%$和 A 级+B 级$<50\%$+正常形态精子比例$<15\%$	精子浓度$<15×10^6/$和 PR$<32\%$和正常形态精子比例$<4\%$
死精子症	精子死亡率（染色后）$>50\%$	精子死亡率（染色后）$>42\%$
免疫性不育症	MAR 或免疫珠试验≥50	MAR 或免疫珠试验≥50

注：仍然建议采用 4 版手册标准，以下所有诊断都应该首先符合男性不育症定义

5 分钟读懂"精浆生化"检查单，有图有真相

精液由精子和精浆组成，精子由睾丸产生，精浆由睾丸、附睾、精囊腺、前列腺、尿道球腺分泌物组成，精浆 60% 以上来自精囊腺，35% 左右来自前

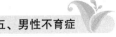

列腺。精子如鱼，精浆像水，水质的好坏会严重影响精子的质量。

1. 什么是精浆生化检查　精浆生化就是对精浆进行生物化学检测。

2. 精浆生化检查的作用

（1）评估附睾、精囊腺、前列腺的功能。

（2）判断输精管道梗阻部位。

（3）研究附属性腺对男性生育的影响。

3. 常用的精浆生化检查

（1）精浆锌测定：锌是人体内多种酶的辅酶，参与多种代谢活动，被称为男人的"生命之花"。前列腺是体内含锌量最多的器官之一。正常人精浆内锌含量平均为 0.80～2.50mmol/L，为血浆中含量的 100 倍，这反映锌对维持精子功能活动的重要性。锌含量的测定也反映前列腺的功能。

精浆锌浓度正常值为一次射精精浆中含锌≥2.4μmol。

（2）精浆酸性磷酸酶测定：酸性磷酸酶的作用是催化磷酸酯键水解，它存在于全身各组织，前列腺含量尤为丰富。精浆中酸性磷酸酶几乎全部来自前列腺。前列腺发生病变时，此酶活性可有明显改变。因此，精浆酸性磷酸酶活性是前列腺疾病诊断的实验室指标之一。

测定原理：依据精浆中酸性磷酸酶在酸性条件下催化对硝基苯酚磷酸酯水解，使之释放出对硝基苯酚。后者在碱性条件下呈黄色，可用比色法测定。

精浆中酸性磷酸酶活性正常范围为 48.80～208.60U/ml。

（3）精浆柠檬酸测定：精浆中柠檬酸含量较高，几乎全部来源于前列腺。柠檬酸参与维持精浆的渗透压，与精子存活有关。此外它与血清睾酮相关，它的含量也反映血清睾酮水平。精浆中柠檬酸含量测定对检测前列腺功能和男子性功能有一定参考价值。可用紫外比色法测定。

一次射精精浆中柠檬酸浓度正常值≥52μmol。

（4）精浆果糖测定：在精液中供精子利用的糖类是果糖。而精浆果糖是由精囊腺分泌的，受血中睾酮水平的影响。因此精浆果糖测定可用于监测精囊和睾丸间质细胞的功能，还有助于无精症病因的诊断。测定果糖的方法有多种，较为简单且灵敏度高、特异性强的测定方法是间苯二酚显色法，其原理是果糖在 90℃酸性环境中与间苯二酚保温，形成一种有色复合物，其颜色深浅与果糖含量成正比。

精浆果糖含量正常值为 0.87～3.95g/L。

（5）中性 α-糖苷酶测定：精浆中含有两种 α-糖苷酶，80% 为中性 α-糖苷酶，仅来源于附睾；20% 为酸性 α-糖苷酶，主要来自于前列腺。检查中性 α-糖苷酶，有助于了解附睾（附睾是精子成熟的地方，是精子运行的通道，是精子储存的地方，是老化精子处理的场所）的功能及附睾管是否通畅。

精浆 α-糖苷酶正常参考值为 35.10~87.70U/ml。

（6）精浆抑制素-B 测定：抑制素由睾丸支持细胞产生，血清抑制素-B 是判断睾丸生精功能最常用的指标，精浆抑制素-B 是判断输精管道是否通畅常用的指标。

4. 利用精浆生化判断生精管道梗阻部位　见表 5-4。

表 5-4　利用精浆生化判断生精管道梗阻部位

梗阻部位	精浆抑制素-B 支持细胞	中性 α-糖苷酶 附睾	果糖 精囊腺	酸性磷酸酶、 锌前列腺
输出小管、附睾头	（-）	（+）	（+）	（+）
附睾尾、输精管	（-）	（-）	（+）	（+）
射精管	（-）	（-）	（-）	（++）
精阜	无精液症			

这些项目中，以精浆抑制素-B、中性 α-糖苷酶、果糖、酸性磷酸酶、锌最具临床意义，您了解了吗？

精子 DNA 完整性检测

1. 什么是精子 DNA 完整性检测　精子的遗传物质是染色体，染色体是由脱氧核糖核酸（DNA）组合而成的。精子 DNA 完整性是亲代将遗传物质正确传递给子代的基础，在受精和胚胎发育过程中发挥重要作用。精子 DNA 完整性检测反映了精子 DNA 的损伤程度，是判断特发性男性不育症、反复流产、辅助生育及优生预后常用指标。

2. 精子 DNA 的损伤可能会导致的临床问题　精子 DNA 的损伤可能会导致男性不育症、降低自然妊娠率、降低试管婴儿和人工授精的成功率、提高流产的发生率。

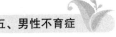

3. 引起精子 DNA 损伤的主要病因

（1）疾病：精索静脉曲张、睾丸炎、附睾炎、高热和生殖器肿瘤等疾病。

（2）药物：激素，放、化疗药物及免疫抑制剂等药物。

（3）不良生活习惯：吸烟、酗酒、熬夜、吸毒、过度劳累、久坐等不良生活习惯。

（4）环境污染：农药、重金属、高温、手机、电脑、油漆、电焊、辐射、印刷、污水等环境污染。

（5）年龄：高龄导致氧化应激能力降低、激素水平的改变、体质下降等因素。

（6）心理因素等。

4. 哪些人需要做精子 DNA 完整性检测

（1）女方反复自然流产、胚胎停育等的男性不育患者。

（2）采用辅助生育多次未成功的男性不育患者。

（3）排除女方因素的特发性男性不育患者（无精子症除外）。

（4）大龄、拟行辅助生育助孕者。

（5）育前优生体检者可选择性检查。

5. 精子 DNA 完整性检测结果判读　针对精子 DNA 完整性检测的结果，一般使用精子 DNA 碎片指数（sperm DNA fragmentation indeX，DFI）高低来表示，目前认为：DFI≤15% 为正常，15%<DFI<30% 为一般，若 DFI≥30% 认为完整性较差。

6. 精子 DNA 碎片指数增高的治疗　针对高 DFI 患者，建议其改善不良生活习惯，避免接触吸烟、酗酒、药物等毒性物质和桑拿等高热环境；服用抗氧化剂，如维生素的补充；如有感染进行抗感染治疗；针对病因的手术治疗，如精索静脉曲张结扎术等；中药益气、补肾、理气、活血、清热、利湿等药物具有明显的抗氧化作用，可以降低精子 DNA 碎片指数，临床可以辨证使用。

精液分析正常，不代表男性的生育力正常！

门诊中经常会发现很多这样的病例，在因不孕不育就诊的患者中，往往是女方检查的项目很全面，而男方通常只检查精液分析和支原体、衣原体等项目。男性不育涉及的项目也很多，只有找出病因，才能对症治疗。

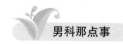
1. 抗精子膜抗体检查（MAR）　由于生殖道感染、损伤、手术等原因导致男方自身产生抗精子抗体，会对精子的生成以及精子的运动产生明显影响，会因影响受精，受精卵着床、发育而影响生育。

2. 精子顶体酶活性检测　精子顶体酶活性的强弱是反映精液质量最重要的指标之一，顶体酶活力不足可导致精子无法穿过卵子的透明带完成受精。

3. 精子低渗膨胀实验（HOS）　当精子处于低渗液中，由于渗透压的改变，正常精子细胞膜发生顺应性变化出现尾部卷曲，而精子膜有缺损时尾部不发生卷曲。HOS 实验借此可了解精子膜的完整性，了解精子生育能力。

4. 精浆弹性蛋白酶检测　判断隐匿性的男性生殖道感染。男性生殖道感染占到男性不育的 4%～10%。当数值在 300 以下时，可以排除生殖道感染；300～1000 可以考虑隐匿感染；大于 1000 可以确认有生殖道感染。

5. 精子 DNA 的完整性　精子的发生复杂而独特，涉及一系列有丝分裂和减数分裂的过程，精子形成过程中组蛋白会逐渐被过渡蛋白、最终被鱼精蛋白所替换。鱼精蛋白能降低 DNA 间的静电作用，并与致密胞核的形成有关，能对精子在生殖道转运过程中的 DNA 起保护作用，因此保证了遗传物质的完整性。

研究发现，不育患者 DNA 变性程度明显高于正常生育者。精子 DNA 完整性低于 30%，会影响其受精率和临床妊娠率，并可能影响到胚胎发育而导致胎停育。

6. 性交后试验　同房后 2～4 小时内，取女性宫颈管内外黏液进行镜检，根据镜检结果，判断不孕原因。通过性交后试验我们可获知精子能否穿透宫颈黏液，是否具有较好的活动率和活动力等。此外患有阴道炎或宫颈炎的女性，其阴道环境的改变，宫颈黏液黏稠均会阻碍精子活动。还有一些不孕妇女的宫颈黏液中含有抗精子抗体，该抗体与精子发生凝集反应，减少受孕的机会。

只有这些检查都过关了，男性的生殖能力才能说基本正常。

◆ "孕检正常"却仍不孕，几个问题不容忽视 ◆

经常有这样的患者，夫妻备孕一两个月没有怀孕，就十分着急，担心自己患了不孕不育症，其实怀孕这事儿是急不来的。很多新婚夫妇刚刚办完婚礼，在筹备婚礼和蜜月期间身体劳累，也没有戒烟戒酒，规律作息，并没有真正做好孕前准备，而且检查也并不完善。要想真正知道是否可以受孕，应注意以下几项。

1. **完善检查** 一般我们建议男方的基本检查应包括精液分析、抗精子膜抗体、精子功能、精子 DNA 完整性、支原体、衣原体、TORCH 检查以及血型检测；女方则需要进行妇科彩超并监测排卵、内分泌检查、白带常规、支原体、衣原体、TORCH 检查以及免疫筛查和血型检测，必要时还需进行子宫输卵管造影。男性检查如前述，女性检查主要有以下几项。

排卵监测：只有正常的排卵，并把握排卵期同房才能提高受孕率。

输卵管通畅性检查：检查子宫输卵管有无畸形、是否通畅，有无子宫内膜结核和肌瘤，还有一定的分离粘连的治疗作用。

免疫因素检查：包括抗精子抗体 IgG、IgM；抗心磷脂抗体 IgG、IgM；抗子宫内膜抗体 IgG、IgM；抗卵巢抗体；抗 HCG 抗体；抗透明带抗体等。是不孕女性的必查项目。

2. **注意性生活的质量以及频度** 像一些两地分居的患者，每月单靠掐着排卵期千里相会一次，怀孕概率肯定大大降低。一般认为，既能保证精子质量又能保证受孕概率的性生活频度是排卵期隔日一次性生活。

3. **避免心情过度紧张** 单纯的心理紧张就会影响怀孕，有些患者各项检查都没有问题却迟迟不能怀孕，这时应告诉患者放松心情，休息 3 个月再来治疗，这 3 个月保证规律性生活即可，而不到 3 个月不少小夫妻就传来了好消息。

4. **劳逸结合，锻炼身体** 要注意劳逸结合，不要过度劳累，不要熬夜，要进行适度的锻炼，这样不仅身体素质改善了，也锻炼出了好精子、好卵子，会提高受孕概率。

5. **安心等待** 正常的育龄夫妇在排卵期同房后每个月的怀孕概率也只有 20%～35%，3 个月也只有 70% 左右。不是每个月想怀孕就可以怀上的，想要得到美丽的小天使就要有耐心。

经过规范的检查，再加上调整好的身体和心态，放松心情，相信"好孕"一定随之而来。

不做睾丸活检能判定睾丸的生精功能吗？

回答是肯定的。睾丸活检即睾丸活组织病理检查的简称，主要适用于无

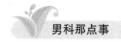

精症和严重少精症。通过该检查，能直接估计睾丸的生精功能和生殖障碍的程度，至今为止仍是判定睾丸生精功能如何的金标准。但毕竟这是一种创伤性检查，还容易使人体产生抗精子抗体，所以随着近几年诊断技术的发展，目前此检查在大型医院已很少使用，若非用不可，也主张采用显微外科技术，将睾丸的损伤降到最低限度。

那么，如果不做睾丸活检如何判定睾丸生精功能呢？

（1）睾丸、输精管检查：测睾丸容积大小是否正常，检查输精管是否缺如。

（2）精液生化分析：通过精液中 α-葡萄糖苷酶、果糖等测定，能够初步判定输精管道如附睾、输精管、射精管是否阻塞以及何处阻塞。

（3）性染色体检查：性染色体异常患者，生精功能丧失，如克氏综合征，性染色体为 47，XXY，性反转综合征 46，XX 等。

（4）性激素测定：由于血中促卵泡刺激素（FSH）作用于睾丸的曲细精管，可促进精子形成。所以主要测定 FSH，若 FSH 明显升高，即表明睾丸生精功能障碍。其他根据情况可测定睾酮（T）、促黄体生成素（LH）等。

若经上述检查仍无法确定睾丸生精功能者方可考虑做睾丸活检。

用避孕套能治疗男性免疫性不育吗？

治疗免疫性不育的目的是使体内抗精子抗体的滴度降低，甚至使抗精子抗体消失，从而精卵可正常结合，受孕生子。

西医治疗女性抗精子抗体阳性的免疫性不育常使用避孕套，使精子与女方脱离接触，不再产生新的抗精子抗体，原有抗体可逐渐消失，而对男性免疫性不育使用这种方法却毫无意义。

因为男性免疫性不育是自身产生的抗精子抗体引起的不育，用避孕套是无法把精子这一抗原与自身产生的抗精子抗体分开的，因此用避孕套治疗男子免疫性不育无科学依据。导致男性免疫性不育的原因目前尚不清楚，有人认为由于生殖道感染破坏血睾屏障，生殖道损伤、手术，从而产生抗精子抗体。西医采用抗生素或激素抑制免疫反应等治疗收效甚微。

近几年来，笔者采用自拟消抗饮（组成：黄芪 30 克，公英 15 克，金银花 15 克，丹皮 15 克，赤芍 15 克，徐长卿 30 克，乌梅 15 克，珍珠母 15 克，生甘草 10 克，枸杞子 15 克，五味子 15 克。用法：每日 1 付，水煎 2 次，取汁400ml，分早晚饭后温服）结合肠溶阿司匹林治疗男性免疫性不育收到了良好的效果。3个月为1个疗程，1个月可以做一次复查，1个月转阴率大约为80%。有部分患者转阴后，还有复发的可能性。

怎样提高精子质量？

1. 多参加锻炼　男性身体过度肥胖，会导致腹股沟处的温度升高，损害精子的成长，从而导致不育。因此，体重控制在标准范围内可以提高精子的质量。不过，锻炼强度要适中，剧烈的运动，如马拉松和长距离的骑车等仍然会使睾丸的温度升高，破坏精子成长所需的凉爽环境。骑车还会使脆弱的睾丸外囊血管处于危险之中，因此，建议骑车时要穿有护垫的短裤，并选择减震功能良好的自行车。

2. 少去桑拿房、蒸汽浴室　高温蒸浴可直接抑制精子生成。

3. 戒烟　数据显示，44%的人认为，吸烟是精子数量下降的最主要因素，因此戒烟势在必行。

4. 不饮酒　大量饮酒可导致精子质量下降，所以尽量戒酒。

5. 向麻醉剂说不　麻醉剂、毒品等对精子也有极大危害，而且还会持续很长一段时间。

6. 放松心态　精神压力过大也对精子的成长有负面影响。所以男性应做些能让自己放松的事情，如散步、洗澡等，然后再享受性生活。

7. 把手机放在上衣兜　手机放在裤兜里、笔记本电脑放在膝盖上、穿紧身裤都会提高阴囊温度，伤害精子，所以应把手机放在上衣兜里。

8. 多吃绿色蔬菜　绿色蔬菜中含有维生素C、维生素E、锌、硒等利于精子成长的成分。坚果、鱼类中富含欧米伽3脂肪酸，也可多吃，利于精子成长。

9. 经常体检　细菌或病毒感染也是男性不育的重要因素，故应接受衣原体、前列腺和精液的相关检查。

备孕强精八大误区

有新婚夫妇和二胎的备孕中，为了生一个聪明、漂亮的宝宝，男同胞们也是拼了，"封山育林""戒烟戒酒"等等，有做对的，但也不乏有误区。

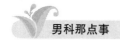

1. 拒绝孕检 尽管想要一个好宝宝，但不少男性对到医院查精液还是很"害羞"的，觉得自己没有什么症状，吃点补药补补就行了。这是一个错误的观点。

孕前检查其实是非常必要的，它有助于全面了解你的身体状况、精液质量、是否有影响怀孕和胎儿发育的因素。及时进行针对性治疗，给未来的宝宝创造一个良好的先天条件。

孕前男性常见检查有：精液分析、抗精子抗体、精子 DNA 碎片率、精子功能、支原体、衣原体、优生八项、血型及性病筛查等。

2. "封山育林" 不少准爸爸一旦开启备孕模式，就开始禁欲了，一两个月也不过一次性生活，美其名曰"封山育林"。这也是一个错误认识。

精液也需要新陈代谢的，长期不排精，精浆得不到更新，不能更好地为精子提供能量，精子就会大量老化、死亡，白细胞会明显增多，并不利于受精、优生。

所以，备孕期间要 3~7 天排精 1 次，保持精液的新陈代谢。女方排卵期时，要隔日同房 1 次，保持精子在女性生殖道内始终处于最佳受孕状态。

3. 精神紧张 进入备孕，不少人开始精神紧张，担心这也不好，那也不对，甚至出现焦虑状态、备孕期阳痿，这并不利于精子质量的提高。人要在精神放松，心情愉悦的情况下，身体才能健康，精子的质量才能上来。

4. 超量锻炼 有人认为，锻炼身体、增强体质有助于精子质量的提高，就开始盲目过量地锻炼，每次都大汗淋漓、疲惫不堪，这样并不好。

过度锻炼，耗气伤阴，对精子会造成不好的影响。

要掌握好锻炼的"度"，一般来说，每天一万步左右，身体微微汗出，不觉得劳累就可以了。

5. 盲目进补 中国人观念，总觉得自己"肾虚"，不利于生育，一定要补补才行，所以鸡鸭鱼肉，什么好吃什么，这样不见得对精液质量有好处。

正确的做法应该是：

（1）戒烟戒酒，烟酒对生育的不良影响是公认的，备孕期间首先是远离烟酒。

（2）注意食物的农药存留和重金属超标。

（3）不随意吃药，即使是"补药"。很多药物如抗肿瘤的、治疗高血压的、抗雄激素的、镇静的、抗抑郁的等都会不同程度对精子产生影响。

（4）适量补充维生素，尤其是每天 200~400mg 维生素 E，对生育有益。

（5）补锌，锌被称为男性的"生命之花"，不少食物（如花生、核桃、苹果、牛肉等）中锌含量较高，可以适当吃一些。

6. 环境污染　不少人对备孕环境和职业的影响认识不够，经常出入有污染、辐射、高温的环境，认为农药、橡胶、油漆、电焊、印刷、污水处理等职业影响有限。有的人自己是戒烟了，但经常吸二手烟。这些都不利于强精备孕。

7. 不良习惯　一部分人认为，备孕期间，随性就好，并不注意一些生活中常见的影响因素。

备孕期间要不穿紧身裤、不洗桑拿、不泡大池子；少开车，最好控制在每天3小时以内；避免泌尿生殖道的感染；注意作息时间，不熬夜，少玩手机。

8. 过度肥胖　部分男性体重超标，不注意减肥。

肥胖会对人体激素水平造成影响，从而影响精子质量；肥胖会使阴囊失去对睾丸温度的调节，而影响睾丸的生精功能。

所以，应该把体重指数［BMI＝体重（千克）÷身高（米）的平方 kg/m^2］控制在20～24。

避免以上误区，心情轻松、起居有节、合理饮食、适当锻炼、必要体检及注意环境污染才有可能提高精子质量，生一个聪明、漂亮、健康的宝宝。

"查无精子"不是末日

无精子症是指育龄男性三次离心后精液中未查到精子，是常见的男性不育症。

无精子症引起的原因有两种：一是睾丸没有生精功能，也就是工厂不生产产品；二是输精管道梗阻，也就是说工厂生产的产品运不出来。

一般来说，无精子症患者很难再有孩子，但随着现代科技的发展，让无精子症患者有望圆梦。

1. 梗阻性无精子症　根据梗阻部位不同，可以采取附睾穿刺取精、附睾输精管吻合、输精管吻合、输精管和对侧附睾吻合、射精管疏通等方法取得精子做试管婴儿或者自然受孕。

2. 睾丸没有生精功能但输精管道通畅　主要看FSH，判断有没有治疗的

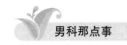

可能性。一般认为当 FSH 降低时，可以通过激素治疗，刺激睾丸生长发育产生精子，进一步可以自然受孕或者做试管婴儿。

如果 FSH 明显升高（多数学者认为超过正常值高限 1.5 倍以上），睾丸不具备生精功能，并且临床难以治疗，但很小一部分患者仍可以通过激素和中药治疗后有精子生成，而获得试管或者自然受孕的机会。

3. 显微取精　部分 FSH 明显升高（如克氏征，染色体 47，XXY）、没有药物治疗可能性以及睾丸输出小管梗阻的患者，现在可以通过睾丸显微取精获得精子做试管婴儿，但不是每个患者都能幸运地找到精子的。

4. 供精人工授精　对没有上述治疗可能性或者治疗失败的，如果愿意可以考虑供精者人工授精。全国有 20 家国家认证的精子库，可以进行咨询。

5. 领养　如果经治疗后无效，又不愿意成为丁克家庭的可以通过民政部门领养一个孩子。

精子出不来也能要孩子吗？

有些男性虽然有精子，但由于某种原因不能排出，难以使妻子怀孕而辗转求诊。

精子排不出的原因都有哪些呢？

1. 不射精症　不射精症是指阴茎可以勃起，也能够维持较长时间性生活，但达不到性高潮、无射精的动作和感觉，无精液排出。

如果经治疗可以射精的，选择自然受孕；如果手淫可以射精的，可以手淫取精后做人工授精；如果任何情况下都不能排精的，可以进行附睾、睾丸穿刺，取出精子后做试管婴儿。

2. 逆行射精　逆行射精是指阴茎可以勃起，能够进行性生活，也可以达到性高潮，有射精感觉和动作，但无精液从尿道口排出，而逆行射入膀胱。房事后可以在尿液中查出大量精子。

逆行射精在查出病因，经针对性治疗后，可以正常射精的，选择自然受孕；如果不能正常射精，可以收集膀胱中的精子经处理后做人工授精。精子质量差的，可以挑选优质精子做试管婴儿。

3. 梗阻性无精子症　根据梗阻的部位不同，可以采用不同治疗方法。

（1）睾丸输出小管和附睾头部梗阻：附睾穿刺不能取到精子的，可以做睾丸穿刺或睾丸显微取精，做试管婴儿。

（2）附睾尾部梗阻：可以通过附睾穿刺或者睾丸穿刺取出精子做试管婴儿。也可以行附睾输精管吻合术，使精子自然排出。

（3）输精管梗阻：可以行输精管吻合复通手术使精子排出从而自然受孕，复通失败的或者无输精管、输精管发育不良的可以行附睾、睾丸穿刺术取出精子做试管婴儿。

（4）射精管梗阻：炎症、囊肿等导致的无精子症可以考虑保守或手术复通；复通失败或者无射精管、射精管和精囊腺发育不良的可以行附睾、睾丸穿刺术取出精子做试管婴儿。

（5）精阜梗阻：由于尿道前列腺炎症、手术等原因导致精阜部位射精管开口梗阻，精液不能排出的，可以手术治疗。

4. 非梗阻性无精子症　由于睾丸生精功能非常差，仅有少量精子残存，不能正常排出的，可以考虑显微取精。

部分患者虽无生精功能，但经治疗有少量精子产生，可以自行排出的，直接做试管婴儿；不能自行排出的，可以考虑显微取精做试管婴儿。

精子排不出也有可能"好孕"，要摆正心态，接受正规治疗。

为什么不育症的治疗疗程较长？

不育症的治疗疗程较长（一般为 3 个月），是根据精子从产生到成熟，获得受精能力约需要 90 天为依据而确定的。

人的精子发生过程可分为六个期，每个期都有特定的时间和细胞组合，六个期构成一个周期。人的精子发生约需经历四个半周期，由于一个周期历时 16 天，故人的精子发生过程约为 70 天。

精子发生后还需要在附睾中完全成熟，需 19～23 天。因此，从精子产生到成熟后被排出体外，约为 90 天。因而，接受药物治疗的患者切莫着急或认为药物无效，要坚持服药 3 个月才会出现疗效，尤其是少精子症或无精子症且原因又在睾丸者。

什么样的男性不育症能治好？什么样的治不好？

导致男性不育症的病因多种多样，究竟哪种原因导致的不育症能治好，哪些不能治好呢？

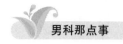

1. 常见的能治愈的不育症

（1）性功能障碍导致的不育，如不射精、逆行射精、ED、早泄等导致的不育。

（2）生殖系、泌尿系感染所致的不育，如前列腺炎、附睾炎、淋菌性尿道炎等导致的不育。

（3）免疫性不育。

（4）精索静脉曲张所致的不育症。

（5）某些食物或药物引起的不育，如食用棉籽油等。

2. 常见的不能治愈的不育症

（1）唯支持细胞综合征，即缺乏生精细胞不能产生精子，无生精能力。

（2）两性畸形，俗称阴阳人。即由于性别分化及性腺发育异常而出现的外生殖器甚至内、外生殖器具有两性特征，或性腺与外生殖器性别相反者。

（3）先天性睾丸发育不全综合征。本病以睾丸小、曲细精管发育不良或间质细胞功能减退又称小睾症，属中医"天宦"范畴。

（4）kallmann 综合征，又称低促性腺激素性性腺发育不良伴嗅觉障碍，是常染色体显性或不完全显性遗传性疾病，属中医"天宦"范畴。

（5）特发性促性腺激素低下性性腺功能减退症，属中医"天宦"范畴。

应当指出的是，不育症能否治愈都是相对的，而不是绝对的。所以，应当具体问题具体分析，患了不育症能不能治愈，还是到正规医院看医生怎么说，现在治不好的也不一定永远治不好。

原来，精子也可以贮存在"银行"里

自 1981 年我国设立了第一个精子库（人称"精子银行"），目前我国有 20 家左右的精子库，除了为无精子症患者提供供精者人工授精外，也可以将精子贮存在这里，以备将来使用。

而哪些人的精子可以被贮存起来呢？

1. 重度少精子症者 少精子症是指育龄男性精子浓度<2000 万/毫升（世界卫生组织 5 版手册认为低限值为 1500 万/毫升），当精子浓度<500 万/毫升时称为重度少精子症。重度少精子症患者可以是各种原因导致的生精功能障碍，在治疗过程中，当药物无法对抗导致睾丸生精功能损伤的因素时，有可能发展成无精子症。所以，建议重度少精子症患者在治疗前将精子贮存起来

备用。

2. 严重疾病治疗前　育龄期男性若患上严重的疾病，如癌症、化疗将会严重影响患者生精功能，影响生育，可以在治疗前进行精子贮存。

3. 即将从事危及生育的工作者　对于即将从事放射、污染、辐射等易接触有毒有害物质的工作时，很可能影响睾丸的生精功能，使精子的活力降低，畸形率增高。从事这些工作前，可以先进行精子贮存。

4. 从事危险工作者　从事特警、登山、消防、探险、试飞等危险工作者，可以先进行精子贮存。

5. 睾丸、附睾切除术前　如罹患睾丸癌等疾病，治疗需要切除睾丸、附睾或进行影响生育的手术者，建议术前贮存精子。

6. 年轻时候不想要孩子者　来自社会、工作、养育孩子的压力，常常使年轻人对生育避之不及，甚至怀有恐惧心理。而随着年龄的增长，生育能力下降，想要孩子的愿望反而更迫切。殊不知由于环境污染、年龄等因素影响，精子质量远不如前，不如趁年轻时候贮存精子，以备后患。

精子库主要是用冷冻的方法贮存精子，使它们在-196℃的低温下冬眠，冷冻精子可以贮存20余年，一旦复温，大部分精子可恢复生命机能。为患者提供了"生殖保险"。

治疗不育症常用的单方、验方有哪些？

古代医家在治疗男性不育症方面积累了许多宝贵的经验。在辨证施治的基础上创造了许多著名的单方、验方。

现简单介绍如下：

（1）五子衍宗丸：枸杞子、菟丝子、五味子、覆盆子、车前子。适量水煎，每日1剂，分两次温服，具有补肾填精的作用，用于肾精亏虚型不育症。

（2）右归丸：熟地、山药、枸杞子、山茱萸、杜仲、肉桂、附子、炙甘草。适量水煎，每日1剂，分两次温服，有补肾壮阳之功，适用于肾阳虚所致的不育。

（3）大补阴丸：知母、熟地、龟板、猪脊髓。适量水煎，每日1剂，分两次温服，有滋补肾阴的作用，用于肾阴虚损者。

（4）还少丹：枸杞子、茯苓、小茴香、沉香、乌药、肉桂、山药、牛膝、远志、楮实子、五味子、巴戟天、肉苁蓉。适量水煎，每日1剂，分两次温

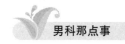

服，有补益气血的功效，用于气血亏虚所致的不育。

（5）田七散：田七粉 3 克，每日 1 次冲服，连服 10～15 天，对前列腺炎所致的不育疗效好。

（6）牛鞭枸杞汤：牛鞭 1 条，枸杞子 30 克，入盐少许，文火炖熟，喝汤吃肉，分 2 次吃完，有补肾壮阳，收敛精子的功效，用于肾阳虚者。

得了男性不育症是看中医好还是看西医好？

中医、西医在诊治男性不育方面各有优势和不足。中医和西医是两个不同的医学体系，在诊疗方法、诊疗路径和诊疗思维等方面有着本质区别。不能简单地说，男性不育看中医好，或者说看西医好。时代在变迁，社会在发展，技术在进步，我们不能仅传承老祖先给我们留下的宝贵财富，更需要借助现代医学科技发展的新技术和新成果，使之得到更好、更大的创新和发展，为人类的生殖事业和健康作出更大的贡献。所以我们一直倡导男性不育的诊疗要中西医结合，这样才能更好地发挥各自的特色和技术专长。

大家知道，男性不育症是由多种原因共同影响所致，并非是一个单纯的疾病。病因的检查，对其治疗方案的制定和预后判断具有重要指导意义。对不育患者而言，医生首先要询问患者病史，其次就是必须给患者进行体格检查，了解生殖器官的发育情况，如阴茎大小、睾丸大小质地和输精管等情况。必须让患者做精液分析，其重要性前面已经说过。根据精子质量情况，在医生的建议下做有关病因学检查，如精浆生化、精子形态学分析、精浆弹性硬蛋白酶检查、精子功能检查、精子宫颈黏液穿透试验、精液支原体和衣原体检查、血清性激素测定、精浆免疫学检查（如混合抗球蛋白反应 MAR）、精索和睾丸附睾的 B 超检查、经直肠精囊腺和前列腺彩超检查、输精管道造影等。如能明确病因，针对性治疗一般能够获得较好效果。

临床上还有一些死精子症、少弱精子症、免疫性不育症和无精子症就是找不到具体原因，这种情况医学上称为特发性男性不育。现代医学的治疗方法相对来说比较单一，要么抗炎，要么手术，要么补充性激素等。而中医药治疗男性不育的优势就体现在针对不同的患者，采用辨证论治的方法，实施个体化治疗，能够通过多种渠道（中药的内服、外用、针刺和艾灸等）、多种作用机制（如通过益肾可调整内分泌；通过活血可改善附睾、睾丸等器官的微循环；通过清热解毒可以起到抗菌、抑菌和消炎等作用；通过益气健脾可

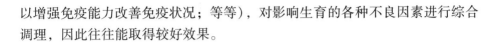

以增强免疫能力改善免疫状况；等等），对影响生育的各种不良因素进行综合调理，因此往往能取得较好效果。

治疗男性不育症常用的中成药有哪些？

中医药对男性不育症治疗的优势越来越显著，正在逐渐被更多的人认可。但不育症患者由于疗程较长加上中药汤剂的煎煮繁琐、携带不便和口感不好等原因，部分患者往往难以坚持服用，极大影响了中医治疗的效果。如能辨证选用一些疗效肯定又无明显毒副作用的中成药，对进一步提高疗效将大有帮助。

（1）龟龄集胶囊：主要由人参、鹿茸、海马、枸杞子、穿山甲、雀脑、牛膝、锁阳等药物组成。具有强身补脑，固肾补气等功效。用于肾虚型死弱精子症、少精子症引起的男性不育症。症见腰膝酸软，头晕耳鸣，四肢怕冷，性功能下降，舌淡，苔薄白，脉沉无力。每次3粒，每日2次，淡盐水冲服。

（2）五子衍宗胶囊：由菟丝子、枸杞子、覆盆子、五味子、车前子所组成。具有填精益髓，补肾助阳之功效。用于肾精亏虚型少精子和弱精子症不育症等。表现为腰膝酸软，头晕耳鸣，性能力下降。舌淡，苔薄白，脉沉无力。每次3粒，每日2次口服。

（3）六味地黄浓缩丸：由熟地黄、山萸肉、山药等组成。具有滋阴补肾的功能，用于肾阴不足引起的不育症。症见腰膝酸软，头晕耳鸣，舌红，少苔，脉细数。每次8粒，每日2次口服。

（4）右归胶囊：主要由熟地黄、山药、山萸肉、鹿角胶、菟丝子、肉桂、当归等组成。具有温肾助阳，填精益血的功效。用于肾阳亏虚型男性不育症。症见畏寒肢冷，腰膝酸软，阳痿遗精，神疲乏力，精液清稀，精子活动力下降。舌淡，苔白，脉沉无力。每次3粒，每日3次口服。

（5）左归丸：主要由熟地黄、山药、枸杞子、鹿角胶、龟板胶、菟丝子等组成。具有滋阴补肾，填精益髓的功能。用于肾阴亏虚型男性不育症。表现精液少，或少精子症，腰膝酸软，头晕耳鸣，潮热盗汗，遗精滑泄，性欲降低。舌红，少苔，脉细数。每次10粒，每日2次口服。

（6）金匮肾气丸：主要由熟地黄、山萸肉、山药、附子、肉桂等。具有温补肾阳的功效。用于肾阳亏虚型不育症。症见腰膝酸软，四肢怕冷，性能

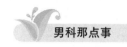

力下降。舌淡苔白，脉沉。每次8粒，每日2次口服。

（7）清浊祛毒丸：主要由熟地黄、山萸肉、山药、茯苓、泽泻、蒲公英、虎杖、大血藤、金沙藤等组成。具有清热解毒，利湿祛浊的功效。用于阴虚湿热下注型男性不育症。表现为腰膝酸软，阴囊潮湿，小便黄。舌红，苔黄腻，脉滑数。每次6克，每日3次口服。

（8）龙胆泻肝丸：主要由龙胆草、栀子、泽泻、黄芩、车前子、生地黄等组成。具有泻肝胆火，清下焦湿热的功能。用于湿热下注型男性不育症。症见阴囊潮湿，口苦，小便黄。舌质红，苔黄腻，脉弦数。每次6克，每日2次口服。

（9）补中益气浓缩丸：主要由黄芪、人参、白术、当归等组成。具有益气健脾之功能。适用于脾气亏虚型男性不育。症见少气懒言，神疲乏力，食少便溏，头晕，易感冒。舌淡，苔白，脉细弱。每次8丸，每日3次口服。

（10）血府逐瘀胶囊：主要由桃仁、牛膝、红花、当归、川芎等组成。具有活血化瘀的功能。主要用于瘀血阻络型男性不育症。症见阴囊坠胀或睾丸疼痛。舌质暗，有瘀点或瘀斑，脉涩。每次4粒，每日3次口服。

男性不育症常用的食疗方有哪些？

男性不育症在积极治疗的同时，若能辨证食用某种食疗方，可进一步提高疗效，缩短疗程，提高妊娠率。常用的食疗方主要有以下。

（1）韭菜250克（洗净切段），加河虾250克，料酒适量。共炒熟食用，可增强精子活动力。

（2）羊肉250克（洗净切片），肉苁蓉50克（酒浸一夜，去皮切片），共炖熟，吃肉喝汤。久用可提高精子活力。

（3）益气强精汤：人参15克，黄芪20克，水发香菇15克，山药20克，母鸡1只，精盐、料酒、葱、姜和味精各适量。将母鸡清洗干净，放锅内水煮。约七成熟时，加黄芪、山药、水发香菇和精盐、料酒、葱、姜、味精，用文火煨烂为止。人参用开水泡开，再放笼上蒸30分钟。喝汤吃肉嚼人参。用于精液异常性不育。该方可增强精子活力。

（4）牛鞭枸杞汤：牛鞭1条，枸杞子30克，放盐少许，小火炖熟，喝汤吃肉，分2次吃完。有补肾益阳的功效。用于肾阳亏虚型男性不育。

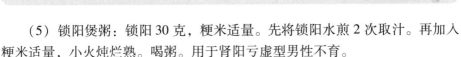

（5）锁阳煲粥：锁阳30克，粳米适量。先将锁阳水煎2次取汁。再加入粳米适量，小火炖烂熟。喝粥。用于肾阳亏虚型男性不育。

（6）益肾生精汤：枸杞子20克，鹿角胶30克，鱼鳔胶30克，黑豆200克，大枣10枚（去核），猪骨髓200克，牛鞭100克组成。制作方法：将枸杞子、鹿角胶、鱼鳔胶、黑豆、大枣、猪骨髓、牛鞭一同放入砂锅内，加水适量煮熟后，放入食盐、味精各适量，用小火炖到烂熟后食用。具有补肾养阴填精的作用。用于少精子症男性不育。

（7）生薏苡仁粥：生薏苡仁适量，洗净加水，煮酥烂如粥食用。具有健脾利湿，清热解毒之功能。用于湿热下注型男性不育。

（8）核桃大枣粥：核桃仁60克，枸杞子30克，大枣5枚（去核），黑米适量。洗净放入豆浆机中打碎煮粥。每日早上食用。用于弱精子症的调理。

（9）茯苓芡实大枣粥：芡实15克，茯苓15克，大枣5枚（去核），粳米适量。洗净后加水适量用豆浆机打碎煮粥，每日早上食用。用于脾胃虚弱型不育症的调理。表现为精子活力低下，神疲乏力，食少腹泻，舌淡，苔薄白，脉弱。

（10）牛鞭膏：选用牛鞭带睾丸者最好，洗净，切段，清水煮沸，弃腥水，再仔细去毛及杂物，须用筷子通净尿道内"臊物"。加黄酒500~1000ml，白酒250ml，葱、姜各适量，加1匙红糖及半杯啤酒，不必加水，放入高压锅，烧开后用小火炖烂如膏。每天早晨吃适量。用于虚证男性不育症的调理。

（11）核桃红枣糊：核桃仁30克，大红枣（去核）10颗，花生30克，黑米，水各适量。用豆浆机打碎制糊。每日早餐食用。具有补肾健脾功效。用于脾肾虚弱型男性不育症的调理。

（12）杞子百合莲子粥：枸杞子30克，百合20克，莲子（去心）20克，生薏苡仁30克，小米、水各适量。用豆浆机制成糊。每日早餐食用。具有益肾养心，清热利湿功效。用于肾虚湿热型男性不育症的调理。

（13）芝麻山药粥：黑芝麻50克，生山药50克。黑米、水各适量。用豆浆机打碎制糊。每日早餐食用。具有补肾填精功效。用于肾精亏虚型男性不育症的调理。

哪些食物有助于提高男性生育能力？

谁都想有一个健康、聪明、漂亮的宝宝，"种子"的质量对生育起决定性

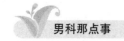

的作用，除了最佳的生育年龄、最佳的生育季节、最佳的身心状态以及必要的优生优育检查外，饮食的调养也是必不可少的。

（1）食用含有镁的食物。镁有助于调节人的心脏活动、降低血压、预防心脏病、提高男士的生育能力。含镁较多的食物有大豆、马铃薯、核桃仁、燕麦粥、通心粉、叶菜和海产品。男士早餐可以吃加牛奶的燕麦粥和香蕉。

（2）精氨酸是构成精子头部的主要成分，并能提高精子活动的能力。富含精氨酸的食物有海参、鳝鱼、泥鳅、墨鱼及芝麻、山药、银杏、豆腐皮、冻豆腐、花生仁、榛子等。如海参自古被视为补肾益精、壮阳疗痿之珍品。

（3）精子中富含微量元素锌，锌对维持男性正常的生殖功能起着不可小觑作用。因为锌是精子代谢必需的物质，并能增强精子的活力，多食富含锌的食物，如牡蛎、虾、蛤、贝类、动物肝、胡桃仁、牛乳、豆类、麸皮及莲子等是必要的。牡蛎肉中锌含量居众物之冠，注重摄入有助于精子的核酸与蛋白质代谢，并能提高性能力。但是，每天锌的用量绝不能超过 $15\mu g$，因为过量服用锌会影响人体内其他矿物质的作用。120g 瘦肉中含锌 7.5μg。

（4）钙对精子的运动、获能、维持透明质酸酶的活性及在受精过程中起着举足轻重的作用。若机体缺钙，会使精子运动迟缓，精子顶体蛋白酶的活性降低。所以男士也应注重多摄食些富含钙的信物，如牛奶、豆制品、排骨汤、紫菜、虾皮、海带、裙带菜、金针菜、香菇、芥菜、芫荽、甜杏仁、葡萄干等。

（5）精子的活动与精囊中所含果糖的数量有关，果糖为精子补充能量。如精液中果糖含量低，易引起弱精子症。而果糖在蜂蜜及各种水果，如梨、苹果、葡萄、菠萝、甜橙中含量尤丰，须注重摄食。历代中医推荐的益精、壮阳、填精之品，如河虾、雀肉、牛肉、狗肉、鱼鳔、胡桃及韭菜、枸杞等也可选食。

（6）充足的优质蛋白质。蛋白质是细胞的重要组成部分，也是生成精子的重要原材料，合理补充富含优质蛋白质的食物，有益于协调男性内分泌机能以及提高精子的数量和质量。富含优质蛋白质的食物：深海鱼虾、牡蛎、大豆、瘦肉、鸡蛋等。海产品不仅污染程度低，还含有促进大脑发育和增强体质等营养元素，对准爸爸十分有益。

合理搭配饮食、适当进补不仅可以提高男性的生育能力，同时对人的身体也有很大的好处。

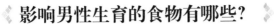

影响男性生育的食物有哪些?

世界卫生组织统计，1940年到1990年的50年中，男性的生育能力下降了1倍。我国的统计资料显示，中国男性的生育能力以每年1%的速度递减。在影响男性生殖能力的因素中，食物是常见的、易被忽视的因素。

1. 酒精　研究证明，酒的主要成分是乙醇，乙醇能使身体里的儿茶酚胺浓度增高，血管痉挛，睾丸发育不全，甚至使睾丸萎缩，影响生精功能，还易导致下一代畸形。

2. 大蒜　有明显的杀灭精子的作用，育龄青年如食用过多，对生育有不利的影响，故不宜多食。

3. 烤牛羊肉　研究发现爱吃烤羊肉的一些女性生下的孩子患弱智、瘫痪或畸形的比率较高。经过调查和现代医学研究，这些女性和其所生的畸形儿都是弓形虫感染的受害者。

弓形虫感染也叫弓形虫病。这种寄生虫肉眼看不见，它主要引起人畜和家禽感染，其原虫引起人畜发病的发育阶段称滋养体，滋养体在显微镜下的外形像弓，因此而得名。弓形虫病可至少使60余种牲畜或家禽感染，当人们接触这些牲畜并吃了这些畜禽未熟的肉时常可被感染。

4. 毛棉籽油　长期食用毛棉籽油，可严重影响生育功能。实验研究表明，大鼠食用含毛棉籽油的饲料4个月左右，睾丸明显缩小，生精细胞显著减少甚至消失。成年男子服用毛棉籽油的提取物棉酚（棉酚曾作为男性避孕药使用）40天，每天60~70mg，短期内精子全部被杀死，并逐渐从精液中消失。

5. 向日葵籽　葵花子的蛋白质部分含有抑制睾丸成分，能引起睾丸萎缩，影响正常的生育功能，故育龄青年不宜多食。

6. 咖啡　咖啡对受孕有直接影响，每天喝一杯以上咖啡的男性，其妻子怀孕的可能性是不喝此种饮料者的一半。

7. 芹菜　芹菜有抑制精子生成的作用。

男性不育症的饮食、生活注意事项

因男性不育症的治疗疗程比较长，且影响因素比较多，建议患者在药物治疗的同时还要注意以下饮食、生活注意事项。

（1）不育症患者在饮食上不宜食用辛辣、刺激性食物，严禁吸烟、酗酒，忌食在环境污染严重下及靠使用激素生长的蔬菜瓜果等。禁食或少食大蒜、烤牛羊肉、粗制棉籽油及向日葵籽等食物。

（2）多食用富含氨基酸的滑黏食物，如鳝鱼、海参、芝麻、花生仁、核桃仁。多食用富含维生素的食物，如莴苣、胡萝卜、番茄、蛋黄、白菜、玉米等。

（3）提倡膳食平衡，粗细搭配，均衡营养，要荤素搭配，不可偏嗜，多食用含有优质蛋白的蛋类、鱼虾和豆制品，还要注意补充维生素物质和锌以及动物内脏，多食用一些补肾强精的膳食，如糙米、坚果、金枪鱼、菠菜等。

（4）药物：很多药物均可以影响生育，都应避免使用，如抗肿瘤药物、中枢神经系统药物、抗高血压药物、激素类药物（尤其是雌激素，包含饮食中的雌激素）、西咪替丁、螺内酯、雷公藤及其制剂、硝基呋喃类药物等。

（5）不频繁检查精液，如复查要禁欲3~7天。

（6）治疗期间如没有影响优生的不良因素，请勿避孕。坚持治疗，3个月为1个疗程。

（7）工作居住环境：避免高温（洗浴、锅炉、厨师、炼铁、炼钢等高温环境）、辐射（微波、电磁、高压线及变压器、电脑、手机等都存在一定的辐射，尽量避免长期过度接触）、电焊、油漆、印刷、农药及杀虫剂、塑胶、噪声、重金属等对睾丸生精功能有直接影响的因素。

（8）保持心情舒畅，积极乐观向上，调畅情志，积极配合治疗。

六、染色体异常所致疾病

69，XXX 说明什么？

在生殖科门诊，有不少因复发性流产前来就诊的夫妇。典型病例举例：患者张先生和李女士，两人 24 岁适龄结婚，婚后 3 年，自然流产达 2 次，且每次流产均在停经 60 余天，流产前无明显影响因素。第 3 次妊娠在保胎不理想的情况下就诊，建议他们于本次流产后对胚胎组织进行染色体核型分析。

几周后，染色体检查报告显示，送检绒毛组织核型为 69，XXX（三倍体异常核型）。三倍体异常核型是三组完整的染色体代替了正常的二组染色体，约 2% 的妊娠期妇女会发生此病，其约占自然流产胎儿染色体异常的 20%。三倍体染色体总数目为 69，根据其发生机制分为双雄受精、双雌受精和正常受精后有丝分裂染色体分离失调，因其核型的致死性，绝大多数的三倍体都在 23 周前自然流产。一般来说，胎儿三倍体再次发生的风险率与正常人群的频率相同。

对于复发性流产和胎停育患者，在临床中都应该注意什么？做哪些检查？

1. 胎儿染色体　染色体的异常是胎停育和复发性流产常见的因素，但医生和患者往往对胎儿的染色体检查重视不够，胎儿染色体核型分析总是很容易被忽视。据统计，对孕龄不足 6~8 周的早期妊娠组织检查发现，染色体异常率大约为 60%。

2. 夫妻双方都要做的检查　染色体核型分析、血型、感染因素的筛查（支原体、衣原体、淋球菌、梅毒螺旋体、TORCH 综合征）、封闭抗体检查、嗜血栓性基因突变（基因的多态性与原因不明的复发性流产相关，配偶双方任何一方携带嗜血栓性突变基因都与复发性流产有密切联系，并且流产 5 次以上者较 2~3 次的有更高的相关性）。

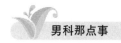

3. 男性还需做的检查

（1）精液分析。

（2）抗精子膜抗体（MAR）。

（3）精子 DNA 碎片率：精子 DNA 损伤已经成为具有正常形态精子获得成功妊娠的主要障碍。精子 DNA 碎片率>30%时容易出现胎停育和复发性流产。

此外，胎停育和复发性流产也与畸形精子症（畸形精子率>85%）以及精子细胞核及染色质浓缩有关。

4. 女方还需做的检查　盆腔彩超检查、女性不孕免疫抗体的检查、宫腔镜检查（排除子宫畸形、宫颈功能不全、宫腔粘连、子宫肌瘤、子宫内膜异位症、子宫腺肌症等）、内分泌检查（用以排除黄体功能不全、多囊卵巢综合征、高泌乳素血症等）、甲功（排除甲状腺功能异常）、血糖等。

此外，日益严重的环境污染，与日俱增的来自生活工作的压力、辐射、不科学的饮食、不健康的生活方式等都可能导致胎停育、复发性流产的发生。建议各位准妈妈在雾霾天减少外出，避免剧烈活动，避免外伤，妊娠 3 个月内禁止性生活。

什么是 Klinefelter 综合征?

Klinefelter 综合征又称 XXY 综合征或克氏综合征，是由于男性患者染色体多出一条 X 染色体所致；发病率占男性新生儿的 1/1000，是引起男性性功能低下的最常见的疾病。

1. 临床特征　典型的 Klinefelter 综合征主要表型为身材高大、第二性征发育异常、不育和男性乳房发育。新生儿时期可见身长增大，5 岁后身体生长速度开始加快，至青春期时表现为身材细长，并以下肢为明显。患者出生时阴茎和睾丸相对较小，成熟期时生精小管呈玻璃样变性和纤维样变性，无精子产生。第二性征发育异常，表现为胡须、体毛稀少，阴毛分布似女性，喉结不明显。约半数的青春期患者的乳腺过度发育呈女性样。除个别 46,XY/47，XXY 镶嵌体患者外，单纯型 Klinefelter 综合征都患有无精症或少精症。

2. 治疗　主要是对症治疗。

（1）雄激素替代治疗：从 12 ~ 14 岁开始。先使用小剂量，根据反应情况，逐渐加量，以促进第二性征发育、心理和行为的发展，改善骨质疏松。雄激素可改善并维持第二性征，使患者体形男性化，性欲增强，但不能治疗已经闭锁的性细胞和已经增大的乳房。

（2）外科治疗：纠正女性体态，恢复男性体态。

（3）不育症：可试用辅助生育技术进行人工受孕，主要方法是卵子细胞质内精子注射。近期提倡的激素治疗、显微取精可以帮助这部分患者。

3. 预防

（1）在受孕之前应避免电离辐射、过量用药和接触化学物质及病毒感染；注意个人卫生、保持良好的生活习惯、注意适量的体能锻炼，以增强机体的抵抗能力。

（2）本病与母亲高龄有关，应对高龄母亲做产前检查。

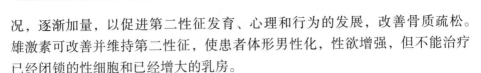

唐氏综合征

唐氏综合征，又称21-三体综合征。英国医生 Langdon Down 首先描述该病的临床特征，1959 年法国的 Lejeune 证实此病与一个额外的 G 组染色体有关，后来确定为 21 号染色体。

1. 分型　唐氏综合征根据核型的不同，可以分为以下三类。

（1）综合性唐氏综合征：约占全部患者的 92.5%，核型为"47, XX（XY）, +21"，其主要原因是父亲或母亲形成配子时发生了 21 号染色体的不分离，使得某一配子带有了三条 21 号染色体，当这一配子与另一正常配子受精结合后，发育的个体就带有了三条 21 号染色体。

流行病学调查表明：唐氏综合征的发病率随母亲生育年龄的增高而增高。

（2）易位型唐氏综合征：此型占 3%~4%，患者增加的一条染色体并不单独存在，而是与 D 组或 G 组一条染色体发生罗伯逊易位，染色体总数为46 条，其中一条是易位染色体。

患者的易位染色体若是由亲代遗传而来，双亲之一为平衡易位携带者，核型为"45, XX（XY）, -14, -21, +t（14q21q）"，将产生 6 种配子与正常配子结合，可产生 6 种不同的后代，其中 1/6 正常核型，1/6 为 14/21 易位携带者，余为单体或三体而流产。

（3）嵌合型唐氏综合征：占 1%~2%，此型发生的原因是正常的受精卵在胚胎发育早期的卵裂过程中，第 21 号染色体不发生分离，患者的核型常为

"46，XX（XY）/47，XX（XY），+21"，且根据"47，XX（XY），+21"细胞所占比例的大小，确定其症状的轻重，此类型的症状并没有其他唐氏综合征典型。

2. 临床表现　患者严重智力低下，头小而圆，鼻梁低平，眼裂小而外侧上斜，眼距宽，口半开，舌常伸于口外，耳位低（双耳上缘在两眼水平线以下）；颈短粗；指、趾短，指内弯，小指褶纹一节，通贯手；姆趾球部出现近侧弓状纹，姆趾与第二足趾间距离增宽呈"草履足"。常可伴生殖器官、心脏、消化道、骨骼畸形。免疫力低下，急性白血病的发生率较一般儿童高20倍左右。一般不能活到成年。

3. 治疗　目前的治疗仅限于治标，如选用某些促进脑细胞代谢和营养的药物，对患者进行细心照料和适当训练。根据每一患儿的具体情况，进行适当的内外科治疗，如伴有其他严重畸形可考虑手术矫正。

4. 预防

（1）唐氏综合征在新生儿中的发病率较高，与孕妇的高龄有关。另外家庭遗传因素、药物因素、化学因素、感染因素和辐射因素等都可能诱发染色体畸变。在受孕之前应避免电离辐射、过量用药和接触化学物质及病毒感染；注意个人卫生、保持良好的生活习惯、注意适量的体能锻炼，以增强机体的抵抗能力。

（2）建议所有的孕妇进行产前母血清唐氏综合征筛查。35岁以上的孕妇、生育过唐氏综合征患儿者、夫妻有一方是21号染色体罗伯逊易位或其他核型异常、筛查阳性者等高危人群建议孕期进行产前细胞遗传诊断。

（3）产前诊断确诊胎儿染色体核型为唐氏综合征时，要向孕妇及家属解释其症状和预后，建议尽早终止妊娠。

46，XX男性性反转综合征

李某，32岁，表型性别及社会性别均为男性，婚后未避孕，其妻1年未孕，检查精液2次未查及精子，遂就诊。体格检查：中等身材，男性第二性征明显，胡须喉结均正常发育，皮肤较白皙，乳房无异常增生。阴茎、阴毛成人型，阴囊发育尚可，双侧睾丸偏小，无触痛。

再次对其进行精液分析，离心后镜检仍未发现精子。按照无精子症诊疗体系对其进行了详细检查。检查结果如下。

（1）染色体核型分析：46，XX。

（2）Y染色体微缺失基因检验：AZFa、AZFb、AZFc均缺失。

（3）精浆生化：pH 7.4；WBC $0.10×10^6$/ml；酸性磷酸酶42.60u/ml；精浆锌1.90mmol/L；果糖：3.45g/L；α-葡萄糖苷酶35.0U/ml。

内分泌六项：P 0.20ng/ml；T 1.55ng/ml；E_2 20.0pg/ml；PRL 49.74ng/ml（升高）；LH 15.64mIU/ml（升高）；FSH 27.9mIU/ml（升高）。

（4）彩超：双侧睾丸体积偏小，盆腔未探及子宫、附件回声。

（5）SRY基因检测：阳性。

结果显示该患者为46，XX男性性反转。详询家族史，其父母体健，非近亲结婚，有一哥哥已婚育。那么为什么该患者会查出46，XX这样的染色体结果呢？他究竟是男是女呢？他还能生育吗？

性别的概念既有遗传学的内容，又有解剖、生理、社会和心理的含义，区分一个人的性别，要从细胞、器官、生理和行为等不同的层次或水平来区分，还有其染色体性别、性腺性别、生殖道性别、外阴性别以及社会和心理性别。那么本文中患者的染色体性别（即遗传学性别，又称核性别）就与其社会心理性别相反，因为人类正常的性别形成需要性别决定和性别分化发育2个步骤，异常严密复杂，其中任何环节的异常均可导致性别的异常分化。

在胚胎性别分化和发育的过程中有一个重要的时期是雌雄二态性，即胚胎生殖腺嵴（原始性腺）尚未分化，但具有分化成卵巢和睾丸的双重潜能。后来人们证实了Y染色体短臂上有与睾丸分化有关的基因称为睾丸决定因子（testis-determining factor，TDF）。1990年Sinclair等分离克隆出了SRY（sex determining region，SRY）基因，并证实该基因是睾丸决定因子。后又陆续发现人类决定性别的主要基因包括编码转录因子SOX9基因、WTL基因、SFI基因等及编码细胞信号分子，如AMH、WNT4、FGF9和DHH基因等。但SRY基因仍是当前TDF最佳候选基因，且SRY基因只在睾丸分化前生殖腺嵴的体细胞中表达，如果其发生突变或失活，就将会导致46，XY个体成为性腺发育不全的女性个体。

在性别分化和发育过程中，又要经过性腺分化、生殖管道分化和外生殖器分化。

（1）性腺分化：当核性别为XY时：在TDF（SRY）作用下，原始性腺的髓质分化，皮质退化使胚胎睾丸形成。胚胎第7~8周髓质分化发育成曲细精管和支持细胞，随后又出现间质细胞。间质细胞在人绒毛膜促性腺激素

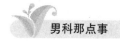

（HCG）和黄体生成素（LH）作用下合成睾酮。早期胎儿睾丸的支持细胞分泌一种糖蛋白，称为苗勒管抑制物（MIS），对副中肾管有抑制作用，使中肾旁管退化。

当性别为 XX 时：无 TDF（SRY）的影响，第 17 周原始性腺的皮质开始分化成卵巢，髓质退化。随着胎儿卵泡刺激素（FSH）的生成，原始卵泡形成。

（2）生殖管道分化：胚胎早期男性和女性的生殖管道原基包括中肾管和中肾旁管。其分化和退化与胎儿睾丸分泌睾酮和 MIS 有关。

男性胎儿由于睾酮作用，中肾管头部分化成附睾管、中部分化输精管、尾部分化成精囊和射精管，中肾旁管退化。

女性胎儿因无睾酮和 MIS 的作用，中肾旁管发育成输卵管、子宫和阴道上 2/3 部分，中肾管退化。

（3）外生殖器分化：男性外生殖器的分化发育主要受双氢睾酮的作用，使外生殖器的始基分化，生殖结节延长成为阴茎，尿生殖褶从上向下融合关闭，阴唇阴囊隆起分化形成阴囊，睾丸下降至阴囊。

女性胚胎因无睾酮的影响，生殖结节发育为阴蒂及阴道下1/3，尿生殖褶发育为小阴唇、阴唇阴囊隆起形成大阴唇。

到青春期，由下丘脑-垂体-性腺轴的活动，促使性腺发育成熟。此时男女性腺分别分泌雄激素和雌激素，使男女第二性征各具特征，并具有各自功能。

了解了性别决定和性别分化之后我们需要知道，临床上，约有 10% 的男性不育症患者中存在遗传异常。临床表现为睾丸生精障碍的少精子症或无精子症，其中 46，XX 男性性反转综合征是一种罕见的性发育障碍，表现为染色体性别与性腺性别不一致，发生率为 1：100000～1：20000。

46，XX 男性性反转综合征形成的原因是：在初级精母细胞向次级精母细胞转化过程中，本应该在 Y 染色体短臂的 SRY 基因，易位到了 23，X 上。

46，XX 男性性反转综合征根据性别决定基因（SRY）是否缺失，分为 SRY 阳性和 SRY 阴性，其临床表型也各有不同。

1964 年 Chapelle 首次报道了 46，XX 男性性反转综合征。根据其临床表现常分为 3 个类型：经典的 46，XX 男性，具有正常男性特征和外部生殖器；具有模糊外生殖器的 46，XX 男性，通常在出生时具有尿道下裂、小阴茎等表型而被检测到；46，XX 真正的雌雄同体，大部分患者通常在青春期后由于性

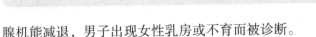

腺机能减退，男子出现女性乳房或不育而被诊断。

46，XX 男性性反转综合征患者分子遗传分析显示大约 90% 的患者携带不同数量的 Y 染色体物质，为 SRY 阳性患者，同时大约 10% 为 SRY 阴性患者，这些 SRY 阴性患者虽然可以观察到正常的男性表型，但大部分具有不同程度的模糊的外部生殖器。

有研究认为 SRY 阳性患者虽然存在精子发生缺陷，但可保留其内分泌功能，不需要服用激素药物来维持第二性征。而对于 SRY 阴性患者，需要充分考虑患者的心理和生理发育，并根据血中激素水平通过服用药物来维持第二性征。

本患者 Y 染色体 AZFa、AZFb、AZFc 区完全缺失（因为患者根本不存在 Y 染色体），并且睾丸大小明显异常，因此睾丸内存在精子的概率几乎为 0，不建议进行睾丸穿刺活检或用药治疗，可通过供精获得生育。

总之，在临床诊疗中发现生殖器官异常、小阴茎或尿道下裂等症状时，应进行生殖激素、细胞及分子遗传学检测以尽早明确诊断。特别对于 46，XX 男性性反转青春期儿童，通过检测 SRY 基因，对 SRY 阴性患者及早地进行激素治疗来维持第二性征发育。对于 46，XX 男性性反转综合征不育症患者，明确诊断，为治疗提供正确的方案，避免医疗创伤及不必要的经济损失。

隐藏在 Y 染色体里的"生育密码"

患者，张某，结婚 3 年，未避孕，妻子却从没有怀孕过。二人也曾辗转于多家医院，排除了女方的不孕因素，发现男方为重度的少弱精子症（精子浓度不足 300 万/毫升、活动率低于 20%），却迟迟找不到男方重度少弱精的原因。

经检查，其染色体核型分析、内分泌、精浆生化、精浆弹性蛋白酶、精子功能、经直肠彩超以及前列腺液常规和支原体、衣原体都没有问题，唯一的原因就出在最后拿到的那张报告单"Y 染色体微缺失基因检查"，提示患者 Y 染色体 AZFa、AZFb 区域 STS 位点存在，而 AZFc 区域 2 个 STS 位点缺失。

那么究竟什么是"Y 染色体微缺失基因检查"？AZFa、AZFb 和 AZFc 区域的位点缺失又分别有什么意义呢？

Y 染色体是决定男性性征的染色体，由短臂（Yp）和长臂（Yq）构成。1976 年，Tieplolo 和 Zuffardi 在研究中发现 6 例无精子症患者的 Y 染色体长臂

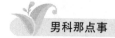

（Yq）缺失，他们由此推断 Y 染色体长臂上具有决定男性精子生成的基因，并命名为无精子症基因（azoospermia factor，AZF）。随后至 1996 年，Vogt 等将 Y 染色体上具有决定男性精子生成的基因区域分成 AZFa、AZFb、AZFc 三个区域，每个区域都对应控制着精子生成的不同阶段，这 3 个非重叠区域–无精子症因子对精子正常生成至关重要。

据世界卫生组织统计，30% 以上的男性不育症患者是由于遗传学异常导致精子生成障碍引起的。这类患者在临床上主要表现为严重少精子症（精子浓度<500 万/毫升）和无精子症（精液中未发现精子），均是 Y 染色体不育的外在特征。国际上也已将 AZF 微缺失检测列为男性不育症的一项辅助检查指标。

如果患者 AZFa、AZFb、AZFc 三个区域全部缺失，该患者 100% 表现为无精子症。不能通过任何手段从睾丸中获得精子。

若是 AZFa 区域整段缺失，通常会导致唯支持细胞综合征（SCO 综合征），临床表现为无精子症。此时想从睾丸中获得精子进行 ICSI（卵胞浆内单精子显微注射，"二代试管婴儿"）已不大可能。

AZFb 和 AZFc 整段缺失的典型睾丸组织学特征是 SCO 综合征或生精阻滞。与 AZFa 区域整段缺失的情况类似，这类患者在睾丸穿刺时也找不到精子，因此不推荐给这类患者施行 ICSI。

而像常某这样的 AZFc 缺失的患者，临床和睾丸组织学表型多种多样，一般来说尚残存精子生成能力，多见于无精子症或重度少弱精子症。罕见情况下，也可在自然状态下遗传给其男性后代。在无精子症患者中，AZFc 缺失者通过睾丸取精术（testicular sperm extraction，TESE）获得精子的机会要大得多，也可以进行 ICSI 助孕。但这些患者的男性子代也将是 AZFc 缺失的携带者。

此外，AZFc 区域缺失的少弱精子症患者，其精子数目有进行性下降的趋势，中医治疗有可能在一段时间内改善精子质量，但最后可能发展为无精子症。因此，我们应及早对其进行治疗，并告知患者可选择进行精子冷冻保存，以备进行 ICSI。

❖ Y 染色体 ❖

1. Y 染色体的变迁　Y 染色体曾被认为是一条功能荒芜的染色体，因为女性没有 Y 染色体也可以健康存活。美国遗传学家赫曼·米勒在 1914 年指出，性染色体均来自常染色体，Y 染色体上几乎所有的基因都可以在 X 染色体上找到等位基因。

直到后来发现，人类一条原始性染色体上的 SOX3 基因突变成了 SRY 基因，这使得 Y 染色体成为了区别于常染色体、X 染色体的独一无二的染色体。

早在 1600 多万年前，X 和 Y 染色体各自拥有 1669 个基因，两条性染色体长度也基本相等，但随着时间流逝，Y 染色体越来越特异化，现携带基因已不足 50，其长度仅为 X 染色体的 1/3，成为人类染色体中最小的一条。也许在将来，Y 染色体会慢慢退化消失。

2. Y 染色体的组成　研究表明，Y 染色体由长臂（Yq）、短臂（Yp）和着丝粒区组成。

Y 染色体长臂靠近着丝粒区有影响精子发生基因（AZF）、H-Y 抗原基因等，远端为无转录活性的异染色质，未发现有遗传性。

而 Y 染色体短臂顶端有一假常染色体区和性别决定区，内含有睾丸决定因子基因，目前认为是性别决定区 Y 基因（SRY）。

3. 男性性别来自于 Y 染色体　Y 染色体短臂的性别决定区内，睾丸决定因子基因的 SRY 决定着男性性别的出现。SRY 为 Y 染色体上被确定的唯一基因，可调控芳香化酶基因和抗苗勒管激素基因，促进雄激素的合成，使得原始性腺、生殖管道和外生殖器向男子方向分化，进而形成男性性征。

4. Y 染色体影响着男性从阳刚到阴柔转变　研究表明，Y 染色体在内外因素的影响下，正在逐渐退化，以每百万年减少 10 个基因的速度慢慢变短。

相对其他染色体及其携带基因，Y 染色体及其基因有效群体明显较小，显著加剧了遗传漂变。而且精原细胞相比卵原细胞经历了更多的细胞分裂，同时精子所含的遗传物质处于易氧化的环境且缺乏修复酶，此为内因。

外因包括人类生存环境的改变（全球气候变暖、污染加重、电离辐射增多），人类文明发展带来的性别选择或是择偶偏向性以及婚配制度的改变等因素。

很多因素使得 Y 染色体逐步退化，势必会影响男子的生理、生育。轻者可能让男子由阳刚变得阴柔，重者或许会出现性别逆转。

5. Y 染色体决定着精子的有无　1976 年，Tieplolo 和 Zuffardi 在研究中发现 6 例无精子症患者的 Y 染色体长臂（Yq）缺失，他们由此推断 Y 染色体长臂上具有决定男性精子生成的基因，并命名为无精子症基因（azoospermia

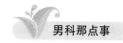

factor，AZF）。AZF 可以分为 AZFa、AZFb、AZFc、AZFd 四个区域，每个区域都对应控制着精子生成的不同阶段，对精子正常生成至关重要。

如果患者 AZFa、AZFb、AZFc 三个区域全部缺失，该患者 100% 表现为无精子症。不能通过任何手段从睾丸中获得精子。

若是 AZFa 区域整段缺失，通常会导致唯支持细胞综合征（SCO 综合征），临床表现为无精子症；AZFb 典型睾丸组织学特征是生精阻滞；AZFc 缺失的患者，临床和睾丸组织学表型多种多样，一般来说尚残存精子生成能力，多见于无精子症或重度少弱精子症。

临床数据显示，10%~20% 原发性无精子症或严重少精子症的男子可能存在 Y 染色体长臂远端的隐匿性缺失。Y 染色体的完整性在胚胎发育和维持妊娠中发挥重要作用。

6. Y 染色体"个子"也高低不等　另外，还应注意大 Y 染色体与小 Y 染色体。在同一染色体核型中 Y 染色体长度≥18 号染色体可称为大 Y 染色体。研究表明，大 Y 染色体具有遗传效应且与流产有关，应引起高度重视，不能视为正常的多态性。

在同一染色体核型中 Y 染色体长度≤21 号染色体可称为小 Y 染色体。有关小 Y 染色体引起反复自然流产的报道较少，其机制可能是由于染色体部分丢失，造成基因功能丧失或由于染色体排列过分紧密而影响基因功能的发挥。

该患者经过检查发现，Y 染色体 AZFc 的两个位点缺失。由于 AZFc 缺失总体发展趋势是精子数量越来越少，甚至无精子，所以笔者建议患者咨询辅助生育。因而，在诊治疑难性男性不育症时，尤其是精子浓度在 500 万/毫升以下者，不妨从 Y 染色体上找找原因。

雄激素不敏感综合征

雄激素不敏感综合征是导致男性不育症、男性两性畸形的重要病因之一，是一种 X-连锁隐性遗传性疾病，但有 1/3 患者无家族史。在新生儿中本病发病率为 1/60000~1/20000。雄激素不敏感综合征是一组与雄激素受体（AR）缺陷有关的遗传性发育疾病总称，它是由于雄激素受体基因的多个突变所致，最常见者为 AR 缺陷所致的睾丸女性化综合征。

1. 临床表现　表现形式与严重程度取决于 AR 表达的水平和 AR 的功能受损的程度，因而本病临床表现极不均一，从外生殖器完全女性化到外表完

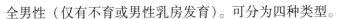

全男性（仅有不育或男性乳房发育）。可分为四种类型。

（1）完全性睾丸女性化：尽管本病患者染色体核型均为46，XY，但部分患者外生殖器酷似女性，直到腹股沟有肿块发现（睾丸）或到青春期乳腺发育而无月经来潮才被诊断。其睾丸也可位于大阴唇或腹腔内，少数患者甚至可作为女性过性生活，而无生育能力。

（2）不完全性睾丸女性化：可有不同程度的女性化表现，从类似于女性外阴到类似于男性外阴而只有尿道下裂。介于两者之间者可表现为分叉阴囊，性毛、体毛、乳腺发育亦比完全性女性化患者更接近于男性，均无生育能力。

（3）男性乳腺发育：其外生殖器为男性，到青春期后有进行性乳腺发育，与女性乳房相似，但无疼痛或溢乳，伴腋毛缺如，精液量少，但精子活率正常，前列腺小于正常人，为本病最轻。

（4）男性不育症：患者外表完全为正常男性，但精子数目严重减少而致不育。

2. 治疗　包括矫正外生殖器畸形与激素替代以促进并保持第二性征。治疗方案取决于患者年龄、外生殖器畸形的严重程度以及患者与家属的意愿。根据外生殖器畸形程度用手术矫正分别使其保留男性或女性的外阴，然后用雌孕激素或雄激素制剂替代治疗，但均不能恢复其生育功能。

3. 预防

（1）进行产前诊断。

（2）性别定向手术治疗应在患者建立性别概念之前进行，并在性别概念建立后给予重点的性别教育；对确定以女性抚养的患者提供有关疾病知识的教育，以减轻对无生育力的思想压力。

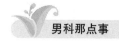

七、认识胎停育

什么是胎停育？

临床上，很多自然流产或复发性流产的患者都会接触到一个医学名词——胎停育，那么究竟什么叫胎停育？胎停育又有什么原因呢？胎停育需要做哪些检查呢？下次怀孕还会不会再发生胎停育？

胎停育是指胚胎发育到一个阶段发生死亡而停止继续发育的现象。包括生化妊娠、空囊、有胎芽无胎心、有胎心后停止发育。是"自然流产"和"复发性流产"的一大罪魁祸首。

1. 流产分类

（1）自然流产：妊娠过程失败，胚胎死亡和胚胎及附属物排出，胚胎及附属物<1000g，孕周<28周。80%以上的自然流产发生在妊娠12周前，临床上将其称为早期流产。

（2）复发性流产（RSA）：我国大多数专家学者认为，RSA是与同一性伴侣连续发生2次或2次以上在妊娠20周前的胎儿丢失。

临床上自然流产的发生率为15%~25%，发生2次或2次以上流产的患者约占生育期妇女的5%，而3次或3次以上者约占1%。

2. 胎停育的原因　胎停育的病因十分复杂，染色体因素、解剖因素、免疫因素、内分泌因素、感染因素、环境因素、母体全身性疾病、血栓前状态等都可能有影响，有时候是多种因素共同作用的结果。但不同病因导致的自然流产通常发生在怀孕的不同时期。

此外引起胎停育的不良因素还包括以下。

（1）不良环境因素：有害化学物质的过多接触，对放射线的过量暴露。

（2）不良心理因素：精神紧张、情绪消极、抑郁及恐惧、悲伤等，各种不良的心理刺激都可以影响胎儿发育。

（3）神经内分泌系统，使得机体内环境改变，从而影响胚胎的正常发育。

（4）过重的体力劳动、吸烟、酗酒、饮用过量咖啡、滥用药物及吸毒等不良嗜好，以及孕期性生活。

3. 胎停育和复发性流产的相关检查　首先对胚胎或胎儿染色体进行检查。胚胎或胎儿染色体异常是早期自然流产最常见的病因，占 50%～60%，其中染色体三倍体异常占全部染色体异常的 10%～20%。可见对流产组织进行染色体检测是十分必要的。

此外孕期进行早期唐筛、绒毛穿刺、中早期唐筛、无创 DNA、羊水穿刺、脐血穿刺、胎儿组织细胞检查也是排除胚胎或胎儿发育异常的方法。

其次，夫妻双方同查，明确原因，针对性治疗。

（1）共查项目

1）夫妻双方染色体核型分析（父母染色体异常引起胚胎停止发育的占 2%～5%，最常见的是染色体异位或者倒位。如果已知父母有遗传因素，出现妊娠空囊的概率可能会更高）。

2）血型检查：排除血型不合，包括 ABO 血型不合和 RH 血型不合。

（2）胎停育女方检查项目

1）解剖因素：三维超声、宫腔镜、腹腔镜。明确子宫发育有无异常、有无子宫肌瘤或子宫腺肌病、是否存在盆腔病变等。对怀疑存在子宫解剖结构异常者需通过宫腔镜、腹腔镜或三维超声等进一步检查以明确诊断。

2）感染因素：弓形虫、风疹病毒、巨细胞病毒、单纯疱疹病毒、白带、支原体、衣原体、霉菌、滴虫、乙肝病毒、艾滋病、梅毒等。

3）内分泌因素：生殖内分泌、甲状腺功能、血糖（OGTT+IRI 3 次）。

诊断高泌乳素血症、排卵障碍、甲亢、甲减、高雄激素血症、胰岛素抵抗、糖尿病、黄体功能不足、多囊卵巢综合征（PCOS）等。

4）免疫因素：不孕抗体、封闭抗体、甲状腺抗体（TGAb、TPOAb）。

对所有早期 RSA 患者及曾有 1 次或以上不明原因的妊娠 10 周以后流产者均行抗磷脂抗体的筛查，不明原因 RSA 应考虑与同种免疫紊乱有关。

5）血栓前状态：血脂、血凝、血小板凝聚率、D-二聚体、自身抗体（抗核抗体、抗 DNA 抗体、抗 β 糖蛋白 1 抗体、狼疮抗凝物质、同型半胱氨酸）、易栓三项（蛋白 C、蛋白 S、抗凝血酶）。

妊娠期高凝状态使胎盘部位血流状态改变，易形成局部微血栓甚至引起

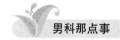

胎盘梗死，使胎盘组织的血液供应下降，胚胎或胎儿缺血缺氧，最终导致胚胎或胎儿的发育不良而流产。

6）其他可能影响因素：微量元素、叶酸过量。

（3）胎停育的男方检查项目

1）精液原因：①精液分析：精液中白细胞增加（>$1×10^6$/ml）、少精子症（<$20×10^6$/ml）、多精子症（>$250×10^6$/ml）、畸形精子症（畸形精子率>85%）以及精子细胞核及染色质浓缩都可以导致胎停育和复发性流产。②精子DNA碎片率：精子核DNA断裂或片段化对妊娠具有不良的影响。精子DNA碎片率>30%时容易出现胎停育和复发性流产。③抗精子膜抗体（MAR）：男方由于生殖道感染、损伤、手术等原因导致自身的抗精子抗体，不只是会影响到精子的生成、精子的运动、精子穿过宫颈黏液和透明带，还会影响受精卵着床和胚胎发育而导致流产。

2）感染因素：支原体、衣原体、弓形虫、风疹病毒、巨细胞病毒、单纯疱疹病毒、乙肝病毒、艾滋病、梅毒等。

危及胚胎发育的十大男方因素

由于污染、辐射、体质、饮食、压力、感染等诸多因素的影响，使胎停育、复发性流产的比例居高不下，我们在查找和治疗时经常将问题归结于女方。但是，你知道吗，作为生育另一半的男方也有危及胚胎发育的十大因素。

1. 染色体　染色体的异常是胎停育和复发性流产最常见的因素，只不过医生和患者对胚胎或胎儿染色体检查重视不够，多数检查是针对父母的，对停育的胚胎染色体检查，有助于我们找到更多的未知原因。

（1）胚胎染色体检查：对确认胎停育的胚胎，一定要进行染色体检查。对孕龄不足6~8周（末次月经到确认胚胎停育）的早期妊娠组织检查发现，染色体异常率大约为60%。异常的发生可能是父母染色体原因，也可能是胚胎自身发育过程中出现的问题。

（2）父母染色体检查：父母染色体异常引起胚胎停止发育的占4.85%~10.8%，最常见的是染色体异位或者倒位。如果已知父母有遗传因素，出现妊娠空囊的概率可能会更高。

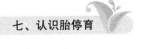

2. 精液质量差　精液中白细胞增加（>1×10^6/ml）、少精子症（<20×10^6/ml）、多精子症（>250×10^6/ml）、畸形精子症（畸形精子率>85%）以及精子细胞核及染色质浓缩都可以导致胎停育和复发性流产。

3. 精子DNA碎片率增加　大量研究证明，精子核DNA断裂或片段化对妊娠具有不良的影响。DNA损伤已经成为具有正常形态精子获得成功妊娠的主要障碍。精子DNA碎片率>30%时容易出现胎停育和复发性流产。精子DNA碎片率增加还会让试管婴儿的胚胎丢失率明显升高。

4. 抗精子抗体　男方由于生殖道感染、损伤、手术等原因导致自身产生抗精子抗体，不只是会影响到精子的生成、精子的运动、精子穿过宫颈黏液和透明带，还会影响受精卵着床和胚胎发育而导致流产。

5. 血型不合　有ABO血型不合和RH血型不合。O型血的孕妇，只要配偶的血型为A型、B型或AB型，胎儿的血型就有75%的可能不是O型，这些与母体不同血型的胚胎，部分不能"入乡随俗"，红细胞A或B或AB抗原可导致母体产生相应的抗体，抗体进入胎儿血循环，使胎儿停育。同样道理，父母一方为RH阳性，一方为RH阴性，也会出现血型不合。

6. 嗜血栓性突变　基因的多态性与原因不明的复发性流产相关，配偶双方任何一方携带嗜血栓性突变基因都与复发性流产有密切关系，并且流产5次以上者较2~3次的有更高的相关性（分别为37%和26%）。

研究者指出，丈夫携带超过一个嗜血栓突变的流产率比妻子携带超过一个嗜血栓突变流产率要高。

7. 感染因素　支原体、衣原体、梅毒螺旋体、TORCH综合征（单纯疱疹病毒、风疹病毒、巨细胞病毒、弓形虫）、淋球菌、乙肝病毒等感染，不光是会对男性生殖道、精子质量造成影响，还会感染女方，进而影响胚胎发育、导致胚胎染色体畸变而导致胎停育。

8. 烟酒影响　烟酒对胚胎发育的影响早已经证实，尽管不少学者认为女性烟酒嗜好对胚胎影响更大，但我们不能忽视的是，男性烟酒嗜好者群体更大，时间更长，对精子质量也会有更大影响。

9. 环境影响　空气污染、辐射、高温、装修、油漆、农药、甲醛、邻苯二甲酸酯、重金属、二氧化硫、宠物等容易造成精子质量下降、畸形率增加而影响生育。

10. 药物影响　临床上不少药物，如抗肿瘤、抗高血压、抗雄激素、抗抑郁、抗焦虑、治疗失眠等药物都会对精液质量造成影响，在备孕期间一定要

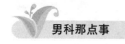

在专业医生指导下用药。

　　避免以上因素，才有可能提高精子质量、减少胎停育和复发性流产的发生，生一个健康、聪明、漂亮的宝宝。

八、性传播疾病

为什么龟头会长小白点、红点、疙瘩？

经常会有患者因为发现龟头包皮上出现红斑、小白点、疙瘩等，被吓坏了。为什么龟头会长小白点、红点、疙瘩呢？常见于以下情况。

1. 感染　感染是最常见的原因，相当一部分属于性病，通常称为"包皮龟头炎"。常见的感染有以下几种。

（1）真菌性包皮龟头炎。特点：包皮龟头发红，可有丘疹，伴瘙痒及白色豆腐渣样分泌物。多因为包皮过长、女方真菌性阴道炎、不注意个人卫生、脚癣等因素感染而成。如果由性生活感染，可归属于性病。

（2）淋菌性包皮龟头炎。特点：常和淋菌性尿道炎、淋菌性尿道口炎并发，患者包皮、龟头红、肿、疼痛，尿频、尿急、尿痛，尿道口大量脓性分泌物。是由淋球菌感染所致，通常由性生活传播，属于性病。

（3）生殖器疱疹。特点：包皮、龟头红斑上，有针头大小、簇集成群的小水疱，局部灼热、轻微痛或痒，水疱破溃后称为溃疡。是单纯疱疹病毒感染所致，多由性生活传播，属于性病，常反复发作。

（4）包皮龟头炎。这里所说的包皮龟头炎属于非特异性包皮龟头炎，以局部红、热、痛为特点，分泌物少。可由于包皮过长、免疫力低下、不注意个人卫生、不洁性生活等因素感染所致。

（5）尖锐湿疣。尖锐湿疣是由人乳头瘤病毒（HPV）感染所致的以肛门生殖器部位增生性损害为主要表现的性传播疾病。其潜伏期为3周到8个月（平均为3个月）。生殖器和肛周为好发部位，男性多见于包皮、系带、冠状沟、龟头、尿道口、阴茎体、阴囊、肛周及直肠内；女性多见于大小阴唇、后联合、前庭、阴蒂、宫颈和肛周。偶可见于阴部及肛周以外的部位，如腋窝、脐窝、口腔、乳房和趾间等。女性阴道炎和男性包皮过长是尖锐湿疣发

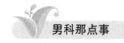

生的促进因素。

损害初起为细小淡红色丘疹，以后逐渐增大增多，单个或群集分布，湿润柔软，表面凹凸不平，呈乳头样、鸡冠状或菜花样凸起，颜色为红色或污灰色。根部常有蒂，且易发生糜烂渗液，触之易出血。皮损裂缝间常有脓性分泌物淤积，致有恶臭，且可因搔抓而引起继发感染。本病常无自觉症状，部分患者可出现异物感、痛、痒感或性交痛。

（6）梅毒（硬下疳）。属于一期梅毒，潜伏期平均3~4周，典型损害为硬下疳。开始在螺旋体侵入部位出现一红色小丘疹或硬结，以后表现为糜烂，形成浅表性溃疡，性质坚硬，不痛不痒，呈圆形或椭圆形，边界清楚，边缘整齐，呈堤状隆起，周围有暗红色浸润，有软骨样硬度，基底平坦，无脓液，表面附有类纤维蛋白膜，不易除去，如稍挤捏，可有少量浆液性渗出物，其内含有大量梅毒螺旋体，为重要传染源，硬下疳大多单发，亦可见有2~3个者。属于性病。

2. 过敏　常见的过敏主要有以下两种。

（1）接触性皮炎：由于局部使用过敏物质导致，如避孕套、药液（神油等）、药膏等。表现为局部红、痒、热，可有丘疹、水疱、溃烂等。再次接触会再发。

（2）固定性药疹：磺胺类、壮观霉素、苯巴比妥、解热镇痛类药物、中药等可导致阴茎固定性药疹。表现为局部红、痒或痛，溃烂，是由于过敏体质，服用过敏药物所导致。再次使用会再次发作。

3. 珍珠样丘疹　阴茎珍珠样丘疹多见于20~30岁的男性。损害主要发生在龟头的边缘与冠状沟交界处和（或）系带处。损害为1~3mm大小的丘疹，位于系带两侧。丘疹顶端圆而光滑，有个别丘疹呈毛状或丝状。丘疹互不融合，多密集排列呈一行或多行，在龟头背侧明显，可部分或完全环绕龟头。损害颜色多为珍珠样白色，少数为淡红色、肤色，部分可出现轻度红肿。无压痛、破溃，且患者无自觉症状。

引起珍珠样丘疹的病因及发病机制尚未明了。有学者认为本病属于一种生理发育的异常，也有学者认为与包皮过长有关。

4. 皮脂腺异位　皮脂腺异位症病因不明，可能与内分泌因素、局部刺激或创伤等有关，多在青春期后发生，中年人较多，男性多于女性。

本病发生于外生殖器部位者，男性主要在阴茎体、包皮、系带，少见于龟头；女性主要在大小阴唇和会阴，也可以发生于大阴唇两侧等皮脂腺分泌旺盛的部位。

该病变部位特征为：粟粒样大小、扁平、丘疹状损害，皮肤无明显隆起，群集分布，多呈淡黄色或少数为淡白色，部分可融合成密集不规则形斑片，表面光滑，当绷紧皮肤时更能清楚见到，触之有细小泥沙样感觉。损害多无自觉症状。

5. 疖（毛囊及其周围炎） 疖是一种化脓性毛囊及毛囊深部周围组织的感染，金黄色葡萄球菌是最常见的致病菌。局部不洁是常见发病因素。发病后局部出现红肿热痛，治疗不及时会化脓。

6. 阴茎癌 阴茎癌是起源于阴茎头、冠状沟和包皮内板黏膜以及阴茎皮肤的恶性肿瘤。是阴茎最常见的恶性肿瘤，占阴茎肿瘤的90%以上。20世纪50年代以前，阴茎癌曾是我国男性泌尿生殖系统最常见的恶性肿瘤之一，随着卫生条件的不断改善，阴茎癌的发病率迅速下降，阴茎癌已经成为罕见肿瘤。该病病因不明，但包茎是常见的发病原因。

预防这些疾病要做到：注意个人卫生，洁身自好，保持局部干净干燥，避免喝酒、熬夜、感冒等导致免疫力下降的因素。

常见的 10 种性病！

1975年，世界卫生组织把通过性接触、类似性行为及间接接触传播的疾病，统称为性传播疾病。目前性传播疾病的涵盖范围已扩展至包括最少50种致病微生物感染所致的疾病，其中包括传统的5种经典性病及非淋菌性尿道炎、尖锐湿疣、生殖器疱疹、艾滋病、细菌性阴道病、外阴阴道假丝酵母菌病、阴道毛滴虫病、疥疮、阴虱和乙型肝炎等。我国目前要求重点防治的性传播疾病是梅毒、淋病、生殖道沙眼衣原体感染、尖锐湿疣、生殖器疱疹及艾滋病。

1. 淋病 淋病是由淋病双球菌感染引起的全球范围传播的，发病率最高的性病，在我国发病率排在所有性病首位。主要传播途径是性接触，很少一部分是母婴传播或接触传播。潜伏期（从感染到发病）1～10天，平均3～5天。感染后先出现尿道痒，随之尿频、尿急、尿痛，尿道口流出脓性分泌物。男性患者95%会出现症状，女性患者60%以上无症状而成为潜在传染源。一部分治疗不及时患者会感染到前列腺、精囊腺、附睾、睾丸、全身性感染或成为慢性病程。分泌物涂片、培养可以确诊。

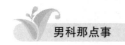

2. **尖锐湿疣**　在性病中排2~3位，是由人乳头瘤病毒（HPV）感染引起的性传播疾病，90%是由性接触传播，潜伏期（从感染到发病）3周到8个月。初起是肉色或粉红色乳头状小肿物，逐渐增大呈菜花状、鸡冠状。醋酸（或白醋）涂敷，3~5分钟后会变成白色。无疼痛及瘙痒，容易复发。

3. **非淋菌性尿道炎**　在性病中排2~3位，是指淋球菌以外的感染性尿道炎，主要是指支原体、衣原体、真菌、滴虫引起的尿道炎，也是临床发病率非常高的性病，在欧美国家已经超越淋病排在首位。典型表现有尿道刺痒，伴有尿急、尿痛及排尿困难，尿道口出现清稀的淡黄色或白色分泌物，但症状较淋菌性尿道炎轻。在较长时间不排尿或清晨首次排尿前，尿道口可分泌出少量黏液性分泌物，有时仅表现为痂膜封口或内裤污秽。有相当一部分人可无任何症状。一般用分泌物培养或者尿PCR确诊，部分患者可形成慢性而反复发作。

4. **生殖器疱疹**　是由Ⅱ型或者Ⅰ型单纯疱疹病毒（HSV）引起的性传播疾病，潜伏期2~10天，好发于男性生殖器的皮肤黏膜交界处，一般患病部位先有红斑、烧灼感，很快在红斑基础上发生3~10个针头大小、簇集成群的小水疱，伴有瘙痒，3~5天后变为脓疱，破溃后形成糜烂和溃疡，自觉疼痛，最后结痂愈合。整个病程可持续7~20天，但会反复发作。

5. **梅毒**　梅毒是由苍白（梅毒）螺旋体引起的慢性、系统性性传播疾病。主要通过性途径传播，临床上可表现为一期梅毒、二期梅毒、三期梅毒、潜伏梅毒和先天梅毒（胎传梅毒）等。在明朝时候由西方国家传入中国。性接触是梅毒的主要传播途径，占95%以上。感染梅毒的早期传染性最强。随着病期的延长，传染性越来越小，一般认为感染后4年以上性接触的传染性十分微弱。临床上常见的是一期梅毒。

一期梅毒标志性临床特征是硬下疳。好发部位为阴茎、龟头、冠状沟、包皮、尿道口，大小阴唇、阴蒂、宫颈、肛门、肛管等。也可见于唇、舌、乳房等处。在感染梅毒后7~60天出现，大多数患者硬下疳为单发、无痛无痒、圆形或椭圆形、边界清晰的溃疡，高出皮面，疮面较清洁，有继发感染者分泌物多。触之有软骨样硬度。持续时间为4~6周，可自愈。

暗视野显微镜检查看到可运动的梅毒螺旋体，可作为梅毒的确诊依据。另外，梅毒血清学试验有助于诊断和观察疗效。

6. **艾滋病**　艾滋病是一种危害性极大的传染病，由感染艾滋病病毒（HIV病毒）引起。HIV是一种能攻击人体免疫系统的病毒。它把人体免疫系统中最重要的 CD4T 淋巴细胞作为主要攻击目标，大量破坏该细胞，使人体丧失免疫功能。HIV 在人体内的潜伏期平均为 8~9 年，感染者要经过数年，甚至长达 10 年或更长的潜伏期后才会发展成艾滋病患者，因机体抵抗力极度下降会出现多种感染，如带状疱疹、口腔霉菌感染、肺结核，特殊病原微生物引起的肠炎、肺炎、脑炎，念珠菌、肺孢子菌等多种病原体引起的严重感染等，后期常发生恶性肿瘤，并发生机体长期消耗，以致全身衰竭而死亡。

7. 真菌或滴虫性包皮龟头炎　包皮龟头炎是指包皮内板与阴茎头的炎症，局部发红、痒或疼痛，可有水肿。可由淋球菌、真菌、滴虫引起，主要是性接触传播，所以也归属在性病里面。

8. 阴虱　阴虱病是虱病的一种，是由寄生在人体阴毛和肛门周围体毛上的阴虱叮咬附近皮肤，而引起瘙痒的一种皮肤接触性传染性寄生虫病。通常由性接触传播为主，也可以是间接接触传播（如公共浴所衣物、衣柜接触传播，完全与性生活无关），常为夫妇共患，而以女性为多见。阴毛上可以看到虫体或者虫卵。

9. 乙肝　慢性乙型肝炎是由于感染乙型肝炎病毒（HBV）引起的。乙型肝炎患者和 HBV 携带者是本病的主要传染源，HBV 可通过母婴、血和血液制品、破损的皮肤黏膜及性接触传播（尽管大部分患者并不是性生活传播的，但世界卫生组织仍将乙肝归属于性传播疾病）。感染 HBV 后，由于受病毒因素、宿主因素、环境因素等影响，会出现不同的结局和临床类型，导致其发展为慢性乙型肝炎。后期会出现肝硬化、肝癌而危及生命。

10. 疥疮　疥疮是由疥螨在人体皮肤表皮层内引起的接触性传染性皮肤病。可在家庭及接触者之间传播流行。临床表现以皮肤柔嫩之处有丘疹、水疱及隧道，阴囊瘙痒性结节，夜间瘙痒加剧为特点。

并不是所有性病都可以治疗，预防性病最佳途径有两个：一是洁身自好，避免不洁性生活（尤其男性同性恋）；二是使用优质的安全套。

性病从感染到发病需要多长时间？

国人向来"谈性色变"，再加上各种社会因素导致科普不到位，一部分人觉得性病离自己很远；一部分尤其是有感染可能性的人就会出现各种担心忧虑，不知道自己是否真的感染了性病，不知道什么时候会发病，不知道是否

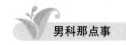

会被别人尤其是家人发现……那么，从不洁性生活到发病大约有多长时间呢？

1. **淋病** 潜伏期（从感染到发病）1~10天，平均3~5天。

2. **尖锐湿疣** 潜伏期一般3周到8个月，通常为3个月。

3. **非淋菌性尿道炎** 潜伏期较长，多为1~3周起病。

4. **生殖器疱疹** 潜伏期3~14天。病程为2~3周。

5. **梅毒** 潜伏期一般为10~90天，平均为3周左右。从梅毒螺旋体侵入机体后的时间一直到发生二期损害的潜伏期为6~8周。从梅毒螺旋体侵入机体开始到出现三期损害的这段时间潜伏期为2年。

6. **艾滋病** 潜伏期平均为8~9年，感染者要经过数年、甚至长达10年或更长的潜伏期后才会发展成艾滋病患者。

7. **疥疮** 最初通常为轻微红斑而无症状，直到侵袭1个月后才出现特征性瘙痒和皮疹。疥螨的数量在侵袭人体后3个月达到高峰，然后下降。

性病潜伏期受年龄、体质、免疫力、病毒（致病微生物）量和毒性、饮酒和使用抗生素等多种因素影响，时间也会有不同。但要想不感染性病，还要做到洁身自爱，避免不洁性生活。

性病能导致男性不育症吗?

性病，如梅毒、淋病、非淋菌性尿道炎不仅可以引起生殖道的局部病变，还会波及整个生殖系统，甚至会导致男性不育症。

男性患了淋病常会伴发附睾炎、前列腺炎、精囊炎。这些部位的病变不仅会给患者的健康带来很大的损害，也会影响男性的生育功能，可能会导致精子畸形、精液不液化、精子活力低下等。男性患了非淋菌性尿道炎，支原体和衣原体可寄生在男性精液中，使精子畸形率升高，穿透力下降，从而导致不育。

应该说明的是，并不是每一种性病都可致不育，如果对生殖系统不造成损伤或损伤极小，对生殖功能就没什么影响。

衣原体感染的表现及处理

衣原体为革兰阴性菌，是一种比病毒大比细菌小的微生物，亦属于原核生物。主要分为鹦鹉热衣原体、沙眼衣原体、肺炎衣原体。衣原体感染后在细胞内繁殖，抑制感染细胞的代谢，溶解破坏细胞并导致溶解酶释放，代谢产物的细胞毒作用，引起变态反应和自身免疫反应。泌尿生殖道感染衣原体后，引起的疾病包括：男性为非淋菌性尿道炎，表现为尿道刺痒、烧灼感和排尿困难，少数有尿频；女性主要为非淋菌性泌尿生殖道炎，引起宫颈炎、盆腔炎、卵巢周围粘连、输卵管通而不畅或梗阻，导致不孕。

孕妇感染衣原体后，上行感染可引起流产、早产、胎儿宫内发育迟缓、低体重儿、胎膜早破、胚胎停育、胎儿畸形等不良后果。故备孕期及孕早期可以检查一下衣原体，以免引起上述不良后果的产生。

衣原体感染的治疗方法如下。

（1）抗生素治疗：大环内酯类、四环素类、多西环素类均可。夫妻双方同时治疗，治疗期间要行工具避孕，避免交叉感染，还可以同时加用外洗的药物，以增强疗效。

（2）中医中药治疗：反复感染较为顽固的衣原体也可以加用中医中药辨证治疗。

梅毒对生育的影响

先天性梅毒又称胎传梅毒，多通过母婴垂直传播，是梅毒螺旋体由母体经胎盘及脐静脉进入胎儿血液循环所致。对胎儿造成了严重的不良后果。

先天性梅毒是因为胎儿时期母胎垂直感染所致，多发生于妊娠4个月后，轻者可正常分娩，但常有较严重的内脏损害，病死率高，重者可致流产、死胎。先天性梅毒包括早期梅毒及先天潜伏梅毒。临床表现主要有三类：①死产，胎儿呈浸软状态，全身各脏器具有大量梅毒螺旋体，此型罕见；②出生时或生后4周内出现肝脾肿大、皮疹、黄疸和贫血等症状，此类患儿病死率高；③出生时或新生儿期无症状，在生后数月或数年出现症状，如关节肿胀、假性肢体麻痹等。

妊娠期梅毒筛查是诊断的必要手段。为了加强对本病的早期干预，倡导孕期检查时进行梅毒筛查，如结果为阳性或阴性但有高度可疑者，应进一步行梅毒螺旋体血细胞凝集试验（TPHA）。

对高危孕妇，妊娠第7个月和分娩时应进行相关性实验室检查和梅毒血清检查，对于检出胎儿、新生儿妊娠期获得性梅毒至关重要。

如果胎儿于妊娠晚期感染梅毒，新生儿出生时常无症状，血清学反应也

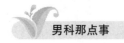

可能阴性，易漏诊。孕妇梅毒患者，尤其是早期梅毒和二期潜伏梅毒（RPR可能阴性），此时母亲无特异性临床表现，但是可通过胎盘传给胎儿，对胎儿影响也很大。

妊娠期发生的一期、二期梅毒如未治疗，100%会影响胎儿，其中50%的这类妊娠会导致早产或围产儿死亡。如果孕妇提早接受抗梅毒治疗，其出生的胎儿即使感染梅毒，症状也较轻，主要表现为皮肤损害；而孕妇在产前没有得到诊断或治疗者，新生儿脏器多受累，病情重。因此，受孕后的筛查和治疗是预防先天性梅毒的关键。

❧ 单纯疱疹感染怎么办？ ❧

单纯疱疹病毒感染分为Ⅰ型和Ⅱ型。根据流行病学调查，Ⅰ型单纯疱疹病毒70%主要发生于口、咽、鼻、眼和皮肤等部位，即单纯疱疹。但是有口交及异常性行为者，可发生在阴部或肛周。Ⅱ型单纯疱疹病毒常见于生殖器，可从生殖器病灶分离到。HSV-Ⅱ主要潜伏于骶尾神经节中，以后如果遇到发热、受凉、神经创伤、机械性刺激、食物、药物等诱发因素，可使处于潜伏状态的病毒激活，经周围神经到达皮肤黏膜表面，而出现复发性疱疹。

单纯疱疹病毒原发感染以6个月至3岁的婴幼儿为高易感期，到成年70%~90%的人有HSV-Ⅰ的抗体。HSV-Ⅱ的抗体随性成熟逐渐升高。原发感染后1周左右，血中出现中和抗体（IgM、IgG、IgA）。严重的原发感染或经常性复发感染，抗体水平有所增高。这些抗体不能阻止重复感染（reinfection）或潜伏病毒的复发，但可以减轻疾病的严重程度。原发性生殖器疱疹，其潜伏期为2~7天，通常为3~5天。患部先有烧灼感，原发损害是一个或多个小而瘙痒的红丘疹，迅速变为小疱，3~5天后，小疱糜烂或溃疡，结痂，有疼痛。一般原发性生殖器疱疹均伴有淋巴结肿大、压痛，经1~2个月才缓慢消失。复发性生殖器疱疹，首次感染1年之内，半数患者有复发。

如果妊娠期间被感染，还会感染胎儿，造成早产、死产及胎传性疾病。该病毒与宫颈癌的发病有关，它使宫颈癌的发病率升高了5倍。

所以单纯疱疹病毒非常麻烦，一旦感染，很难完全清除，只要免疫力低下就会复发，1年发作6次以上就算频发了。

对于频发的人可以使用抗病毒的慢性抑制疗法6~12个月，加上提高免疫力的药物，中药有望使其得到控制。

另外，加强锻炼，提高免疫力是减少复发最好的办法。

风疹病毒感染对生育的影响

风疹病毒是指由风疹病毒感染引起的以皮疹及耳后、枕部淋巴结肿大为临床表现的传染病。成人和儿童感染后病情均较轻，妊娠期风疹病毒感染对孕妇影响也较小，但对胎儿危害极大，可导致流产、畸形及新生儿先天性疾病等，其一直受到世界各国学者的广泛重视。

确切的风疹病毒使胎儿致病和致畸的机制尚不十分清楚。目前认为风疹病毒通过垂直传播的方式使胎儿致病，即母体形成病毒血症，通过血液胎盘屏障造成胎儿感染。在慢性感染者 2 倍体细胞中出现染色体断裂畸变。风疹病毒可使 3 个胚层受累，尤以外、中胚层更甚，这可能是受感染胎儿产生先天性疾病的发病机制。其主要的病理改变为器官炎症（脑炎、肝炎和视网膜炎等）和畸形（小头、小眼球、动脉导管未闭以及室间隔缺损等）。

1. 临床特征　风疹病毒感染后潜伏期较长，平均为 18 天，前驱症状为发热不适、轻度鼻炎和颈部及枕部淋巴结肿大并有明显压痛，1~2 天后出疹，为散发性浅红色小斑丘疹，皮疹 3 天消退，与麻疹相似，出疹前后鼻咽分泌物可分离到风疹病毒病原体，血清中可检测出风疹病毒抗体 IgM。

2. 治疗　妊娠期风疹病毒感染至今尚无特异、确切的治疗方法，预防母体感染是目前最好的措施。

3. 预防　对妊娠 4 个月内，尤其是妊娠早期的孕妇进行风疹病毒的血清学检测是十分必要的。对孕妇风疹病毒感染的监测应从孕早期开始，监测的指标应是风疹病毒的 IgM 和 IgG 抗体；对风疹病毒 IgM 阳性的孕妇应定期多次检测，尤其是风疹病毒 IgM 持续超过 3 个月不消失者，应高度怀疑宫内感染的可能。对确定有风疹病毒宫内感染者应劝其终止妊娠。

弓形虫感染对生育的影响

弓形虫病又称弓形体病，是由弓形虫所引起的人畜共患病。在人体多为隐性感染，发病者临床表现复杂，其症状和体征又缺乏特异性，易造成误诊，主要侵犯眼、脑、心、肝、淋巴结等。孕妇受染后，病原可通过胎盘感染胎

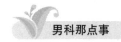

儿，直接影响胎儿发育，致畸严重，其危险性较未感染孕妇大 10 倍，影响优生，成为人类先天性感染中最严重的疾病之一，已引起广泛重视。

先天性弓形虫病多由孕妇妊娠期感染急性弓形虫病（常无症状）所致。前瞻性研究表明先天性感染的发生率和严重性与孕妇受感染时间的早晚有关：妊娠早期感染弓形虫病的孕妇，如不接受治疗则可引起 10%~25% 先天性感染而导致自然流产、死胎、早产和新生儿严重感染；妊娠中期与后期感染的孕妇分别可引起 30%~50%（其中 72%~79% 可无症状）和 60%~65%（其中 89%~100% 可无症状）的胎儿感染。受感染孕妇如能接受治疗，则可使先天性感染的发生率降低 60% 左右。

1. 临床表现　先天性弓形虫病的临床表现不一。多数婴儿出生时可无症状，其中部分于出生后数月或数年发生视网膜脉络膜炎、斜视、失明、癫痫、无脑儿、颅内钙化、肾上腺缺如、多囊肾、联体畸胎、精神运动或智力迟钝等。

2. 预防方法

（1）应在怀孕早期进行血清抗体检查，TORCH 如果为阴性（即没有感染过），注意预防感染，并定期复查；一旦发现孕妇出现急性感染，即给予积极治疗，同时对胎儿进行羊膜穿刺和超声检查。如果发现胎儿有明显的病症，父母可考虑终止妊娠。

（2）注意饮食卫生，肉类要充分煮熟。

（3）远离宠物。

（4）要注意日常卫生，如果接触动物排泄物后要认真洗手。

巨细胞病毒感染对生育的影响

人巨细胞病毒（HCMV）感染在人群中非常普遍，国内先天性 HCMV 感染率为 0.5%~1.12%。HCMV 大多数临床上为不显性感染或潜伏感染，多数在儿童期或少年期受 HCMV 感染后获得免疫。HCMV 宫内感染可导致胎儿畸形、智力低下和发育迟缓等，严重者可引起全身性感染综合征，称为巨细胞包涵体病（CID）。

HCMV 宫内感染在先天性病毒感染中最常见，分为原发和复发两种。原发指胎儿在妊娠期间感染。复发是指婴儿在 IgG 抗体存在的情况下发生感染。妊娠原发感染垂直传播到胎儿的发生率约 40%，妇女妊娠前存在巨细胞病毒抗体的，仅有 0.15%~1.10% 先天感染的危险。HCMV 感染一方面使细胞吞噬溶解功能、抗原提呈功能、分泌抗病毒细胞因子和调节因子的功能显著降低；另一方面通过抑制 Th 功能或下调感染细胞 MHC-I 类抗原表达，间接抑制 CTL 效应细胞的产生及其功能的有效发挥，易致孕妇发生严重的病毒感染。

胚胎感染病毒后，可以直接影响胎儿发育，在妊娠早中期造成胎儿宫内生长受限。病毒感染胎盘后，造成胎盘功能障碍，发生非匀称性和混合型胎儿宫内生长受限。在有症状的婴儿中，90%的婴儿会遗留后遗症。

1. 临床特征　患儿躯体小、肝脾大、黄疸、血小板减少、小头畸形、脉络视网膜炎、听觉及视觉损害和智力发育迟缓。听力丧失是 HCMV 宫内感染最常见的神经系统病变。

2. 治疗与预防　阿昔洛韦是临床使用最广泛的抗 HCMV 感染的药物，但因其有一定的毒副作用，不适宜孕妇使用。疫苗不能降低 HCMV 的发病率，且活疫苗的安全性有待进一步证实。因此，到目前为止对于 HCMV 感染仍没有安全有效的治疗方法，产前诊断是预防 HCMV 宫内感染的有效途径。

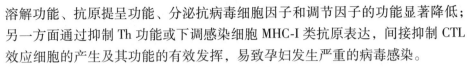

正确认知性病发生病症

疑病症是以过分关注自身的健康，不切实际地解释躯体征象或感觉异常，并深信患有严重疾病，而以恐惧不安为特点。近些年，由于人们性观念的转变，婚外、非婚性生活增多，性病也越来越多，加上某些刊物不负责任地将性病夸大、歪曲，致使一大批不了解性病知识的人到了"谈性病色变"的地步，使性病疑病症逐年增多。

这些人一开始是后悔、羞愧，对自己的行为感到后悔，无脸见人，害怕丑事暴露；紧接着出现紧张、恐惧，担心社会及家人的歧视和排斥，经常"对号入座"，心神不安，四处求医。他们的共同特点是相信自己患了非常严重的性病，不厌其烦地详细描述自己的病情，反复要求医生检查、化验，对正常的化验结果不相信，间断或持续地用药。患者的描述主要集中于不同程度的神经衰弱：如头痛、头晕、失眠、多梦等，个别患者有腹胀、下坠、关节疼痛，个别人出现尿道灼热、刺痛、尿流不畅、会阴瘙痒，甚至出现阳痿、早泄、性欲减退等，有的甚至把下腹部一个色素痣都看成是性病所致。

医生告诉他没有性病后，总觉得医生在骗自己，越查不出问题越感到自己的疾病严重，忧郁倍增、焦虑不安，怀疑医生医术低下或化验设备差、检查结果有误，不停地使用各种抗生素，到处寻找权威专家诊治，要求医生用

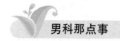

最先进的仪器化验，用最好的药物治疗。个别患者带家属、儿女一起反复化验、检查，最后转入失望、绝望，甚至有自杀的念头。

如果有了可能被感染的性生活后该怎么办？

（1）用温开水轻柔地清洗阴部，不要用任何药物，不要用刺激性强的清洁剂，不要用力搓洗。

（2）不要自行购药、服药。

（3）到正规医院男科、妇科、皮肤科就诊，详细告诉医生情况，听从医生的安排进行必要的检查。

（4）如果医生告诉你没有被感染性病的证据，需要回家观察，就可以正常生活，定期复诊。当然，在没有完全排除感染前，注意不要感染你的性伴侣，可以暂禁性生活或采用安全套等隔离措施。性病都有一定的潜伏期，例如，淋病的潜伏期为1~10天，大部分在5天内发病；尖锐湿疣是3周至8个月，多在3个月内发病；非淋性尿道炎潜伏期为1~3周；生殖器疱疹潜伏期为2~20天，平均6天；梅毒潜伏期为2~3周；性病性淋巴肉芽肿潜伏期为6~21天，平均7~10天；HIV为3个月，3个月之后血液检查呈现阳性。可以看出，常见性病几乎都在3个月内发病，如果3个月甚至6个月都无性病的症状出现，并且检查结果均为阴性，就完全可以排除性病。

当然，最好的办法就是洁身自好，不要让自己有被感染的机会。

九、临诊心得

基于中医整体观指导下的中西医结合治疗阳痿思路

阳痿是一个古老而又新鲜的话题，不同年代，古今中外，几乎所有的男人都曾经受过阳痿的困扰。

诊断阳痿的检查比比皆是，治疗阳痿的方法层出不穷。PDE-5 抑制剂（代表药物西地那非，商品名"伟哥"）的出现，是阳痿治疗的里程碑，大大提高了治疗的效果。可是，临床上并不是所有的患者用了 PDE-5 抑制剂都有效，有不少有效的患者，效果也并非持久。

究其原因大概有检查不完善、诊断不清、治疗方案存在缺陷、基础治疗重视不够、体质没能获得有效的改善、健康教育不到位、沟通不足和依从性差这几个方面。

男性勃起功能是身体健康状况的风向标，阳痿可以有多种原因引起，如糖尿病、高脂血症、高血压、动脉硬化、心脑血管疾病、甲状腺疾病、外伤、手术损伤等多种疾病和精神心理、药物、生活方式、社会环境因素、夫妻关系等多种因素。所以，阳痿的治疗也不能单纯依靠 PDE-5 抑制剂，也不是 PDE-5 抑制剂就可以应对所有的阳痿。

笔者认为对阳痿的诊治，应立足于中医，以整体观为指导，把中医的四诊合参、精准辨证和临床检查结合起来，宏观与微观相结合，整体调理与局部治疗相结合，从根源着手，循序渐进，步步为营，方可见到理想的疗效。

1. 完善检查，明确病因　诊治阳痿首先要做的是完善检查、明确病因。在做好中医四诊的基础上，根据患者具体情况，合理选择以下检查：性激素六项、夜间阴茎勃起试验、阴茎勃起神经检查、阴茎彩色多普勒超声检查、视频刺激下阴茎硬度测试、海绵体注射血管活性药物测定、阴茎海绵体灌注测压及造影、血脂、血糖、甲功、抑郁、焦虑量表测试等。对患者的身体状

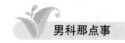

况、病因、病机、疾病程度做一个总体评估，明确诊断、证型、发病的脏腑，并且要了解有无器质性病变，有无内分泌失调、心脑血管病变等病患，排除药物因素、医源性因素以及心理因素等，要重视代谢性疾病的检查。

2. 重视基础病的治疗 阳痿可单独发生，也可和其他疾病共同存在，而临床发现，"三高"人群患本病的概率会更大些。根据医学研究来看，血脂、血糖升高可使血液黏稠度增高，长期高黏血症容易引起阴茎组织慢性缺血、缺氧，进而发生病理改变从而影响勃起功能。所以，阳痿和代谢性疾病具有共同的危险因素，具有共同的发病机制，所以要重视基础病的治疗，注意体质的改善。

3. 注重健康生活方式 长期不健康的生活方式致使自身机能受损，体质变差，脏腑功能失调，出现了高血压、高血脂、高血糖等，导致动脉硬化、神经损伤、免疫力下降，最终影响到了勃起功能。对身体的亏欠迟早是要还的。所以纠正患者不良的生活方式就显得尤为重要，药物治疗的同时，需要及时调整生活方式，改善自身的体质，尽最大的努力"去偿还、去补救"。让患者关注健康生活方式，还有助于转移患者对疾病的过多关注，减轻思想压力。

4. 规律治疗 身体出现异常是长期受损所致，因而一定要和患者做好沟通，让其充分了解自身病情的发生、发展变化过程，降低他的期望值，这样才能更好地配合医生治疗。治疗阳痿和调理体质一般是3个月1个疗程，重度阳痿通常需要2~3个疗程，只要患者能够充分配合，效果还是比较显著的。

5. 中西医结合治疗 阳痿的治疗，应是在中医整体观的指导下，在辨证的基础上，对患者在心理、体质、脏腑功能等方面进行整体的调理和治疗，而饮食生活禁忌、锻炼、中药、针灸、督脉灸、中药离子导入加负压吸引、PDE-5抑制剂、阴茎海绵体注射，甚至阴茎假体植入都成为了中医整体观念下的治疗方法之一。医生可根据患者的具体情况进行选择，原则是协同增效，在治愈阳痿的同时，改善患者的体质和生活方式，促进家庭的和谐、夫妻的和睦，这才是阳痿治疗的终极目标，不单单只是一个勃起的问题。

中西医结合了多年，不少医家进行了不懈的努力，但始终没有一个更完善的模式可供临床应用。作为中医人，笔者个人观点，中西医各有优势，结合的目的是为了共同发展，是为了取长补短、协同增效。这样，各项检查就成为了中医四诊的辅助，成了中医四诊的"显微镜"；药物和手术也成了中医

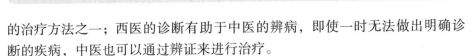

的治疗方法之一；西医的诊断有助于中医的辨病，即使一时无法做出明确诊断的疾病，中医也可以通过辨证来进行治疗。

所以，中西医结合应该是中医理论指导下的结合！

别给自己"琢磨"出病来！

所谓"念念不忘，必有回响"。凡事都有两念，让你越想越开心的一念和越想越担忧的一念。正如"墨菲定律"中所说：如果你担心某种情况发生，那么它就有可能发生。

绝大多数的人，想要的得不到，担忧的却突然降临。这正是因为他们聚焦在自己所担忧的方面，没事儿就开始担忧琢磨，却浑然不觉。因此，如果你聚焦在财富、健康、爱情，你会得到。反之，如果在贫困、疾病、孤单这些方面琢磨，你也会得到。负能量潜意识性的琢磨往往会给你带来疾病，让你陷入困惑。

（一）我是前列腺炎吗？

男科医生都知道对前列腺炎患者来说有一个名词叫"病前性格"，就是说这些人具有患前列腺炎的性格特征——多疑、自卑、容易被暗示、遇事爱钻牛角尖，什么症状都会在自己身上先对照一番。如果到了不正规的医院，可能真的就成了"前列腺炎"患者，而且往往"久治不愈"，有的人还有自杀和暴力倾向。

（二）我的阴茎短小吗？

"大夫，我的阴茎短小吗？""大夫，有什么方法可以将我的阴茎加长增粗吗？"这样的话每天都可以无数次地听到，很多患者因为觉得自己阴茎短小不敢去公共澡堂洗澡，不敢交女朋友，甚至不敢谈论性话题。他们认为"个子矮照样做男人，阴茎短小那还算男人吗？"。长期的自卑感，沉重的心理压力，使很多人出现了勃起功能障碍——阳痿。

事实上，人的阴茎和身材高矮、胖瘦、五官大小等一样存在着众多的差别，长短不齐，粗细不一。国人阴茎常态时最长为 14.5cm，最短 4cm，平均 8.375cm；勃起时最长 17cm，最短 9cm，平均 12cm。性生活时，女性阴道最敏感的地方是外 1/3，中国女性的阴道长度一般在 8~9cm，也就是说，如果你的阴茎在勃起状态下能大于 3cm，且有一定的直径，就具备了过满意性生活的条件。

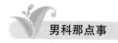

（三）我是早泄吗？

"大夫，我早泄！"不少患者一进诊室，先给自己做出了诊断。如果我追问一句"什么是早泄？"，那十有八九答不上来，似乎不能坚持三五十分钟都是早泄，受这种思想影响，性生活越来越紧张，时间越来越短，甚至有的人担心性伴侣不能被满足而不敢过性生活。

到目前为止，早泄还没有一个准确的定义。欧美一些专家认为性交时男方不能控制足够的时间出现的射精，致使性功能正常的女性至少在50%的正常性交中得不到满足，就可以诊断为早泄。如果用这个标准衡量亚洲人，大概有80%以上的人存在早泄的情况。临床上对阴茎有勃起但未进入阴道即射精，诊断为早泄很容易，而能进入阴道进行性交者，究竟多长时间为早泄，甚难界定。一般认为，男子在阴茎勃起后，未进入阴道之前，或正当纳入以及刚刚进入尚未抽动时便已射精，阴茎也自然随之疲软并进入不应期可诊为早泄。

不良的情绪会衍生各类疾病，也会对疾病的治疗产生负面影响。所以，我们要对疾病有正确的认识，无论怎样，要摆正态度，调整情绪，与其杞人忧天地担忧、琢磨，不如放宽心胸，从容面对，在医生指导下正规调理、治疗。

心理成熟才能真正的"性福"

"大夫，我第一次同房还没进去就射了，太丢脸了，可是之前自慰时，时间都可以啊！"

"大夫，最近都没晨勃，是不是我不行了，都还没有女朋友呢，这可怎么办啊！"

"大夫，我小腹最近有点坠胀，是不是得前列腺炎了呀，以前不懂事有过手淫史。"

这些都是男科医生经常遇到的问题，此类患者都有一个相似的性格特征，那就是多疑、自卑、容易被暗示、遇事爱钻牛角尖，什么症状都会在自己身上先对照一番，这都是典型的心理不成熟的表现。

房事时长不同于自慰时长。房事时间取决于环境、气氛、性生活前奏等，是需要夫妻双方多次摸索加以调整控制的。尤其对于新婚男子，一次不行不代表你就不行，要对自己有信心，莫要让低落情绪钻了空子！

有无晨勃不是判断性功能好坏的指标。晨勃是男性在清晨阴茎无意识的勃起，不是所有的男性每天都有晨勃，若是因错误的认识而整日忧心忡忡，时间久了可能就真的会"不行"了！

有自慰史不等同于必患前列腺炎。自慰是成年男子性兴奋的正常宣泄，是否会对健康造成伤害取决于其频率是否过度、方式是否得当。适度的自慰可以缓解前列腺的淤积，对保护前列腺功能有一定的积极意义。所以，对于"自慰危害论"的断章取义是不可取的。

心理学中有一个"自我实现的预期原则"，若放到自己身上，那就是："如果你想什么病，你就有可能会得什么病"。正所谓"念念不忘，必有回响"！

对于男性，心理成熟主要表现为：富有积极向上的思想，避免在情绪上大起大落，具备独立处理问题的能力。同时，应不断提升自我，具有正确认知和鉴别事物的能力。

一些很实用的小妙招可以帮助你提升心理成熟度，例如，找到一个积极乐观的朋友，模仿其行为；遇到烦心事时多倾诉，注意及时释放和调整坏情绪；工作之余多看看喜剧，可以边沐浴边唱歌，多多积蓄身边的正能量。

与其杞人忧天地担忧，不如放宽心胸，摆正态度，拿出男人"以力顶天"的气概，让自己的心理成熟起来，这样才能得到真正的"性福"！

PDE-5 抑制剂临床应用体会

PDE-5 抑制剂又称 5 型磷酸二酯酶抑制剂，是一种选择性抑制磷酸二酯酶活性的药物，主要用于男性勃起功能障碍的治疗。PDE-5 抑制剂的问世，对男性勃起功能障碍的治疗是一个革命性的突破。但是，在临床上由于种种原因，PDE-5 抑制剂有时候并没有发挥其应有的效果。

除了常规的提前用药、有性刺激等要求外，笔者想谈一下自己在临床应用 PDE-5 抑制剂的"大量开始、有效维持、满意递减、联合用药、睡前服用"五体会。不妥之处，敬请斧正。

1. **大量开始**　PDE-5 抑制剂的应用与其他药物不同，不应采用"从小剂量开始，逐渐增加"的办法，这样有相当一部分患者用药效果不佳，尤其是那些长期治疗无效、心理压力大的患者，首次给药无效会摧毁患者残存的自信心，更不利于后期的治疗。PDE-5 抑制剂首次给药只要没有禁忌证，身体

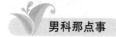

能够耐受，就应该足量（西地那非100mg、他达拉非20mg、伐地那非20mg）给药。如果首次用药没有达到有效的勃起，可以继续每日足量给药（他达拉非比较适合），直至患者能在性刺激后获得有效勃起（Ⅲ级以上硬度）。

2. 有效维持　在用药至患者获得有效勃起后，不应马上停药或者减量，应该维持用药，直至患者在规律、适度的性生活中能获得满意的勃起（不低于80%的概率）。

3. 满意递减　在患者获得满意勃起及性生活后，可以考虑药量递减或者逐渐拉长用药间隔时间（不应立即停药），但递减速度不宜过快，应以保持足够勃起为标准。

4. 联合用药　如果单用一种PDE-5抑制剂不能获得满意效果，可以联合两种。如他达拉非5~10mg每日服用，性生活前加用西地那非100mg（最好60分钟前用）或者伐地那非20mg（可以提前30分钟左右使用），获得满意效果后，改为他达拉非每日给药。

5. 睡前服用　每日给药的患者，如果不过性生活或者是无勃起功能障碍（ED）患者，药物可以在睡前服用，这样可以使患者在药物达峰时间获得满意的夜勃和晨勃，有利于增加患者的自信心及治愈率。

当然，如果在使用PDE-5抑制剂的同时能够结合中药辨证治疗或配合ED的二线治疗（笔者自己临床将这三种方法联合使用，称为"三位一体"疗法），可以缩短疗程、提高疗效。

十、医案分享

妙用知柏地黄丸治疗男科病

20 岁的小梁，未婚，无手淫史，遗精 3 年有余，1 个月遗精 30 多次，经常一天两遗，吃过不少中草药，也用过谷维素、艾司唑仑等西药，效果不佳。

笔者分析后，总结："小伙年少阳气初盛，情动于中，心阳独亢，心阴灼伤，损及肾阴，魂不守舍，淫梦泄精，不妨用知柏地黄丸加减一试。"

患者服用该方子 3 周后复诊，诉服药当晚未遗精，3 周共遗精 1 次。继续服药 3 周，遗精次数得到有效的控制。

由补阴经典代表方剂六味地黄丸加知母、黄柏而成的知柏地黄丸，具有滋肾阴清相火的作用，对于阴虚火旺证型的男科疾病均有较好的治疗效果。

现代药理学证实，知柏地黄丸可降低性腺轴的兴奋性，可调节肾上腺功能，还具有抗疲劳、调节神经内分泌等作用。

临床上，笔者用此方治疗遗精、早泄、阳强、痛性阴茎勃起、血精、精液不液化等多种阴虚火旺型男科疾病，效果明显。

1. 遗精 遗精多由精室被扰，或精关不固所致。运用知柏地黄丸结合金锁固精丸治疗。若阴虚较重，熟地用至 24 克，若兼见夜寐盗汗者，可加龟板、鳖甲。通过用方从而降低患者性兴奋，以达涩精止遗之功。

2. 早泄 早泄多由射精控制力失调所致。运用知柏地黄丸可抑制射精中枢活动，进而补肾涩精。若相火旺者，则应增加知母、黄柏用量。

3. 阳强 阳强是指男子在无性欲、无性刺激时却发生长时间持续性的阴茎勃起，多由阴虚阳亢，阴茎络脉瘀阻所致。运用知柏地黄丸加丹皮、赤芍、鬼箭羽等，以滋阴通络，进而收敛宗筋。

4. 痛性阴茎勃起 痛性阴茎勃起主要是指夜间阴茎海绵体持续性勃起伴有疼痛感觉，影响患者休息的病证。运用知柏地黄丸可济坎通络，进而安宗

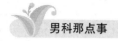

止痛。

5. 血精　血精是指精液中夹有血液的疾病，多由精室脉络损伤，血随精出所致。治疗阴虚火旺证型的血精常加用仙鹤草、茜草根，以达滋阴降火、益络止血之功。

6. 精液不液化　对于精液不液化的诊疗，笔者认为，其多由阴虚湿热瘀血蕴结或阳虚寒湿痰浊阻滞所致。对于阴虚证型的可选用知柏地黄丸加川贝、乌药，以滋阴活血，进而调摄阴阳化精。

知柏地黄丸与男科疾病有着不解之缘，其组方精良，补泻兼施，开阖相济，培元固本，乃补阴秘阳之要剂。在治疗男科疾病中更是发挥重要作用，可应用于泌尿系统、生殖系统、性功能障碍等多系统的阴虚火旺证，其效可验，值得大家进一步探索和尝试。

勃起功能障碍病案分享

侯某，男，30岁，2017年4月1日初次门诊就医。

主诉：阴茎勃起不坚4年余（已结婚5年）。

现病史：性欲稍低，腰膝酸软，情志抑郁，自诉结婚时房事生活满意，后因工作原因饭局、饮酒、抽烟、熬夜较多，很少有时间锻炼身体，4年前出现渐进性阴茎勃起不坚，纳眠尚可，二便调，舌红苔白，脉弦细。

既往史：有吸烟、饮酒史，高血脂、高血糖2年余，余无特殊。

体格检查：阴毛呈倒三角分布，阴茎发育正常，双侧睾丸体积16~18cm，质地韧，无触痛；双侧附睾头体尾无增大，无触痛；双侧精索静脉无明显曲张；双侧输精管存在，光滑，无结节。

辅助检查：

勃起功能检测：长度13cm，直径3.5cm，硬度Ⅱ级；IIEF-5评分6分（重度），CIPE-5评分10分（中度），SAS评分60分（中度），SDS评分72分（重度）。

空腹血脂：总胆固醇6.28mmol/L（升高），甘油三酯2.50mmol/L（升高）；空腹血糖7.8mmol/L（升高）。

内分泌六项（2017年4月1日）：FSH 2.1mIU/ml，LH 5.21mIU/ml，T 1.05ng/ml，E_2 24.00pg/ml，PRL 13.2ng/ml，P 0.20ng/ml。

西医诊断：勃起功能障碍（混合性ED）

中医诊断：阳痿病（肝郁肾虚证）

治则：疏肝解郁，益肾助阳。

遣方用药：

（1）疏肝起痿汤加减：柴胡12克，陈皮12克，仙茅10克，淫羊藿20克，郁金15克，牡丹皮15克，栀子10克，白术15克，茯苓15克，合欢皮30克，蜈蚣2条（冲服），薄荷5克。取14剂，每日1剂，水煎取汁400ml，分早晚饭后温服。

（2）他达拉非，每次5mg，每晚1次，口服。十一酸睾酮，早80mg，晚40mg，口服。

（3）调节血脂、血糖水平，遵照健康饮食生活方式。

二诊：4月15日。

患者服药期间腰膝酸软不适减轻，房事时勃起时间改善，但硬度仍不理想。笔者指出，效不更方，继用4月1日方药治疗，另十一酸睾酮调整为40mg，每日2次，口服。

后持续治疗3个月，7月3日复诊，患者自诉房事时勃起时间、硬度均改善。

按：

该患者所患疾病为阳痿病，辨为肝郁肾虚证，对症治疗，治疗3个月，患者房事时勃起改善明显，效果显著。

由病史分析可知，该患者因长期生活方式不健康，并伴有高血脂、高血糖病史，故而发病因素错综复杂，属现代医学的混合性ED范畴。

所谓混合性ED是指由多种疾病（如糖尿病、高血压、心脑血管疾病、外伤、手术损伤等）和各种致病因素（如精神心理、药物、生活方式、社会环境因素等）通过各自不同的或共同的途径导致ED的发生，属于"不健康生活方式病"。

对于此病的治疗必须从根源着手，循序渐进，步步为营，方可见到理想的疗效。

（1）完善检查，明确病因：诊治重度ED首先要做的是完善检查、明确病因。可根据患者具体情况，合理选择以下检查：性激素六项、夜间阴茎勃起试验、阴茎勃起神经检查、阴茎彩色多普勒超声检查、视频刺激下阴茎硬度测试、海绵体注射血管活性药物测定、阴茎海绵体灌注测压及造影、血脂、血糖、甲功、抑郁、焦虑量表测试等，以进一步明确诊断，看有无器质性病

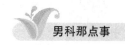

变，有无内分泌失调、心脑血管病变等病患，排除药物因素、医源性因素以及心理因素等，要重视代谢性疾病的检查。

（2）重视基础病的治疗：ED可单独发生，也可和其他病患共同发生，而临床发现，"三高"人群患本病的概率会更高些。根据医学研究来看，血脂、血糖升高可促进血液黏稠度增高，长期高黏血症容易引起阴茎组织慢性缺血、缺氧，进而发生病理改变从而影响勃起功能。ED和代谢性疾病具有共同的危险因素，具有共同的发病机制，所以要重视基础病的治疗。

（3）注重健康生活方式：万事万物均是因果循环的，有何因便会有何果，该患者便是很多人的缩影，长期不健康的生活方式致使其自身机能受损、体质变差，血脂、血糖也发生了异常，最终影响到了勃起功能。因而，纠正患者不良的生活方式和错误的思想认知非常重要。所以，需要及时调整生活方式，改善自身的体质，尽最大的努力"去偿还、去补救"，同时，需要我们充分地和患者沟通，嘱其转移关注点，把重点放在健康的生活方式上来，例如，每天是否行走一万步？是否有足够睡眠？体重指数是多少？不要一天到晚总关注自己的疾病，而浪费了"去锻炼、去调整"的时间。

（4）规律治疗，3个月1个疗程：身体出现异常必定是长期受损所致，因而一定要和患者做好沟通，让其充分了解自身病情的发生、发展变化过程，降低他的期望值，这样才能更好地配合医生治疗。治疗本病和调理体质一般是3个月1个疗程，通常需要2~3个疗程，只要患者能够充分配合，效果还是比较理想的。

（5）中西医结合治疗：对于本病的治疗，无论是现代医学还是祖国医学，均有各自的方法和优势，只要配合医生选择合理的治疗方案，规律用药，还是可以看到理想的临床疗效。中医讲究辨证施治，因人而异，最大的优势是安全可靠，而西医多运用PDE-5抑制剂，其优势在于获效较快，当然，临床还有中药离子导入加负压、督脉灸、阴茎假体植入等多种方法可供选择。

所以，当你患有本病时，大可不必太过绝望，找对医生、选择合理的治疗方案、改变不健康的生活方式、积极配合治疗是你需要好好考虑的事情，其他的交给医生就可以了。

巧治不射精症

李某，男，26岁，2017年4月22日初次就诊。

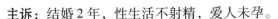

主诉：结婚 2 年，性生活不射精，爱人未孕。

现病史：患者婚后和妻子性生活一直不射精，手淫可以射精，有遗精。舌质淡红，边有齿痕，苔薄黄，脉弦数，纳眠可，二便调。

既往史：既往有食用"棉籽油"史，余无特殊病史可载。

体格检查：阴毛呈男性分布，阴茎发育正常；双侧睾丸均为 13ml，质地韧；双侧附睾头无结节，质软，无触痛；双侧输精管存在，光滑，无结节。

实验室检查：

阴囊彩超：①双侧睾丸及输精管未见明显异常；②双侧精索静脉未见明显曲张。

精液分析：精液量 2ml；pH 7.6；60 分钟不完全液化；精子浓度 18.25 百万/毫升；A 级精子 5.19%，B 级精子 3.25%，C 级精子 3.25%，A＋B 8.44%，活动率 11.69%；正常形态 6%；白细胞：10 万/毫升；存活率 16%；有效：18.48 万/毫升；MAR（－）。

西医诊断：1. 不射精症

2. 男性不育症（死精子症、精液液化不良）

中医诊断：精瘀

无子病

证型：肝郁脾虚证。

治则：疏肝健脾，活血补肾。

方药：疏肝起痿汤加减（经验方）。

药物组成：北柴胡 12 克，陈皮 12 克，醋郁金 15 克，薄荷 5 克，丹皮 15 克，栀子 10 克，茯苓 15 克，合欢皮 30 克，鹿角 10 克，白术 18 克，川芎 10 克，淫羊藿 30 克，蜈蚣 2 条（冲服），党参 20 克，炙甘草 6 克。14 剂，每日 1 剂，水煎分早晚两次温服。

电针：

取穴：肾俞、足三里、太溪、三阴交、关元、长强。

治法：隔日 1 次，针刺得气后，电针治疗 20 分钟。

2 周共 7 次。

二诊：2017 年 5 月 6 日。

服药无不适，期间同房有一次阴道内成功射精史。纳眠可，二便调。

嘱患者规律性生活。

继续给予上方加减巩固治疗，关注精液质量，必要时指导受孕。

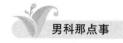

按：

《诸病源候论·虚劳无子候》："丈夫无子者……泄精，精不出，但聚于阴头，亦无子。"结合患者病史，舌苔、脉象，四诊合参，认为本病为肝郁脾虚，瘀阻精道。因肝主疏泄，肾之气有赖于肝之疏泄条达。若肝气不疏，木郁不达，肾虚精亏，精关开合失调导致精瘀。湿热蕴结日久，阻滞精窍，精关不开，交而不射。基于以上认识，以疏肝健脾，补肾活血为治则，方用疏肝起痿汤加减，以柴胡、郁金、陈皮、薄荷、合欢皮疏肝理气解郁，茯苓、白术、党参、炙甘草健脾益气，川芎行血中之气，丹皮、栀子清热，配伍薏苡仁祛湿，清利湿热；淫羊藿补肾兴阳，鹿角补益精血；蜈蚣为使，入肝经，其走窜之力最速，通经逐邪，使肝气条达，经络通畅，气血得行，诸药协同，共奏疏肝解郁，补肾去湿热之功。

关于不射精症不育，有如下观点。

（1）可以考虑首先治疗不射精症，治愈后患者自然受孕。

（2）一次成功的阴道内射精，往往预示着不射精症的治愈。

（3）如果不射精治疗难度较大，生育要求强烈的：如果患者手淫可以射精者，可以手淫取精后做人工授精；如果无法取出精液，可以附睾、睾丸穿刺取出精子后做试管婴儿。

（4）中药联合针灸治疗不射精症效果优于单纯中药或针灸。

治疗少弱畸形精子症验案

苗某，男，29岁，2016年10月10日初次就医。

主诉： 婚后1年未避孕不育。

现病史： 患者婚后性生活正常，从1年前备孕至今多次院外精液分析，精子浓度在100万～200万/毫升。诊断为少精子症。反复治疗，效果欠佳，妻子未孕。

现症见： 阴囊潮湿，口苦，心烦，纳眠可，二便调，舌质暗，有瘀点，苔薄黄，脉滑数。

既往史： 2年前曾做"包皮环切术"，术后恢复可。有烟酒史约5年，余无特殊病史记载。

体格检查： 阴毛呈男性分布，阴茎发育正常，包皮环切术后；双侧睾丸大小16～18ml，质地韧，无触痛；双侧附睾尾增大，左侧较明显，质地中等，轻度触痛；双侧精索静脉无明显曲张；双侧输精管存在，光滑，无结节。

辅助检查：

精液分析：精液量 3ml；pH 7.3；30 分钟完全液化；精子浓度 1.68 百万/毫升；A 级精子 23.53%，B 级精子 11.76%，C 级精子 5.88%，D 级精子 58.83%，活动率 41.17%；正常形态 3%；存活率 36%；白细胞 $0.1×10^6/ml$。

内分泌六项：FSH 2.65mIU/ml，LH 2.45mIU/ml，T 4.15ng/ml，E_2 21.00 pg/ml，PRL 8.94ng/ml，P 0.20ng/ml，$T/E_2 = 197.6$。

精浆生化：pH 7.30，白细胞 $0.10×10^6/ml$，酸性磷酸酶 178.0U/ml，锌 2.38mmol/L，果糖 2.41g/L，α-葡萄糖苷酶 28.00U/ml，弹性蛋白酶 268ng/ml。

Y 染色体微缺失：AZFabc 六个位点均存在。

西医诊断： 少弱畸形精子症

中医诊断： 无子病

证型： 湿热瘀阻证。

治则： 清利湿热，活血通络。

医嘱：

（1）告知患者，此属重度少精子症，治疗期间可能会出现无精子症，建议咨询辅助生殖。

（2）乳酸左氧氟沙星片 0.4 克，每日 1 次，口服。

（3）方用消癥饮加减：黄芪 30 克，薏苡仁 30 克，丹参 30 克，败酱草 30 克，蒲公英 20 克，茯苓 15 克，丹皮 15 克，赤芍 15 克，乌药 15 克，地龙 10 克，路路通 15 克，牛膝 15 克，桂枝 6 克，桃仁 10 克。14 剂，日 1 剂，水煎服，早晚饭后温服。

（4）疏肝益阳胶囊，每日 2 次，一次 4 粒口服。

二诊： 2016 年 10 月 24 日。

服药 2 周，期间无不适，仍有阴囊潮湿，口苦、心烦减轻，纳眠可，二便调。

医嘱： 上方去左氧氟沙星片，中药加减继用 1 个月。

三诊： 2016 年 11 月 21 日。

服药期间无不适，阴囊潮湿较前减轻，口苦、心烦好转，纳眠可，二便调。复查精液分析显示：精液量 3.0ml；pH 7.46；60 分钟不完全液化；精子浓度 26.17 百万/毫升；A 级精子 13.58%，B 级精子 12.45%，C 级精子

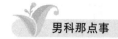

7.17%，D 级精子 66.80%，活动率 33.20%；正常形态 4%；存活率 40%；白细胞 $0.2×10^6/ml$。

医嘱：上方+赖氨葡锌，每日 3 次，每次 1 支口服。继用 1 月余。

四诊：2017 年 2 月 13 日。

患者服药期间无不适，期间有停药，今来复诊。精液分析显示：精液量 5.0ml；pH7.5；60 分钟不完全液化；精子浓度 17.45 百万/毫升；A 级精子 13.11%，B 级精子 16.39%，C 级精子 8.16%，D 级精子 62.34%，活动率 37.66%；正常形态 3%；存活率 49%；白细胞 $0.2×10^6/ml$。

医嘱：遵守 10 月 10 日方加减继用。

五诊：2017 年 05 月 11 日。

服药期间无不适，纳眠可，二便调，今来复诊。精液分析结果示：精液量 4.0ml；pH7.4；30 分钟完全液化；精子浓度 59.44 百万/毫升；A 级精子 21.97%，B 级精子 17.94%，C 级精子 13.29%，D 级精子 46.80%，活动率 53.20%；正常形态 4%；存活率 48%；白细胞 $0.1×10^6/ml$。

医嘱：

（1）方用消癥饮加减：黄芪 30 克，薏苡仁 30 克，鸡血藤 30 克，败酱草 30 克，连翘 20 克，茯苓 15 克，丹皮 15 克，赤芍 15 克，香附 15 克，乌药 15 克，地龙 10 克，补骨脂 15 克，路路通 15 克，皂角刺 15 克，牛膝 15 克，桂枝 6 克。

（2）疏肝益阳胶囊每天 2 次，每次 4 粒

（3）辅酶 Q10 胶囊每天 3 次，每次 1 粒；

继用 1 个月。嘱患者放松心情，可备孕。

按：

少精子症是指精液中精子数目低于正常参考值的一种病症。现在认为至少 3 次精液分析精子数目均低于 $20×10^6/ml$ 时可诊断为少精子症（《世界卫生组织人类精液检查与处理实验室手册》第 4 版标准），常与精子活力差及畸形率高同时存在，此时称为少弱畸形精子症［3 次精液分析结果：精子密度 $<20×10^6/ml$+A 级 $<25\%$ 和 A 级+B 级 $<50\%$+正常形态精子比例 $<15\%$ 可诊断（4 版手册）。或精子浓度 $<15×10^6/ml$ 和 PR$<32\%$ 和正常形态精子比例 $<4\%$ 可诊断（5 版手册）］。

少精子症常见原因有三：一为由各种原因导致的睾丸的生精功能障碍，一为输精管不完全梗阻，或者二者同时存在。结合患者体格检查及内分泌、

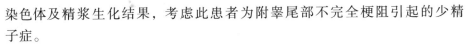

染色体及精浆生化结果，考虑此患者为附睾尾部不完全梗阻引起的少精子症。

对于少弱畸形精子症的治疗，首先要完善检查（重度少精子症尤其要查Y染色体微缺失，注意AZFc区有无缺失），明确病因，四诊合参，辨证治疗。实证多为湿热蕴结、瘀血阻络，以疏导为主；虚证病位多在脾肾，以补脾肾为先；虚实夹杂者可攻补兼施。

此例辨证为湿热瘀阻型。此类患者多因饮食不节或过食肥甘厚味，酿湿生热，下注精室，瘀阻于精窍，或久病入络，精道不畅，故而精少；湿热毒邪内侵，瘀结精室，影响精子发生和形成，从而导致精子活力差、畸形率高。治以清利湿热，活血通络。方以褚玉霞教授验方消癥饮为基础方进行加减。方中薏苡仁、茯苓利水渗湿清热，丹参、丹皮、赤芍、土鳖虫活血祛瘀，用黄芪补气，乌药、延胡索理气止痛，气行则血行；败酱草、连翘、公英清热解毒，祛瘀散结；牛膝、鸡血藤、王不留行逐瘀通经；路路通祛风活络、桂枝温经通脉。以行气、利湿、通络、逐瘀之中药对证治疗，辅以疏肝补肾、活血通络的中成药，寓以活血通络之中培补虚损，使之静中有动，补中有通，补而不滞。

在中药为主治疗的同时，采用抗生素消除附睾的炎症，并注意补充微量元素和抗氧化药物来改善精子生存的环境。

衷中参西，中西医结合治疗少弱畸形精子症，效果满意。

"重度少精子症"可以这样治疗

朱某，男，28岁，2016年9月10日初次就医。

主诉：婚后2年未避孕不育。

现症见：尿频、尿黄，伴会阴坠胀不适，阴囊潮湿，口干，舌红苔黄腻，脉数。

体格检查：阴毛呈男性分布，阴茎发育正常；双侧睾丸均为14ml，质地韧；双侧附睾头结节，质偏硬，有触痛；双侧输精管存在，光滑，无结节。

实验室检查：

结合3次精液检查：精液量4ml；pH 7.4；60分钟不完全液化；精子浓度4.56×10⁶/ml；A级精子2%，B级精子6%，C级精子6%，D级精子86%；白细胞0.1×10⁶/ml；存活率14%。

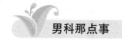

精浆生化：酸性磷酸酶 50.20U/ml；锌 0.79mmol/L（下降）；果糖 0.85g/L（下降）；α-葡萄糖苷酶 40.15U/ml。

空腹内分泌：P 0.2ng/ml；T 1.12ng/ml（下降）；E₂ 20.00pg/ml；PRL 15.46g/ml；LH 1.72mIU/ml；FSH 1.85mIU/ml。

彩超检查：①左侧睾丸鞘膜腔结石（4.7mm）；②双侧精索静脉未见明显曲张。

西医诊断：少精子症

中医诊断：无子病（湿热瘀滞证）

治则：清热利湿，化瘀生精。

方药：

（1）五子衍宗软胶囊，每次 3 粒，每天 3 次，口服。

（2）消癥饮加减（黄芪 30 克，薏苡仁 30 克，丹参 15 克，马鞭草 30 克，公英 15 克，茯苓 15 克，牡丹皮 15 克，赤芍 15 克，醋延胡索 15 克，土鳖虫 6 克，路路通 15 克，皂角刺 15 克，川牛膝 15 克，桂枝 6 克）。取 14 剂，每日 1 剂，水煎取汁 400ml，分早晚饭后温服。

二诊：9 月 24 日。

患者服药期间尿频、会阴坠胀不适减轻，9 月 10 日方草药加地龙 10g，以加强祛瘀通络作用，继用 3 周。

以上方加减治疗 3 月余，12 月 26 日复诊。

患者复查精液：精液量 5ml；pH7.4；30 分钟完全液化；精子浓度：23.58×10⁶/ml；A 级精子 26.15%，B 级精子 15.27%，C 级精子 18.63%，D 级精子 39.95%；白细胞 0.1×10⁶/ml；存活率 64%。

精浆生化：酸性磷酸酶 65.42u/ml；锌 1.66mmol/L；果糖 1.96g/L；α-葡萄糖苷酶 42.42u/ml。

按：

该患者所患疾病为少精子症，辨为湿热瘀滞证，对症治疗，治疗 3 月余，精子浓度由 4.56×10⁶/ml 增加至 23.58×10⁶/ml，效果显著。

少精子症是指生育期男性具备正常的性功能和射精功能，在禁欲 3~7 天后，3 次以上精液浓度均低于 20×10⁶/ml 者（《世界卫生组织人类精液检查与处理实验室手册》第 4 版标准）。由精子减少而致的男性不育发病率高达男性不育的 20%~30%。

造成少精子症的原因：一方面可能是睾丸产生精子数少，表现为生精功能低下；另一方面可能是输精管道的部分梗阻或部分性逆行性射精所致。当然，亦有可能因这两方面原因共同致病。

现代医学常使用氯米芬、他莫昔芬、十一酸睾酮等药物提高睾丸的生精功能，配合抗感染治疗缓解精道梗阻，但有时效果并不十分理想。

本病多虚实夹杂，肾虚生精减少，生殖机能减退，湿热灼伤肾精，瘀浊阻滞精络，精络不畅，共同发为本病。依患者精液分析、精浆生化、内分泌结果，初步判定该患者睾丸生精功能欠佳，精道有部分梗阻可能。故治疗方案以"益肾固本、清热利湿、逐瘀通络"为法。

中草药以褚玉霞教授自拟的消癥饮为主，方中以马鞭草、蒲公英、薏苡仁、茯苓清热利湿，以丹参、土鳖虫、丹皮、赤芍、皂角刺、路路通、川牛膝等逐瘀达邪，以黄芪健脾益气，滋后天之本以培补先天，黄芪既可助行瘀又防辛散药物久用伤气。另外，在清凉药中佐桂枝辛散使热清瘀消。

少精子症为男性不育症中令医生感到颇为棘手的疾病，尤其是精子浓度低于 500 万/毫升的，目前临床治疗效果并不十分理想。笔者从根源着手，运用消癥饮中益肾、通络类药物辅以五子衍宗软胶囊改善睾丸功能，提升精子浓度。同时兼顾祛邪，运用消癥饮中清热利湿、活血化瘀类药物来改善患者精道梗阻，利于精子顺利排出。标本兼治，效果满意。

低促无精子症案

鲍某，男，28 岁，2016 年 4 月 2 日初次就医。

主诉：婚后 1 年未避孕未育。

现症见：偶有腰酸，嗅觉正常，舌质淡苔薄白，脉沉弱。

体格检查：阴毛呈男性分布，阴茎发育正常；双侧睾丸均 6~7ml，质地韧，无触痛；双侧附睾不大，无触痛；双侧输精管存在，光滑，无结节。

实验室检查：

结合 3 次以上精液检查：

（1）精液量 0.4ml；pH 7.2~8.0；30 分钟完全液化；精子浓度：0.00 百万/毫升（标本已离心）；A、B、C、D 级精子 0.00%；白细胞 10 万/毫升。

（2）精浆生化：酸性磷酸酶 23.6U/ml（下降）；锌 0.26mmol/L（下降）；果糖 1.56g/L；α-葡萄糖苷酶 51.67U/ml。

（3）空腹内分泌：P 0.10ng/ml；T 0.20ng/ml（下降）；E$_2$<10pg/ml（下降）；PRL 6.68ng/ml；LH 0.11mIU/ml（下降）；FSH 0.20mIU/ml（下降）。

彩超检查：

（1）双侧睾丸体积偏小（右 31mm×20mm×15mm，左 33mm×20mm×15mm）。

（2）双侧精索静脉未见明显曲张。

（3）双侧精囊腺未见明显异常。

染色体核型：46，XY。

AZF 因子检测：六个 STS 位点均存在。

西医诊断：无精子症（特发性低促性腺激素性性腺功能减退症/IHH）

中医诊断：无子病

证型：肾精亏虚证

治则：益肾填髓，生精助育。

方药：

（1）肌内注射 HCG 2000IU，每周 2 次。

（2）四二五合方加减 [党参 20 克，黄芪 30 克，当归 15 克，熟地 20 克，白芍 15 克，川芎 12 克，川牛膝 15 克，菟丝子 30 克，枸杞子 20 克，覆盆子 15 克，五味子 10 克，车前子 10 克（包煎）、仙茅 20 克，淫羊藿 20 克，甘草 6 克]。取 14 剂，每日 1 剂，水煎取汁 400ml，分早晚饭后温服。

（3）补肾助育方（鹿角胶 30 克，鱼鳔 30 克，龟板胶 30 克，黄芪 60 克，当归 40 克，鸡内金 20 克，西洋参 40 克）。取 4 剂制丸（3 个月量），每次 9 克，日 3 次，口服。

二诊：4 月 28 日。

患者服药期间无身体不适，腰酸较前好转，查体获知患者睾丸体积开始增大，复查血睾酮示：T 3.93ng/ml，考虑肌内注射 HCG 已获效，故嘱患者初诊药物继续服用 2 个月，并加用肌内注射 HMG 75IU，每周 2 次。

三诊：6 月 28 日。

患者从初诊开始规律用药 3 个月，复查彩超示：①双侧睾丸体积偏小（右 35mm×24mm×16mm，左 36mm×27mm×17mm）；②双侧精索静脉未见明显曲张。复查精液示：精液量 1.5ml；pH 7.4；30 分钟完全液化；精子浓度 117.30 百万/毫升；A 级精子 11.11%，B 级精子 14.90%，C 级精子 9.34%，D 级精子 64.65%；精子存活率 42%；正常形态精子率 4%。对比初诊，患者

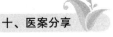

睾丸体积显著增大，上方继续服用 2 个月。

四诊：8 月 28 日。

患者诉爱人于 7 月份怀孕，遂自行停药。

患者于 2017 年 6 月 1 日来门诊，诉其爱人于 2017 年 5 月 3 日顺利诞下一名男婴。

按：

该患者所患疾病为无精子症，辨为肾精亏虚证，对症治疗，5 个月后，精子浓度由 0.00 百万/毫升增加至 117.30 百万/毫升，效果显著。

无精子症是指连续 3 次以上离心后精液化验检查，精液浓度均为 0.00 百万/毫升的病症（3 次离心精液中未检测到精子），发病率约占不育患者的 10%。

造成无精子症的原因很多，一方面可能是精子生成障碍所致，另一方面可能是精道的部分梗阻或部分性逆行性射精所致。当然，亦有可能因这两方面原因共同所致。

而本案患者属于精子生成障碍所致的无精子症，具体来讲，属于因先天性下丘脑促性腺激素释放激素（GnRH）神经元功能受损，GnRH 合成、分泌或作用障碍，导致垂体分泌促性腺激素减少，进而引起性腺功能不足，称为特发性低促性腺激素性性腺功能减退症（IHH）。临床根据患者是否合并嗅觉障碍将 IHH 细分为两大类：伴有嗅觉受损者称为卡尔曼综合征；嗅觉正常者，称为嗅觉正常的 IHH。

对于本病的治疗，现代医学研究的方案主要有睾酮替代、促性腺激素生精治疗和脉冲式 GnRH 生精治疗 3 种，其临床治疗效果因患者的病情以及医师制定的治疗方案的差异性而产生波动。

本病多虚实夹杂，一方面患者先天禀赋不足，天癸不充，生殖机能减退，肾精肾血化生乏源；另一方面，遭受后天环境污染、生活工作压力等的损害，逐步形成肝气郁结、湿热郁结等病机变化，导致瘀血阻络，精瘀不出。两大方面原因交杂致病，故而在治疗时应"分阶段、抓重点、中西汇通"，这样才能更好地提高其临床治疗效果。

（1）分阶段：以本案患者为例，治疗主要分三个阶段。①增大睾丸体积，提高血清睾酮含量；②维持睾酮在正常值水平；③促进睾丸生精。

（2）抓重点：主要是结合治疗的三个阶段来说。第一个阶段的重点就是增大睾丸体积（睾丸基础体积是决定治疗效果的主要因素之一，一般来说睾丸体积在4ml以上的治疗效果好，本例患者双侧睾丸体积在6～7ml，可能是治疗效果好的主要原因），提高血清睾酮含量。通常可先肌内注射 HCG 2000～3000IU，每周2次，3个月为1个疗程，这是首要的任务，只有睾丸体积增大了，其分泌睾酮、产生精子的功能才能逐步恢复；第二个阶段的重点是维持体内血睾酮恒定，尽量使其维持在10.41～17.35nmol/L（3～5ng/ml），这一步甚为关键，血睾酮稳定的浓度是生精的基础，"地基打得越牢靠"，最终的疗效才能越理想；第三个阶段的重点是促进睾丸生精，可添加肌内注射 HMG 75～150IU，每周2～3次。

（3）中西汇通：在行现代医学疗法的同时，需特别强调中医中药的运用。两种医学，虽然看起来是截然不同的理论体系，但是在临床运用中还是有相通之处的，只是各自的解释不同罢了。现代医学通过从微观调控患者激素水平达到治疗目的，而祖国医学则是从宏观把控患者生精能力，两者协同，共同发挥着各自不可替代的治疗优势。

免疫性不育症医案分享

杨某，男，29岁，2016年11月10日初次就医。

主诉：婚后2年未避孕未育。

现症见：腰酸，小便频数，伴会阴部胀痛，舌质暗红，苔黄腻，脉滑数。

体格检查：阴毛呈男性分布，阴茎发育正常，双侧睾丸均约15ml，质地韧，双侧附睾正常，双侧精索静脉无明显曲张，双侧输精管存在，光滑，无结节。

精液分析：

精液量3ml；pH7.2；60分钟不液化；凝集状态为混合型；精子浓度32.36×10^6/ml；A级精子23.10%，B级精子10.56%，C级精子16.82%，D级精子49.52%；白细胞0.9×10^6/ml；存活率62.16%；MAR：（++）。

前列腺液常规：pH6.5，卵磷脂小体+/HP，白细胞++/HP。

西医诊断：免疫性不育症；慢性前列腺炎

中医诊断：无子病（湿热瘀阻型）；精浊

治则：清热利湿，祛瘀达邪。

方药：

（1）乳酸左氧氟沙星片，0.4g，qd，po。

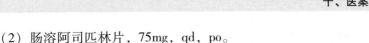

（2）肠溶阿司匹林片，75mg，qd，po。

（3）消抗汤加减［黄芪30克，丹参30克，蒲公英15克，徐长卿15克，红藤20克，盐杜仲20克，当归15克，赤芍15克，醋郁金12克，盐车前子15克（包煎），枸杞子15克，川牛膝15克，生山楂15克，乌梅10克，甘草6克］。取14剂，每日1剂，水煎取汁400ml，分早晚饭后温服。

二诊：2016年11月26日。

患者服药期间腰酸、会阴胀痛减轻，上方去左氧，余同前继用2周。

三诊：2016年12月11日。

患者复查精液：精液量 3ml；pH 7.4；30分钟完全液化；精子浓度 $35.12×10^6/ml$；A级精子 26.72%，B级精子 17.38%，C级精子 17.22%，D级精子 38.68%；白细胞 $0.2×10^6/ml$；存活率70%；MAR（−）。

前列腺液常规：pH 6.5，卵磷脂小体++/HP，白细胞3~5个/HP

按：

该患者所患疾病为免疫性不育症，辨为湿热瘀阻证，对症治疗，治疗1个月，抗精子抗体便由（++）转为阴性，效果显著。

免疫性不育症是指以精子作为抗体，在体内激发免疫反应所引起的不育症，占不育者的10%~30%，本病并无明显症状，但其危害较大，可造成精子发生障碍，影响精子活力，阻碍精卵结合，甚至会对胚胎发育造成影响。目前，免疫性不育症的病因（多认为和生殖道的感染、损伤、手术有关）、病机认识尚不明确，对生育的影响存在争议，治疗缺乏有效方法。

本病多虚实夹杂，虚多为肾虚、气虚，实多为湿热、血瘀。治疗当查明病因，明确诊断，中西医结合。由于西医治疗多采用抗生素、类固醇激素等对抗疗法，疗程长，效果欠佳，且不良反应较大（不少学者认为激素可能有致畸危险），所以治疗中多以中医辨证治疗为主，临床多采用"益肾固本、清热活血、逐瘀达邪"为法。

方选自拟消抗汤，由补肾类（杜仲、桑寄生、枸杞子、菟丝子、巴戟天）、益气类（黄芪、甘草）、活血类（丹参、当归、川牛膝）、清热类（赤芍、蒲公英、红藤）、利湿类（车前子）药物组成，临床加减运用。

补肾类药物，可用于肾气亏虚证。此类药可调节免疫，对精浆免疫抑制物活性有显著提高的作用。

益气健脾类药物，可用于气虚证或脾气亏虚证。这些药物对机体免疫系统多有双向调节作用。

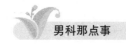

清热类药物，可用于热毒蕴结证。此类药物对生殖道感染的抗菌消炎作用较强，尚可抑制亢进的免疫反应。

活血类药物，适用于瘀阻精道证。此类药物可改善微循环，促进抗原抗体复合物的吸收，可以消除抗体又可防止产生新的抗体。

利湿类药物，可用于湿热下注证，常与清热类药物配合使用。既可清热利湿除湿热之标，又可强健脾胃除生湿之源，尚可排脓消痈治疗局部炎症，对于因炎症引起的免疫性不育症有较好的治疗作用。

免疫性不育症为男性不育症中的疑难病，目前临床治疗效果并不理想。笔者在辨证的基础上，从根源着手，益肾固本以树立自身免疫屏障，同时兼顾祛邪，用清热、活血、利湿类药物清除机体瘀阻病邪，以恢复脏腑阴阳气血平衡，标本兼治，效果满意。

慢性盆腔疼痛综合征的诊疗思路与用药经验分析

美国国立卫生研究院（NIH）将前列腺炎分为 4 类，其中慢性盆腔疼痛综合征即ⅢB 型前列腺炎，占前列腺炎的 40%～50%，是慢性前列腺炎的主要类型。临床表现为发生在腰骶、臀部、会阴、小腹、大腿内侧、阴囊、阴茎等区域的疼痛和射精痛，可伴发排尿紊乱和性功能障碍。

ⅢB 型前列腺炎发病机制可能与沙眼衣原体（CT）和解脲支原体（UU）的感染、盆腔静脉性疾病、前列腺液瘀滞、神经内分泌紊乱、精神心理压力、自身变态反应和免疫力低下有关。

笔者认为ⅢB 型前列腺炎的病机为"初期多实，久则虚实夹杂"。实为"湿、热、瘀"，虚为"脾虚、肾虚"，总体病机为"瘀阻不通"。

诊断上，强调"排他性诊断"。在前列腺炎症状积分指数表、前列腺彩超（最好是经直肠彩超）和前列腺液常规检查的基础上，排除可能引起盆腔区域疼痛的肛肠、骨伤、消化、睾丸、附睾、精囊腺、精索等脏器或系统疾病，才能诊断为ⅢB 型前列腺炎。

治疗上，主张"以通为主"。疾病初期"清热利湿、祛瘀通络"，后期"祛瘀通络，兼以健脾或益肾"。

常用败酱草、薏苡仁以清热解毒、利湿祛瘀；金银花、牡丹皮、赤芍凉血解毒、祛瘀散结；延胡索、川楝子入肝经而理气止痛；桂枝性温归入膀胱经，既可温通血脉，又防败酱、银花的苦寒之性；车前子配伍益智仁，一利

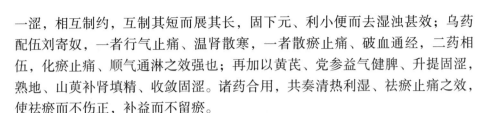

一涩，相互制约，互制其短而展其长，固下元、利小便而去湿浊甚效；乌药配伍刘寄奴，一者行气止痛、温肾散寒，一者散瘀止痛、破血通经，二药相伍，化瘀止痛、顺气通淋之效强也；再加以黄芪、党参益气健脾、升提固涩，熟地、山萸补肾填精、收敛固涩。诸药合用，共奏清热利湿、祛瘀止痛之效，使祛瘀而不伤正，补益而不留瘀。

临床中可用虫类药物，如九香虫、蜈蚣、地龙等，对于久病血瘀，或肾虚伴见性功能异常者效果尤佳。

通过药物的频数、频率分析，将笔者使用频率>10%的39味药总结如表10-1

表 10-1　使用频率>10%的味药

类　别	药　　物
清热解毒类	败酱草、连翘、金银花、白花蛇舌草、重楼、大血藤等
清热凉血类	牡丹皮、赤芍、鬼箭羽等
清热燥湿类	黄柏、黄芩、黄连等
利水渗湿类	生薏苡仁、白扁豆、茯苓、泽泻、车前子、瞿麦、萹蓄等
理气止痛类	香附、乌药、陈皮、川楝子等

慢性盆腔疼痛综合征作为慢性前列腺炎的主要类型，是青壮年男性的多发病、常见病，因其病因不明、病机复杂，临床多缠绵难愈、反复发作，给患者造成巨大的身心伤害。

我们讲"养生先养心，治病先治心"，要想快速、有效地控制症状、降低复发率，首先要改变患者对疾病不正确的认知，提高患者的依从性，使其能够在治疗中做到畅情志、调饮食、慎起居、多锻炼。其次，要充分利用中西医结合的优势，做到内外兼治，以达到满意的疗效。

治疗前列腺增生症的诊疗思路与用药分析

良性前列腺增生（benign prostatic hyperplasia，BPH）亦称前列腺增生症，是一种因前列腺腺体进行性增大而产生的以尿频、排尿困难为主，伴有夜尿次数增多、尿线变细等症状的疾病。其发病率随年龄增加而增长，严重影响

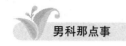

中老年男性的生活健康。

结合多年临床经验，笔者认为本病属本虚标实之证：脾虚、肾虚为本，膀胱湿热、肝郁气滞、浊瘀阻塞所致的膀胱气化不利为标；病位在膀胱与肾，但与肺、脾、肝密切相关；病理因素有湿热、气滞及痰瘀等。

治疗本病从本虚标实着手，依病程综合调治。

发病初期，前列腺充血刺激膀胱逼尿肌，无残余尿，但有尿频及逼尿肌代偿性肥厚。从中医来看，该期为湿热、气滞、痰瘀等病理因素阻滞膀胱所致，以实证为主，故而在该期多选用清热、理气、活血化瘀类药物。

随着病情进展，残余尿增多，膀胱逼尿肌代偿功能减退，机体脏腑功能受损，脾肾功能减退，该期以虚实夹杂为主。故多选用化瘀、利湿、补益脾肾类药物，祛邪兼以扶正。

发病后期，逼尿肌失去代偿功能，出现排尿困难，甚至尿潴留，该期以脾虚、肾虚为主。多在该期使用健脾、补肾类药物，扶正不忘祛邪。

通过临床用药的情况来看，笔者多用补脾肾、助气化、清邪热、利气机、散瘀结、通经络类药物，现分享如下。

第 1 类补肾类

代表药物：山茱萸、熟地黄、肉桂、肉苁蓉、补骨脂。主用益肾药物可固护肾精肾气以化气利水，通及州都。研究表明，补肾法可调节机体细胞免疫和体液免疫。

第 2 类健脾益气类

代表药物：黄芪、党参、生山药。运用补益脾气药物，可培补后天之本，从而增强脾脏升清降浊之力，以化气行水。

第 3 类理气类

代表药物：沉香、延胡索、川楝子。腑以通为用，若气机阻滞，势必影响膀胱气化，不通则痛，因而选用理气止痛药物疏理气机，缓解疼痛甚为重要。

第 4 类活血化瘀类

代表药物：泽兰、丹参、刘寄奴、川牛膝、桃仁、红花、川芎。药理研究证实，活血化瘀类药物可以降低血黏度，改善局部组织的充血水肿。

第 5 类清热类

代表药物：败酱草、红藤、马鞭草。研究表明，清热药可对抗病原微生物，具有增强机体免疫等功能。

第 6 类利湿类

代表药物：炒王不留行、琥珀粉、泽泻、车前子、滑石。若体内水湿停聚不出，势必加重肾脏负担，需少佐利湿之药通利小便，以防损及脏腑功能。

第 7 类通络类

代表药物：穿山甲、水蛭、路路通。通络散结药可清除机体久瘀之气、血、痰等病理产物，以标实为着力点，加之效如桴鼓。

常用方药：黄芪、熟地黄、生山药、山茱萸、炒王不留行、琥珀粉、肉桂、泽兰、丹参、败酱草、红藤。

笔者在中医辨证基础上，依病程综合调治。以膀胱湿热、肝气郁结、浊瘀阻滞为主者，善用清利湿热、理气活血通络之法以治其标。以脾虚、肾虚为主者，善用补脾益肾之法以固其本。标本兼治，效果满意。

睾丸活检并不能作为无精子症的诊断依据

无精子症患者睾丸穿刺活检显示：未见成熟精子就一定没有精子，没有生育能力吗？

临床上，见到不少睾丸活检无精子的患者，精液离心后或经过治疗后发现了精子，患者重获生育希望。

睾丸活检只代表活检部位的睾丸生精功能，不代表整个睾丸的生精功能，更不代表两个睾丸的生精功能。因此，睾丸活检不能作为无精子症患者睾丸生精功能的诊断依据。

无精子症是指所射精液中没有精子，在临床上通常 3 次离心镜检精液仍未见到精子后才可确诊。诊疗中应注意：

第一步：判断睾丸有无生精功能。可通过男科体检（包括全身体检和生殖器官局部如睾丸的质地和大小等检查、附睾、输精管、精索）、内分泌六项、血清抑制素-B、精浆生化（包括精浆抑制素-B）、阴囊彩超、遗传学检查（染色体核型分析、囊性纤维化跨膜传导调控因子 CFTR、无精子因子 AZF 等）来判断睾丸是否具有生精功能。

若睾丸具有生精功能，则是输精管道梗阻引起。可以通过精浆生化、输精管道造影来判定梗阻部位。通过手术疏通、中西医结合药物治疗或者通过附睾、睾丸穿刺取得精子进行 ICSI 来治疗。

若睾丸无生精功能，按照促性腺激素水平分为高促性腺激素性性腺功能

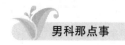
减退和低促性腺激素性性腺功能减退两种。

如为高促，可行显微取精进行 ICSI、供精人工授精（AID）或领养孩子。

如为低促，可行激素治疗、显微取精进行 ICSI、AID 或领养孩子。

所以，遇到无精子症患者，我们要采用正确的诊疗体系，慎用睾丸穿刺活检来判断。

男科性激素六项中不可忽略的"T/E$_2$"比值

患者，男，31 岁，2017 年 5 月 20 日初次就诊。

主诉：性欲低下 1 年余。

现病史：1 年来无明显诱因出现性欲差，腰膝酸软，勃起功能欠佳，射精时长≤2min；便溏，纳差，眠可；舌体胖大，边有齿痕，舌质淡苔腻，脉濡。

既往史：阑尾切除手术史，高血压病史（中药治疗）；吸烟饮酒较多，熬夜多。

辅助检查：

（1）阴茎血流：未见明显异常。

（2）ED 检测：硬度Ⅲ级，长度 12.5cm，直径 3.6cm；IIEF：12 分。

（3）阴茎敏感度：3.2~3.7V，重度敏感。

（4）内分泌六项：FSH 3.09mIU/ml；LH 1.37mIU/ml；T 1.67ng/ml；E$_2$ 32.00pg/ml；PRL 10.17ng/ml；P 0.10ng/ml；T/E$_2$ 52.2。

诊断：性欲减退（脾肾两虚证）

治疗方案：

（1）十一酸睾酮（早 80mg，晚 40mg），2 周后改为早晚各 40mg。

（2）四君子汤合五子衍宗丸、二仙汤加减。党参 15 克，茯苓 15 克，炒白术 15 克，炙甘草 6 克，仙茅 10 克，淫羊藿 15 克，枸杞子 15 克，菟丝子 15 克，覆盆子 12 克，五味子 10 克，车前子 12 克（包煎），巴戟天 15 克，炒蒺藜 30 克，丹参 15 克，陈皮 12 克，川牛膝 15 克。

遵上方治疗 1 月余。

二诊：2017 年 7 月 1 日。

现性欲可，勃起可，IIEF 18 分，性生活时间较前延长。T 4.37ng/ml；E$_2$ 33pg/ml；T/E$_2$ = 132.4。

嘱去十一酸睾酮，继用中药上方加减巩固治疗。

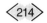

按：

男科诊疗中，性激素六项检查测定主要是为了了解男性的内分泌功能，对和内分泌相关的男科疾病进行辅助诊断和治疗。性激素六项主要包括孕酮（P），睾酮（T），雌二醇（E_2），泌乳素（PRL），卵泡刺激素（FSH）和促黄体生成素（LH）。

此化验单内分泌六项的参考值分别为：P ≤ 0.20ng/ml；T 1.42 ~ 9.23ng/ml；E_2 11.00 ~ 44.00pg/ml；PRL 3.46 ~ 19.40ng/ml；LH 0.57 ~ 12.07mIU/ml；FSH 0.95~11.95mIU/ml。

该患者内分泌六项的测定值均在参考值范围内，但却表现出性欲差，勃起功能欠佳，可见并非只要测定值在参考值范围内，就说明激素水平没有问题。

笔者认为内分泌六项的参考值范围偏大，如果只关注测定值与参考值的关系，就会漏诊或误诊。

在看内分泌六项检查单时，不光是要注意 T、E_2、PRL、FSH、LH，还要注意 T/E_2 值，T/E_2 比值异常一样能够影响男子性功能、精子的发生和形成。

引起 T/E_2 降低，可以是 T 值降低，也可以是雌激素的值过高。如果是 T 值降低多采用雄激素补充疗法或者使用芳香化酶抑制剂以增加内源性睾酮。如果是雌激素过高，可以采用芳香化酶抑制剂抑制睾酮向雌激素转化。

治疗该类患者，合理应用补充睾酮的方法往往会有短期明显的效果，但远期疗效可能并不理想，原因在于单纯的补充和抑制，并无助于机体自身调节能力的恢复，无助于改善性腺轴的功能。

所以，在使用激素补充的同时，采用中医辨证治疗，改善患者体质及脏腑功能，恢复性腺轴的自我调节能力，达到了较好的效果。

在诊断上中医的宏观和西医的微观是认识疾病的不同角度，如果能综合起来（或者在中医宏观辨证的指导下，合理参考各项检查）可能对疾病的了解更加全面。在治疗上，如果中西药能协同增效，更快地控制、治愈疾病，也不妨联合用药。这并不是说中医离了西医就不会治病，西医离了中医就不能存在。

你的"精子DNA"还完整吗？

胡某，男，31岁，2017年7月22日初次就医。

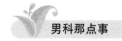
主诉：婚后 2 年未避孕未育。

现症见：面色萎黄，食少便溏，小便黄，眠可，舌边齿痕，舌质红，苔薄黄，脉濡数。其爱人查内分泌、妇科彩超等均未发现异常。

体格检查：阴毛呈男性成人分布，阴茎发育正常；双侧睾丸均 14～15ml，质地韧，无触痛；双侧附睾无结节，无触痛；双侧输精管存在，光滑，无结节。

精液检查

精液量 7.5ml；pH：7.5；40 分钟完全液化；精子浓度 75.12 百万/毫升；A 级精子 43.53%，B 级精子 17.67%，活动率 74.45%；精子存活率 81%；正常形态 8%；有效精子总数 27.584×10^6/ml。

精子 DNA 碎片指数（DFI）：DFI63.48%；HDS13.8%。

西医诊断：男性不育症（精子 DNA 损伤性不育）

中医诊断：无子病（脾虚湿热证）

治则：清热利湿，健脾助育。

方药：

（1）四君子汤加减（党参 15 克，茯苓 15 克，白术 18 克，陈皮 12 克，二花 15 克，公英 15 克，丹皮 15 克，赤芍 15 克，当归 15 克，川牛膝 15 克，炙甘草 10 克）。取 14 剂，每日 1 剂，水煎取汁 400ml，分早晚饭后温服。

（2）五子衍宗胶囊，每次 3 粒，日 3 次，口服。

二诊：8 月 16 日。

患者服药期间面黄渐消，纳眠可，二便调，初诊中药加炒山药 15g，益智仁 10g，继用 1 个月。

三诊：9 月 15 日。

患者从初诊开始规律用药 1 个半月，复查精子 DNA 碎片指数（DFI）：DFI7.70%；HDS10.88%。

患者于 2017 年 10 月 1 日来门诊，诉其爱人已孕。

按：

精子 DNA 是遗传信息的载体，在人类的生存繁衍中起着重要作用。精子DNA 完整性直接关系着男性的生育能力，是评估精子质量的重要参考指标，若发生异常可能会造成男性不育、女方复发性自然流产及辅助生殖技术治疗失败等情况。

精子 DNA 损伤性不育：指夫妻结婚以后同居 1 年以上，正常性生活，未

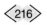

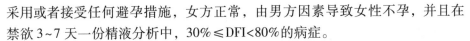

采用或者接受任何避孕措施，女方正常，由男方因素导致女性不孕，并且在禁欲 3~7 天一份精液分析中，30%≤DFI<80% 的病症。

对于该病的研究，现代医学认为造成精子 DNA 损伤的病因、病机复杂，且尚未有统一的诊治方案，临床多运用抗氧化、抗生素等药物治疗，效果并不满意。

祖国医学虽无"精子 DNA 损伤性不育"之病名，但根据其临床特征可归入"无子""绝孕""不育"的范畴，运用中医中药疗法收效显著。

本案中，从患者精液检查结果来看，其精子密度、活动率、存活率、正常形态等均达标，而 DFI 明显异常（结果解读：①DFI≤15%：精子 DNA 完整性好；②15%<DFI<30%：精子 DNA 完整性一般；③DFI≥30%：精子 DNA 完整性差）。

笔者将其诊断为精子 DNA 损伤性不育，辨证为脾虚湿热证，运用中药对症治疗，治疗 1 个半月，DFI 由 63.48% 降至 7.70%，效果显著。

本案据患者舌脉辨为脾虚湿热，方以益气健脾之四君子汤加减，方证相符，疗效显著。

笔者根据多年临床经验，认为精子 DNA 损伤性不育病机乃"肾虚为本，虚实夹杂"，强调精子 DNA 损伤性不育发病病位在肾，涉及肝、脾，以肾虚、脾虚为本，血瘀、湿热蕴结为标，临床上多虚实夹杂发病，故而治疗时应辨证施治。

笔者经验：精子 DNA 损伤可造成男子精子质量下降，女子流产率升高，严重影响育龄夫妇生殖健康，是近年来生殖医学研究的热点。临床诊治男性不育症时，若患者精子质量不算太差而长期不育者应重视精子 DNA 完整性的筛查，必要时运用中医中药治疗，从而提升患者生育力。

腰源性遗精

李某，男，30 岁，于 2018 年 3 月 1 日初次就诊。主诉：反复遗精 2 年，加重 1 周。

现病史： 患者 2 年前无明显诱因经常遗精，生活中频有射精冲动，多次中西医治疗，病情未见好转而就诊。

现症见： 清醒状态下常有射精冲动，近 1 周遗精 3 次，滑精 2 次，伴性欲减退、腰膝酸痛、头晕乏力等，舌红苔薄黄，脉沉细数。

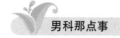

既往史： 2 年前无明显诱因频发遗精，5~8 次/月。余无特殊病史可载。

个人史： 无特殊嗜好，不抽烟，偶尔饮酒，不爱运动。

生育史： 育有一女，健康。

家族史： 父母体健；否认遗传病史。

辅助检查： 腰椎 CT 示：腰 4~5 椎间盘膨出；腰 5~骶 1 椎管内占位，考虑错构瘤？建议 MRI 进一步检查。

生化检查和性激素水平均在正常范围。

诊断： 腰源性遗精。

按：

遗精的病因较多，神经衰弱、前列腺炎、包皮过长均可导致遗精。笔者在临床中发现，部分遗精患者，特别是顽固性遗精患者，与中央型腰椎间盘突出（CLIDH）有关。有的患者遗精 10 年，虽然已婚已育，有正常频率的性生活，但是多伴有腰酸腿痛、头晕乏力等症状。

这都可能与中央型腰椎间盘突出有关，突出的椎间盘损伤马尾功能，造成脑脊液的循环障碍，诱发射精神经过度兴奋，从而导致遗精。特别是该患者，骑自行车或者正常走路都可能引起射精动作，更应考虑马尾神经受压。

射精动作与马尾神经的关系：射精是一种神经发射性活动。性刺激信号经外周神经传入脊髓和大脑皮层的高级中枢，刺激逐渐累积，一旦达到或超过射精阈值，在大脑皮层的作用下，释放动作信号，发生射精。

马尾神经是指脊髓圆锥以下的腰骶神经根，由 L_2~L_5、S_1~S_5 及尾节发出的共 10 对神经根组成，是射精反射弧的重要组成部分。CLIDH 患者椎间盘向正后突出，压迫硬膜囊，可造成马尾神经的物理压迫，也可能会影响脑脊液循环，引起马尾神经充血、水肿，引起感觉传导系统异常，诱发射精动作，发生遗精、滑精等。

对于顽固性遗精伴腰膝酸痛、头晕乏力者，临床中应考虑到"腰源性遗精"的可能性，必要时可做 CT 或 MRI 协助诊断或排除。腰椎间盘突出症是常见病，临床中多关注其与腰腿疼痛的关系，而忽视了与男科疾病的相关性。

笔者多年临床发现，中枢性腰椎间盘突出症不只是可以引起遗精、滑精，同时可引起多种男科疾病，如早泄（PE）、勃起功能障碍（ED）、阴茎异常勃起等。

十一、养生秘钥

男性健康八要素

男性健康关系着整个家庭的幸福，日益加快的生活节奏以及生理、心理上的压力严重威胁着男性的身心健康。关爱男性健康，可从8个要素入手。

1. 定期体检　人体犹如机器一样，长时间地运转，难免会出现一些故障。因而，为了自身的健康，我们要定期进行体检评估。必要的评估有血压、血糖、血脂、肝肾功能、心肺功能、甲状腺功能等，男性还应对前列腺功能、性功能进行定期的评估。

2. 生活爱好　有人喜欢唱歌，有人喜欢游泳，有人喜欢打太极……你会发现，那些长期保持一两个健康的生活爱好的人比其他人都要快乐，都要有活力。因此，在工作之余，不妨找到一两个适合自己的小爱好，既能缓解压力，又可怡情养性。

3. 情志　人都会有负面情绪，但如果情绪得不到合理的宣泄，便会影响我们的健康。身负家庭与工作双重压力的男性更加需要保持积极乐观的心态，避免情绪的大起大落，要永远保持一颗平常心。保持积极的心态，你会发现自己越来越有魅力。

4. 运动　我们都知道运动有益健康，但随着工作生活节奏的加快，运动对我们来说已经成了奢望。尽管如此，还是要保持规律的运动，以促进我们的新陈代谢，强健筋骨，提升我们的免疫力。适度运动，对于男性来说，是一剂绿色安全的"补药"。

5. 控制体重　男性是力量的象征，控制体重是很重要的。我们可以参考国际上评价体重的标准，即体重指数 BMI ＝体重（千克）／身高（米）的平方（即 kg/m^2）来衡量。正常体重参考：体重指数 ＝ 18.5～23.9（超重24.0～27.9，肥胖≥28.0）。相信甩掉"将军肚"、脱掉"游泳圈"后，拥有健硕的

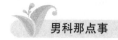

身材，会让你更具吸引力。

6. 起居　是不是又熬夜了？是不是又在玩你的手机了？没错，这是现代人的"通病"。熬夜相当于慢性自杀，长此以往会导致机体内分泌功能紊乱、免疫力下降。而长时间使用电脑和手机会让机体暴露在电磁辐射之中，进而导致精子质量的下降。所以，为了自己及后代，请放下手机并对熬夜说"不"。

7. 饮食　相对于女性来说，男性会需要更多的能量，因而合理的饮食是非常必要的。男性朋友应该根据自身情况，优选富含优质蛋白食物、维生素类食物、精氨酸类食物、含锌食物，如牛肉、蛋类、鱼、虾、牡蛎、鳝鱼、海参、猕猴桃、苹果、橙子、西红柿、核桃仁、花生仁、豆制品等。同时饮食应低盐、低脂，还要戒烟、限酒。

8. 保持规律性生活　性能力是男性健康的风向标，在高血压、高血脂、高血糖以及心脑血管疾病发生之前，性功能会先出现问题。维持身体健康，要有适度规律的性生活。不少成年男子嗜性无度，也有人惜精如命，这些都是不科学的。因为频繁射精和忍精不射都会导致前列腺过度充血，容易诱发一系列男科疾病。因而，对于成年男性来说，应该规律的排精，所谓用进废退，把握好适合自己的那个"度"。

做男人，就要做健康阳刚的男人，时刻对照8要素，让你轻松做男人！

男人长寿的秘诀，看看你有几个？

人人都向往健康长寿。但是，大部分能被称为寿星的都是女人。

据报道，活到85岁的女性是男性的两倍以上，而活到90岁以上的女性是男性的3倍，百岁老人里女性又是男性的4倍。

据统计数据显示，全球男性平均寿命77岁，其中最少7年会在重病或慢性病中度过，而男性得癌症的概率更比女性高70%。

哪些习惯会让男人更长寿呢？

1. 性生活的频率　英国科学家曾对1000名男性进行了10年跟踪调查，发现每周有2次或以上性生活的男性，其早死的概率比每月只有一次或更少性生活的人低50%。尤其是那些有高频率性生活的人，他们出现冠状动脉疾病、中风、脑血栓等的概率，只有那些性生活匮乏者的一半。

2. 清洁你的肾　英国肾脏研究中心指出，如果你每天最少喝2000ml的

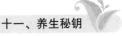

水，那么你得肾病的概率就会降低80%。但必须是优质的白开水。

3. 保卫前列腺　一周喝4~8杯的红葡萄酒，每周2次以上性生活，可以把患前列腺癌的概率降低一半。葡萄表皮中富含白藜芦醇，它可以抑制癌细胞的发展，也可把患癌危险降低50%。

4. 照看好肝脏　少喝白酒。酒的主要成分是乙醇，在胃肠道内能够很快被吸收，约90%以上的乙醇成分在肝脏内代谢，肝细胞胞质中的乙醇降氢酶催化乙醇生成乙醛，乙醇和乙醛都有直接刺激、损害肝细胞的毒性作用，可使肝细胞发生变性、坏死，引发酒精性肝炎、酒精性肝硬化和加重脂肪肝程度，甚至导致肝癌。一个夏天的豪饮，你的肝脏就需要12个月来进行自我修复。

5. 避开肺癌　吸烟会大大增加肺癌发生概率，这一点毋庸置疑。90%的肺癌患者都是吸烟者，男性吸烟患肺癌的概率是不吸烟者的23倍，女性是13倍。由吸烟而引发的肺癌也是长期以来医学界关注的重点。

6. 每天坚持晒太阳　男性缺少维生素D会导致脱发、性欲低下、肌肉无力及关节疼痛等问题。晒太阳是人体产生维生素D的主要方式，人体中90%的维生素D都是通过太阳照射皮肤产生的，而少量的维生素D则可以通过鱼、蛋、谷物食品等摄取。所以，适当晒太阳是葆住青春的秘诀。

7. 保持一个好心情　医学研究证明，很多疾病与各种不良精神因素的刺激有关，它影响机体生化代谢，使免疫功能降低。而注意心理上的平衡调节，则有助于人体内各种酶和激素的产生，有利于调节脑细胞的功能和改善血液循环，免疫功能亦随之增强。因此，保持精神愉快，注重心理调节，是祛病延年的前提条件。

8. 适度运动　现代人很多疾病的发生与坐的多、动的少有关。所以要每天坚持锻炼，慢跑和快走是较好的运动方式，可以让你精神百倍、活力十足！

做好这几点，您也可以健康长寿！

男人保持精力旺盛的25招

社会节奏越来越快，美慕那些天天精力充沛的人吗？试试下面25招吧，你也可以做到全天精神百倍。很实用的一些方法！女士一定要给你的爱人留着。

1. 晨起锻炼5分钟　起床后锻炼5分钟，不仅为身体充电，而且能加倍燃烧卡路里。很多人误认为晨练必须5点钟爬起来跑上几公里，其实是不必要，也不太现实的。你只需花5分钟，做做俯卧撑和跳跃运动，使心率加快，就能达到理想的效果；要么对着镜子冲拳100下，感受那种能量积蓄的过程。

2. 养成喝水的习惯　处于缺水状态的你，会时常感觉疲惫。清早起来先喝一杯水，做一下内清洁，也为五脏六腑加些"润滑剂"；每天至少喝一升水，不过也不是多多益善。

3. 讲究吃早餐　美国有研究发现，不吃早餐的人身高体重比（BMI）偏高，也就是体重超标，还爱犯困，做事无精打采；讲究吃早餐的人则精力充沛得多，身形也相对匀称。最营养健康的西式早餐是：两片全麦面包、一块熏三文鱼和一个西红柿。全麦面包含有丰富的碳水化合物和纤维；西红柿的番茄红素有利于骨骼的生长和保健，并且对前列腺疾病的预防很有好处；三文鱼中丰富的omega-3脂肪酸和蛋白质，对身体更加有益。

4. 十点加餐　即使早餐吃得不错，到上午十点半，前一天储存的糖原也差不多用没了。你要想在一天剩下的时间仍像刚充完电，这时就必须加加餐。一块巧克力，或者一根能量棒、几块饼干，补充能量以外，还能有效避免午餐暴饮暴食。

5. 午后喝咖啡　午餐后，身体的睡眠因子（一种能引发睡眠的分子）成分增多，是最容易犯困的时候，此时喝一小杯咖啡效果最好。当然喝茶也行，随你喜欢！别忘了睡前4小时内不要喝咖啡，免得过于兴奋睡不着。

6. 多倾诉多疏解　性格也能调节疲惫。荷兰的一项研究表明，在工作中内向、害羞的人更容易觉得累，而外向的人精力更足，这是因为爱跟人交谈的人善于发现乐趣，把自己的烦恼、压力及倒霉事全部说出来，就不会觉得累和无聊；相反地，喜欢安静、独处，不爱社交的人缺乏这种疏解压力的渠道，时间长了，必然感觉不堪重负。

7. 坐有坐相　坐姿不良，走路踢里踏拉，耸肩腆肚，这些通常是你能量已耗干的表现。在办公室一坐就是七八个小时，如果不能保持正确的姿势，会觉得更疲劳。不管是站还是坐着，应当收腹立腰，放松双肩，脖子有稍稍伸展的感觉。

8. 张弛结合　工作中碰到难题，一时半会儿又没法解决的时候，不如稍事休息，如去倒杯茶，换换脑筋，然后接着干。累得快透不过气时，深吸一口气（数3下），然后呼出来（数6下）；或者翻翻体育杂志；上网浏览一下娱乐八卦，找谁聊几句，说不定灵感在不经意间就来了。

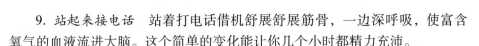

9. 站起来接电话 站着打电话借机舒展舒展筋骨，一边深呼吸，使富含氧气的血液流进大脑。这个简单的变化能让你几个小时都精力充沛。

10. 边沐浴边唱歌 淋浴时大声唱歌促进身体释放内啡呔，从而产生一种快乐与幸福的感觉，减轻压力。越是心情不好的时候，越要唱出来，至于好不好听，跑没跑调，管它呢！

11. 交乐观的朋友 乐观、精力旺盛的朋友或同事人见人爱，他们积极的情绪总能感染周围的人。不仅要和聪明有才华的人交往，更要和那些充满热情、积极向上的人交朋友；跟一个悲观、喜欢抱怨的人在一起待上 30 分钟，你的能量也会被间接耗尽。

12. 大事化小 一口气吃不成胖子！不要总想着把某项大工程一气做完，结果自己累得趴下了。不妨把大工程拆成若干个小工程，一样一样地做，时不时休息一下，这样，既保持体力，又能提高工作效率，不断获得成就感，最终还能加快工作进度。

13. 锻炼背部 你有没发现"背多分"型的男人往往受到殊遇，不仅如此，强壮的背部能让你工作起来比别人更轻松，不觉得太累。锻炼背部最有效的方法是用划桨器，注意姿势要正确：脚放平，膝盖微曲，双桨恰到好处地停在胸部。

14. 打坐 早晨睡眼惺忪，先不忙爬起来，舒舒服服地在床上坐着，挺直后背，闭上双眼，快速地用鼻子呼气和吸气，嘴巴微闭（这个胸部练习应当像拉风箱一样，快速而机械地进行）。

15. 每天运动 哪怕你再忙，也要坚持锻炼，或跑步或键步走或游泳。你要是对自己体力过于自信，以为年轻就是本钱，不会那么轻易倒下，"健康"也许会跟你"急"。

16. 午睡 20 分钟 20 分钟左右的小憩是最理想的，它其实跟午睡 1 小时的作用没什么两样。一个小时对大多数人来说有点长了，睡得太沉，晚上可能睡不好。

17. 补铁 如果你体内铁的储存太低，身体就不能制造血液中运载氧气的血红蛋白，人就容易觉得累。最好的补铁办法是通过饮食，采用食物疗法：含铁质丰富的食物有动物肝脏、肾脏；其次是瘦肉、蛋黄、鸡、鱼、虾和豆类。

18. 开车多吃纤维食物 男人很少吃零食，你可以在车里放些花生和葡萄干，这些东西含有大量的钾，你的身体需要用钾将血液中的糖转化为能量；

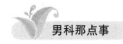

坚果也不错，它富含碳酸镁，缺乏碳酸镁会使身体产生大量乳酸，而乳酸易使人产生疲劳感。

19. 芳香疗法　放些香料在家里，尤其是迷迭香、薄荷和姜，可以提神醒脑，增强记忆力，并且能治疗头痛。

20. 多看喜剧　笑一笑，十年少。笑能锻炼面部肌肉，改善你的面部循环，从而提高注意力。尽管快乐不像俗语形容的那样能挽回青春，但每天保持愉悦心情的人确实更健康，罹患心血管病、糖尿病的风险也更低。

21. 提前1小时上床　多睡60分钟的提神功效等于喝两杯咖啡，这是指你每天早睡一小时，而不是周末拼命补睡懒觉。否则生物钟被打乱，总感觉晕乎乎的。

22. 和阳光玩游戏　美国马萨诸塞大学的研究表明，愤怒和敌对的情绪在冬天比较多，而夏天比较少。晒太阳能提高大脑血清素的含量，改善心情，为身体充电，不妨争取一切能晒太阳的机会。

23. 控制酒量　酒精让你产生蒙蒙睡意，但是睡前喝酒反而会因兴奋影响睡眠，虽然闭着眼，眼球却在不停地转。你得牢记睡前2小时不喝酒，晚餐啤酒最多只喝一两杯。

24. 调整健身时间　一项研究发现，那些健身族下班后去健身，浑身酸酸的，回家洗个澡睡个好觉，起来后犹如获得新生，无独有偶，美国芝加哥大学的学者认为，晚上锻炼对能量的新陈代谢至关重要。

25. 睡沙发　假如你和爱人吵架，不得不睡沙发，你不用内疚或怎么样，知道吗？偶尔睡睡沙发对治疗失眠有奇效！很多人都说失眠跟自家的卧室有关，美国的一项调查发现，72%的男性在沙发上睡得不错，只有27%的人说在老婆或女友身边睡得还可以。

男人健康要知道

1. 要做到的事

（1）保持乐观心态：情绪因素对男性性功能影响显著，在对抑郁者进行干预后发现，其受孕能力由29.9%提高到45.5%。因此，保持良好的情绪，树立起乐观的态度，释放压力，能帮助男性提高生育能力。

（2）增加营养物质：精子生成与饮食的营养水平密切相关。需要常吃的食物有海参、芝麻、花生仁、核桃、生菜等。

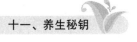

（3）远离不良生活习惯与环境因素：男性应避免接触放射线以及对身体有害的物质，如装修材料和重金属等，同时应避免抽烟、饮酒、熬夜等恶习。

（4）加强体育锻炼：强健的体魄是男性各项功能正常的基础，应适当坚持体育锻炼、强身壮体、增强免疫，在运动中放松疲惫和焦虑的心情。

2. 不能做的事

（1）吸烟：烟雾中的尼古丁、一氧化碳、镉、铅等大量有毒物质，易损伤睾丸中的生精细胞。研究证明，每天吸烟 20 支，精子成活率低于 50%。

（2）饮酒：酗酒者精子密度会降低 56.6%。大量饮酒可以导致男子的睾丸酮合成减少，精子生成出现障碍。

（3）长期久坐、坐浴、桑拿或穿紧身裤：这些行为均可影响睾丸的散热功能与血液循环，使睾丸局部温度增加，有碍精子的生成。连续 3 天在 43～44℃的温水中浸泡 20 分钟，精子密度会持续下降 3 周。

（4）食用棉籽油：服棉籽油可以使睾丸细胞损伤，睾丸间质纤维化，血管增厚及发生睾丸自身免疫疾病等。

（5）过多骑车或骑马：过多骑自行车、骑马会使前列腺和其他附属性腺慢性劳损和充血，影响它们的功能，并且加重慢性炎症。

（6）长时间电磁辐射：离电视太近或长时间接触电脑，其产生的放射线可以影响生精功能。

（7）吃芹菜、豆制品等：国外研究发现，男性青壮年连续多日吃一定量的芹菜后，精子量明显减少，在停食芹菜后 4 个月才会逐渐恢复正常。此外，每天食用大豆制品，会让男性的精子数量明显下降。

补肾需谨慎　避免六误区

"肾虚"是中国的特产，中国男人对"肾虚"好像"情有独钟"，动辄就是"虚"了，想着怎么补补，但是你可知道"补肾"也存在很多误区？

误区 1：肾虚就必须吃补药

很多人刚出现腰膝酸痛、耳聋耳鸣、阳痿遗精、尿频等症状，就想着吃点中药、补肾的食物或者保健品来补补。你可知道在这个时候最好的"补肾"方法就是休息？

这些症状的出现，其实是身体向你发出的警告信号，是身体的自我保护机制，告诉你某些方面过度了，需要休息了。我们的身体是有自我修复能力

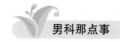

的，你需要做的"补肾"方法就是健康的生活方式和足够的休息。

误区 2："补肾"就是壮阳

很多男性都误认为补肾就是"壮阳"。他们羞于找医生，却在大街小巷、民间药店寻找那些能让他们"青春"焕发的补阳药，哪知道不少人越吃越"虚"，越吃越"痿"。

误区 3. 肾虚就吃六味地黄丸

中医有着和西医完全不同的体系，其最大的特点就是强调辨证论治。肾虚又主要分为肾阳虚、肾阴虚，分型不同，治疗的原则也不同。

肾阳虚主要表现是：怕冷+脏腑功能衰退+腰膝酸软；肾阴虚主要表现是：燥热+脏腑功能亢进（不持久的虚亢）。这两种情况在临床上要区别对待，不是所有肾虚都适合吃六味地黄丸的。

六味地黄丸适用于肾阴虚的证型，肾阳虚的吃六味地黄丸会越吃越伤阳，所以用药需谨慎。

误区 4：吃什么补什么

在进补的时候不少人会选择动物的"鞭"，中国传统的"以形补形"观点在民间流传十分广泛。很多中老年男性，尤其是较为保守的人群，一旦遭遇肾虚阳痿问题，往往更习惯含蓄地在家里自制"动物鞭药酒"，而不去医院尴尬地面对医生关于"肾虚"的盘问。其实，所谓吃鞭提高性功能比心理安慰好不了多少。

误区 5：乱用补肾保健品

药补不如食补，食补不如神补。追求健康，调理肾虚症状，要在调节生活规律和体育锻炼上多下功夫。

补肾并不是说每个人都可以用同样的一种方法，因为每个人的体质是不同的，所以要根据自己的身体状况来决定补肾的方法。

补肾一味地吃一些保健品也是错误的，保健品市场混乱，成分不明（加入药物、中西药混用、加入纯度不够的西地那非成分等）、夸大功效、监管不力，吃了对你害大于利！

误区 6：阳痿就是肾虚

阳事不举或临房而不坚之证，相当于现代医学的勃起功能障碍。引起的原因除了肾虚，还有肝气郁结、脾胃虚损、心脾两虚、肝肾阴虚、气滞血瘀、恐惧伤肾、湿热下注等不同原因和证型，阳痿并非肾虚的代名词，不对症用药，单纯补肾，是治不了阳痿的！

最后，提醒大家，盲目补肾最伤身，补肾需谨慎。

五行体质的五种养身之道

1. 木行人，宜疏肝健脾

体质特点：肤色苍白，头小，面长，两肩广阔，背部挺直，身体弱小，手足灵活。

饮食调养：宜多服疏肝健脾，清热祛湿的食物，如薏苡仁、淮山药、玫瑰花、郁金等。

药膳可选择"郁金佛手蜜饮"：

材料：郁金 15 克，佛手 12 克，蜂蜜 30 克。

做法：将郁金、佛手用冷水浸泡 20 分钟后入锅，加适量水，煎煮 30 分钟，去渣取汁，待药汁转温后调入蜂蜜即成。

功效：有疏肝理气，清热解郁的功效。

2. 火行人，宜疏肝解郁

体质特点：皮肤赤色，脊背肌肉宽厚，脸形瘦尖，头小，肩背髀腹匀称，手足小，步履稳重，性情急。

饮食调养：宜多服疏肝解郁、清热祛湿的食物，如青瓜、蒜薹、枇杷、杨梅、番茄、扁豆、苡仁、木棉花、郁金、猪苓等。

药膳可选择"扁豆苡仁粥"：

材料：扁豆 20 克，薏苡仁 30 克，木棉花 30 克，猪瘦肉 200 克，粳米 200 克。

做法：将猪瘦肉洗净，切片，扁豆、薏苡仁、木棉花洗净，与淘洗干净的粳米一同放入砂锅，加适量清水，大火煮沸，小火熬煮成粥即成。

功效：有清热健脾祛湿的功效。

3. 土行人，宜健脾祛湿

体质特点：皮肤黄色，面圆，头大，肩背丰厚，腹大，腿部生得壮实，手足不大，肌肉丰满。

饮食调养：宜多吃清热祛湿，健脾理气之品，如冬瓜、香蕉、菠萝、陈皮、淮山药、扁豆、苡仁、鸡蛋花等。

药膳可食用"半夏山药粥"：

材料：法半夏 15 克，鲜山药 200 克，陈皮 5 克，粳米 200 克。

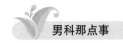

做法：将法半夏用温水淘洗数次，以除去矾味，再将山药洗净去皮，切成丁。把法半夏、陈皮放入砂锅内，加适量水，煎取300克清汤，去渣后放入淘洗干净的粳米、山药，加适量清水，熬煮成粥。

功效：有健脾和胃祛湿的功效。

4. 金行人，宜疏肝清热

体质特点：体形比较瘦小，但肩背较宽，方形脸，鼻直口阔，四肢清瘦，动作敏捷，肤色较白。

饮食调养：可多吃疏肝清热，益肺补肾之品，如枇杷、茉莉花、薏苡仁、冬瓜仁、蜂蜜、桑椹、芝麻、花生等。

药膳可选择"薏苡仁芡实橘皮粥"：

材料：薏苡仁50克，芡实15克，橘皮5克，粳米200克。

做法：将薏苡仁、芡实、橘皮洗净，与淘洗干净的粳米一同放入砂锅，加适量水，先用大火煮沸，再用小火煨熬成粥。

功效：有疏肝解郁，培补脾肾的功效。

5. 水行人，防寒湿入侵

体质特点：体形比较胖，偏矮，头较大，腮部较宽，腹部较大，肤色偏黑，腰臀稍大，手指短，发密而黑，怕寒喜暖。

饮食调养：预防寒湿入侵，避免久居湿地。应多吃健脾祛湿之品，佐以调补肝肾之品，如淮山药、土豆、扁豆、鲫鱼、猪肉、茯苓、土茯苓等。

药膳可选择"参枣米饭"：

材料：党参15克，陈皮6克，白术10克，茯苓15克，猪苓10克，大枣20克，粳米250克。

做法：将党参、陈皮、白术、茯苓、猪苓、大枣放在锅内，加适量水泡发后煎煮半小时，去渣取汁备用。将粳米淘洗干净，放入锅中，加入药汁及适量清水，用大火煮沸，小火煮成米饭即成。

功效：有补气养脾和胃的功效。

为什么你看着比别的男人老，这十条哪些没有做到？

为什么你看起来就比别人老十岁呢？你为什么看起来没有人家阳光、生机勃勃？为此，笔者列出一张提升颜值、延缓衰老清单，供大家参考学习。

1. 保持乐观的生活态度　保持乐观的生活态度是一种精神上的养颜方法。脾气暴躁的人，情绪常游走于愤怒怨恨状态，容易造成压力增加，皮质醇激素水平提高，也可能引起血压或糖尿病问题的产生。

2. 适度给自己减压　现代有许多疾病，如心血管疾病、气喘、免疫系统功能下降等，往往是因为压力造成，严重时甚至会提高早死风险。不要让自己被压抑过多，适度给自己减压，适当放松与休息是为了让自己走更长远的路。

3. 戒酒或少饮酒　适度饮酒其实有益健康，但是若饮酒过量会伤害身体器官机能，甚至造成生命危险。一般而言，建议一天饮酒量为：白酒不多于110g，啤酒不多于340g，或者按照身体情况做调整。

4. 不晚睡熬夜　睡眠质量差或者睡眠时间过短，都会为身体带来问题，如产生黑眼圈、眼皮松弛、容貌苍白无神等，而且睡眠问题会直接影响体内器官运作与功能，造成难以补救的伤害。所以早睡早起仍是青春健康的重要原则。

5. 要坚持锻炼　应酬来者不拒，且不爱运动，随之而来的啤酒肚、驼背，一旦在男性身上出现，会令他们的形象一落千丈。即使是以前帅到炸裂的男明星，发胖后也会让人惋惜不已，纷纷感慨时光是把"杀猪刀"。

"没时间"不应成为男人不去锻炼的借口，要养成规律运动的习惯。运动可以调节身体机能，也能稳定血压，并且放松情绪，更能控制身形体态，利用琐碎时间做些简单的运动，减少烟酒，保持身材其实并不难。

6. 不食用垃圾食物　垃圾食物中的营养成分不足，也会使人食用过剩的盐分、脂肪与胆固醇，并且使老化速度变快，加速肥胖。平常的饮食要正常均衡，多吃新鲜蔬果、五谷类食品等食物，有助于肌肤健康。

7. 提升颜值，内外兼修　"世界上没有丑女人，只有懒女人"，这句话用在男人身上，同样合适：胡子剃不剃，观感大不同，油腻脏乱的头发对精神面貌有很大的负面影响，密集的胡子让男人看起来脏脏的；许多男人的脸容易出油，所以保持日常脸部的清洁十分重要；男人的汗腺发达，排汗后不注意及时清洁，身体容易产生体味，让人敬而远之。

所以，常理发、剃胡子、勤洗澡，这些都是提升男人"颜值"，延缓衰老的基础工作。

8. 学会穿衣打扮　在一言不合就"放飞自我"的时代，"家庭煮夫"也应运而生。许多男人，无论在什么场合，穿衣服都十分随便：一件皱皱的衬

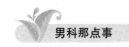

衫，一件不合身的外套，外加一条长得拖到地上的牛仔裤，可能还会加一双凉鞋。反观许多"帅大叔"，他们都在穿衣打扮上花足了心思，形象百变，每一套都穿出了自己的风格和品位，让人赏心悦目。

上了年纪还邋遢的男人，不能被称为"大叔"，只能称为"老大爷"了。

9. 补充水分很有必要　都说女人是水做的，男同胞们也不例外。当身体与肌肤有足够的水分，才能帮助养分输送，并加速细胞修复。缺水的情况会导致皮肤干燥与紧绷，久而久之容易产生皱纹，使人看来年纪较为苍老许多。

每天至少要喝2000ml的水，也要多食用水分含量高的蔬果，并尽量避免饮用含咖啡因的饮品，戒烟、酒也很有必要。

10. 坚持防晒　谁说只有女性需要防晒，男性也要注意防晒！美国皮肤病协会研究发现，紫外线是致使皮肤衰老的罪魁祸首：紫外线对皮肤的伤害主要就是晒黑了、晒老了、晒坏了。虽然说紫外线中波（UVB）可以促进维生素D的形成，有助于矿物质的吸收，但是过量照射也会令皮肤变黑。短波紫外线（UVC）短时间照射就可灼伤皮肤，而如果长期或高强度照射的话，还有可能会造成皮肤癌。

研究发现，注重防晒的人，更少有皱纹和老年斑，并且面色红润有光泽，看起来能比实际年龄年轻20岁。

男人四十一朵花，十因会使花衰败！

男人的性功能像女人的容颜，其实美丽不了几天！什么原因让"花季"男人性功能这么快的衰败？

1. 吸烟　长期吸烟的人大多性功能差。早在1919年，人们就认识到吸烟和阳痿有直接的关系。吸烟会降低阴茎动脉的血供，使勃起不坚；吸烟可能导致阴茎静脉关闭障碍，使阴茎坚而不久。

2. 酗酒　酗酒可以降低人大脑性中枢的兴奋性，抑制人的性欲和勃起功能；酗酒可以降低性神经的传导，降低神经对性刺激的敏感性和支配性器官的能力，出现阳痿；酗酒可以直接影响睾丸的功能，导致雄激素分泌减少；酗酒可以增加人的焦虑情绪，出现"阳痿—焦虑—阳痿加重"的恶性循环。

3. 频繁应酬　频繁应酬吸烟饮酒会明显增多；不规律的饮食会导致脾胃功能损伤，体质下降；高盐高脂饮食使不少人过早地出现了脂肪肝、高血脂、高血压病，这些都会直接影响性功能。

4. **熬夜** 繁忙的工作、频繁的应酬、夜生活使不少人养成了熬夜的习惯，你可知道熬夜是最伤性功能的？

许多男性并不知道在其夜间的浅睡眠过程中，阴茎会出现非自主的勃起现象，平均在 4 次左右。如同汽车在使用过程中需要不断保养和维护一样，正是基于夜间的勃起，才使得阴茎得到了充分的休息和营养，同时体内的激素也得到规律的调节。一旦因为熬夜打破这种生理规律，便会直接影响雄激素分泌及阴茎正常状态的恢复，夜间勃起与清晨勃起的次数就会减少，长此以往即可导致勃起功能障碍。美国学者的一项研究发现，男性睡眠质量偏低会影响勃起功能，如果每晚睡眠时间低于 6 个小时，能增加中老年男性患勃起功能障碍的概率。

5. **缺乏运动** 现代人的生活方式是"心动体静"，想得太多，动得太少。其实，运动可以增强男人的体质和耐力，可以促进雄激素的分泌，可以使性肌肉健壮。

可以说运动是增强性能力最好的方式！

6. **纵欲过度** 年轻时候频繁手淫、过度的性生活，可能会直接导致性器官和性中枢的疲倦，使中年男性性欲下降、勃起功能差。所以，适度规律的性生活对性能力的维持是有益的。

7. **压力** 40 岁的男人是社会、家庭的顶梁柱，上有老、下有小，来自社会、工作、家庭的巨大压力，会使男人疲惫不堪，直接影响男人的性欲和性功能。

8. **疾病** 一些疾病慢慢找上了 40 岁左右的男人，脂肪肝、高血脂、高血压、糖尿病、心脏病等等。性功能是男性身体状况的风向标，在这些疾病出现以前，不少人就开始出现了勃起障碍，这是提醒你该保养、修理了，如果还不注意，你这辆越来越破旧的汽车，早晚会抛锚的。

9. **药物** 毒品和不少药物会直接影响男性的性功能，如降血压类、抗精神病类、抗抑郁类、镇静类、抗雄激素类、抗组胺类、抗肿瘤类等药物。

10. **盆腔损伤或者手术** 一些车祸或意外导致盆腔的损伤、一些盆腔区域的手术，都会通过影响神经、血供等影响性功能。

事实上，我们都老得太快，却明白得太迟。

注意上述因素，采用健康的生活方式，可能会使你的"性命之花"长盛不衰！

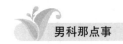

怎么做提肛运动？提肛运动有什么作用？

当患者患有慢性前列腺炎，或者出现腰骶部、会阴部、小腹部、阴囊、阴茎等部位疼痛，以及尿无力、尿不尽、射精无力、性生活无快感的时候，医生会建议患者进行"提肛运动"作为辅助治疗，以提高疗效，缩短病程。

"提肛运动"可以改善会阴部、盆底、尿道、膀胱、前列腺、精囊腺、睾丸附睾等部位的血液循环，增强盆底肌肉、尿道括约肌、膀胱壁、前列腺平滑肌的收缩力，促进局部炎症的吸收，类似于生物反馈疗法。

"提肛运动"具体做法如下。

（1）该运动可以采用坐位、卧位、站立位进行。

（2）每天做2组，每组50次。

（3）要集中思想，吸气时收腹，肛门、会阴部缓慢用力上提，憋气10~15秒，呼气、放松；整个动作为一次。

（4）该疗法贵在坚持。

"提肛运动"可以用于慢性前列腺炎、尿等待、尿无力、尿不净、射精无力、性生活（射精）无快感，良性前列腺增生，尿失禁，膀胱过度活动综合征等病的辅助治疗。

谈谈食疗补肾

中医五行学说认为，五色中的黑色与五脏中的肾相对应，黑色食物可入肾，起到补肾的作用。

黑豆：黑豆富含卵磷脂和皂苷，卵磷脂能减少"坏胆固醇"的产生，防止动脉硬化，而皂苷具有很强的抗氧化作用，能有效预防肥胖。此外，黑豆还有改善血液循环、提高排尿能力、消除浮肿的功效，不但有助于减肥，还能让人保持精力充沛。中年女性多吃些黑豆还能缓解更年期的不适症状。

黑米：黑米适合因肝肾不足所致的脱发、须发早白、皮肤干燥、大便秘结的朋友食用，可炒熟后直接食用或加入糕点中。

黑芝麻：黑芝麻性味甘、平，具有滋养肝肾、养血润燥的作用。黑芝麻中的维生素E非常丰富，可延缓衰老。有润五脏、强筋骨、益气力等作用，可强壮身体、延年益寿、滋补肝肾、润养脾肺。还可用于肺阴虚干咳、皮肤干燥和胃肠阴虚所致的便秘。

黑木耳：黑木耳性味甘、平，具有补气补肾、凉血止血等功效，临床常用于治疗痔疮出血、高血压、动脉硬化、体虚、便秘等病症。现代医学实验表明，它有减少血液凝块的作用，因而对脑、心血管病患者颇为有益。

黑枣：据研究发现，红枣注重补血，但是黑枣注重补肾。中医有记载，黑枣味甘涩，性寒，含有蛋白质、脂肪、糖类和多种维生素，其中以含维生素 C 和钙质、铁质最多，有补益脾胃，养肾阴的功效。

吃出来的好"性"致

孔子在《礼记》里讲"饮食男女，人之大欲存焉。"告子也说"食、色，性也。"性欲和食欲都是人的自然本能，人的生命中离不开两者。性欲和食欲相互依存，虽然吃不一定会提高性技巧，但吃肯定会提高人的性欲，吃出"性"致勃勃来。

中医认为肾藏精，主生殖。人的生长发育、性欲生殖都由肾主管。肾精分为"先天之精"和"后天之精"，"先天之精"禀受于父母，"后天之精"来源于脾胃化生的水谷精微之气。中医称"肾为先天之本"、"脾胃为后天之本"。"先天之精"与"后天之精"相互依存，"先天之精"赖"后天之精"不断培育和充养，"后天之精"又赖"先天之精"的活力资助，方能不断地摄入和化生。所以说，良好、健康、合理的饮食习惯是保持旺盛的性欲和性能力的基础。

中国古代就有人开始研究食物对性的保健作用，孙思邈的《千金方》及其他大量文献中记载了调节性欲的食品和药膳。传统医学和现代医学都认为，选择一些具有特殊功效的膳食可以达到强精、壮阳、补肾强身的目的，科学地从饮食中摄取某些营养物质，就可以提高男女性爱，达到理想境界。

下面介绍几种助"性"的食物供选择。

1. 糙米　大米中 60%～70% 的维生素（B 和 E）、矿物质（钾、镁、锌、铁、锰等微量元素）和大量必需氨基酸、蛋白质都聚积在外层组织中，糙米比精米对人更有营养。蛋白质在体内可转化成精氨酸，能提高男性精液的质量，增强精子活力，并可消除性生活后的疲劳感，让男人保持旺盛的性欲和精力；维生素 E 被认为是一种性维生素，严重缺乏维生素 E 会导致阴茎退化和萎缩、性激素分泌减少并丧失生殖能力；镁是肌肉收缩的必需品，对性敏

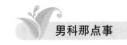

感度、性兴奋、射精和高潮起到至关重要的作用。

食用方法：熬粥或者干饭。

2. 坚果　坚果通常指的是富含油脂、外皮干燥坚硬的种子类食物。常见的坚果有山核桃、碧根果、开心果、扁桃仁、松子、夏威夷果、腰果、榛子、杏仁、花生、香榧子等。坚果是植物的精华部分，营养丰富，含蛋白质、油脂、矿物质、维生素较高，对人体生长发育、增强体质、预防疾病有极好的功效。坚果中含有大量的锌和部分男性激素，可以预防前列腺炎，提高性欲，提高精子质量。坚果中的硒是一种很好的抗氧化剂，有助于预防精子的氧化损伤，维持阴茎的血液供应。

食用方法：直接食用或者煮粥。但由于坚果中富含油类，因此一次食用量不宜过大。

3. 金枪鱼　金枪鱼见于暖水海域，它必须时常保持快速游动，才能维持身体的供给，加上只在海域深处活动，因此肉质柔嫩鲜美，且不受环境污染，是现代人不可多得的健康美食。金枪鱼中蛋白质含量高达 20%，但脂肪含量很低，俗称海底鸡，肉中脂肪酸大多为不饱和脂肪酸，人体所需 8 种氨基酸均有。还含有维生素、丰富的铁、钾、钙、镁、碘等多种矿物质和微量元素。

金枪鱼中丰富的磷和锌等，对于男女性功能保健十分重要，有"夫妻性和谐素"之说。一般而言，凡体内缺锌者，男性会出现精子数量减少且质量下降，并伴有严重的性功能和生殖功能减退，而女性则发生体重下降、性交时阴道分泌液减少等症状。金枪鱼还富含维生素 B_3 可以扩张阴茎的血管，改善阴茎的供血，治疗血管性勃起功能障碍。维生素 B_3 还可以增加阴茎触觉，增强性高潮。所以说，金枪鱼是很好的性爱"催化剂"。

食用方法：金枪鱼除了做成鱼片生吃，还可以做成金枪鱼寿司、金枪鱼排、糖醋金枪鱼球、橄榄烤金枪鱼、燕麦金枪鱼粥、芦笋金枪鱼沙拉、白兰地金枪鱼沙拉、金枪鱼杂烩炒、红烧金枪鱼等来食用。

4. 菠菜　菠菜味甘、性凉，入大肠、胃经。可补血止血，利五脏，通肠胃，调中气，活血脉，止渴润肠，敛阴润燥，滋阴平肝，助消化。主治高血压、头痛、目眩、风火赤眼、糖尿病、便秘、消化不良、跌打损伤、衄血、便血、坏血病、大便涩滞。菠菜中所含辅酶 Q10，是精子活动的重要能源。

食用方法：生吃或者煮熟、炒食。肾炎、肾结石患者、胃肠虚寒、腹泻者忌食。

5. 大蒜　大葱一直被人们当作爱情和性欲的催化剂。实际上大蒜也是一

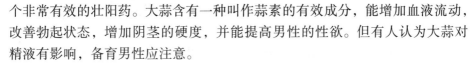

个非常有效的壮阳药。大蒜含有一种叫作蒜素的有效成分，能增加血液流动，改善勃起状态，增加阴茎的硬度，并能提高男性的性欲。但有人认为大蒜对精液有影响，备育男性应注意。

食用方法：生吃或者炒熟吃。

此外，蜂蜜、韭菜、大葱、鸡蛋、巧克力、羊肉、狗肉等都是很好的壮阳食品，可以根据自己的喜好选择。只要把握正确的营养搭配，科学地从饮食中摄取"性"营养物质，就可以使男女性爱达到理想境界，享受人间仙境。

食疗秘方——"壮阳草"

门诊上经常有患者问："大夫，我是阴虚还是阳虚？我吃什么能补补？"

今天分享一个食疗秘方给大家："男不离韭，女不离藕"。意思是说，男人要多吃韭菜，女人要多吃莲藕，有益身体健康。

从中医角度来讲，这句话确实是有一定道理的。中医认为，男为阳，女为阴；发病上，男子多表现为阳气虚，女子多表现为阴血亏。所以从饮食调养上来讲男人宜多吃补阳之品，女人宜多吃养阴补血之物。

藕能滋阴

中医认为藕性寒、味甘。生用具有凉血、散瘀之功，治热病烦渴、吐血、热淋等；熟用能益血、止泻，还能健脾、开胃。

韭可起阳

男不离韭，长长久久。韭菜是我国特有的蔬菜，剪而复生，久而不乏，长生不衰，故有"长生草"之称。韭菜其味辛、甘，性温，无毒。具有补肾阳、温中行气、散瘀解毒、止汗固涩等功能，堪称蔬菜中的"伟哥"、舌尖上的"补肾宝"，又叫"壮阳草"。中医认为，韭菜还可用于治疗阳痿遗精、腰膝酸软、腹冷痛、胃虚寒等病症。

韭菜富含纤维素、维生素 C、维生素 B_1、维生素 B_2、氨基酸、β 胡萝卜素、微量锌等营养成分，具有促进食欲、提高机体免疫力、杀菌消炎的作用。同时，还有助于调节血脂。适量进食，对高血压、冠心病、高血脂等也有一定益处。

药食同源

中医自古以来就有"药食同源"理论，认为食物和药物一样，同样能够防治疾病。许多食物可以药用，许多药物也可以食用，两者之间很难严格区

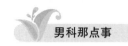

分。这就是"药食同源"理论的基础，也就是我们常说的食物疗法。

韭菜怎么吃？

韭菜的吃法很多，比如做饺子馅儿、韭姜牛奶、与鸡蛋、河虾炒食都行。

（1）韭菜炒鲜虾：韭菜150克，鲜虾250克（去壳），炒熟佐餐。有健胃补虚、益精壮阳的作用，适用于腰膝无力、盗汗遗精、阳痿遗尿的病人。本品燥热助火，体壮阳盛者忌食。

（2）韭姜牛奶：韭菜250克，生姜25克，洗净切碎捣烂，以洁净之纱布绞取汁，放入锅内，再兑入牛奶250克，加热煮沸，趁热食用。有温中下气，和胃止呕的作用。

哪些男性不适宜吃韭菜？

（1）感冒发热：当出现感冒、喉咙痛、发热、严重咳嗽等症状时，是不宜进补的，否则会使病情恶化。

（2）脾胃虚弱：脾胃虚弱的人多吃韭菜容易出现不消化现象，会有呃逆、反酸、腹胀、腹泻等不适。

（3）肠胃不适：若有舌苔厚、胃肠胀、消化不良等现象，必须先治疗胃肠病，胃肠问题解决后才可以进补。

（4）阴虚火旺：火气大、口干舌燥、心情烦躁、皮肤发痒，多为虚火上身，是不能进补的，以免越补火越旺。

不过，即使是非上述的人群，吃韭菜也不能贪多，因为吃多了会上火，而且不容易消化。

除了韭菜可以壮阳之外，羊肉、大葱和洋葱也可以壮阳。这都是平时常见的食物，可以试着适当多吃点这些食物，对男性有很好的壮阳功效。

在食疗的同时，还应该配合适当的身体锻炼，研究显示每天适度的慢跑对60%以上的阳痿有逆转作用。有句话不是说：每天锻炼一小时，幸福生活一辈子吗？

助性、养颜、抗衰老：枸杞虽好，可不要贪多哟！

古医书《药性论》中记载："补益精，诸不足，易颜色，变白，明目……令人长寿。"由此可见，枸杞具有补益身体精血，延缓衰老，明目等多种功效。

现代研究表明，枸杞中含有多糖、粗脂肪、烟酸、抗坏血酸、微量元素、

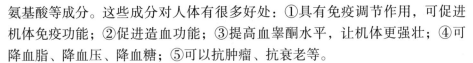

氨基酸等成分。这些成分对人体有很多好处：①具有免疫调节作用，可促进机体免疫功能；②促进造血功能；③提高血睾酮水平，让机体更强壮；④可降血脂、降血压、降血糖；⑤可以抗肿瘤、抗衰老等。

枸杞这么好，那么是不是吃得越多对身体越好呢？

答案当然是否定的！

1. 所食用的枸杞品质很重要　市场中枸杞的种类很多，品质也参差不齐，不是所有的枸杞吃了都会有益健康。所以在选择枸杞时要特别注意，推荐大家选择宁夏中宁枸杞。中宁枸杞的特点是枸杞尖部大多有小白点，且放入水中后，无论是泡茶还是煲汤都是漂浮在水面的。

2. 食用枸杞方法要正确　枸杞是卫健委批准的药食两用之品，作为药用时，一般可煎汤，或入丸、散、膏、酒剂等；而作为食用时，人们常煲汤、泡水、生吃等。现代中药提纯资料显示：枸杞多糖作为枸杞重要的有效成分，其提取技术目前主要为微波辅助提取法、酶提取法、微生物发酵法、传统水提法等，但尚无公认合理有效的提纯方法，所以作为平时养生滋补，推荐大家可将枸杞倒入杯中，用开水浸泡，待水放温后，水和浆果可一并饮用或者直接将洗净的枸杞子放入口中像葡萄干一样咀嚼服用。

3. 食用枸杞用量需把握　枸杞性质比较平和，服用稍多一般问题不大，但食用过多也可能会出现上火、流鼻血，甚至造成眼睛红肿不舒服等问题。推荐大家每天最佳食用枸杞量为20g（健康的成年人用量）。另外，需要特别注意的是，以下三类人群不太适合食用枸杞：①性情过于急躁者尽量少吃；②平时脾胃功能不太好的人群要少吃；③处于感冒、发热、腹泻等状态的人群最好不要食用。

所以，枸杞虽好，可不要随便吃，也不可贪多哟！

正确的喝水方法

我们见过很多人在运动完之后，拿起一大瓶水仰头一饮而尽。这种方式到底对不对？其实运动后补水特别有讲究，喝得不对，不但不能解渴，反而会给身体带来伤害。运动后汗水淋漓，水分及电解质（主要是钠和氯离子，还有少量的钾和钙等）大量流失，若不及时补充水分及相应矿物质，就有可能出现脱水等异常表现。

中医怎样理解这个过程呢？"汗为心之液"，汗水的蒸发，需要心的动力

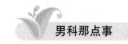
来推行，大量流汗，同时要耗用心肺的气力与身体的水液，耗用过度就会出现精神不济、昏昏欲睡的症状，尤其是在高温度、高湿度的夏天，会有晕厥的危险。

下面，我们来认识一下运动后的正确补水方式。慢饮，切勿一大杯水一饮而尽。现代研究证明，一口气喝下大量水液，对肠胃、心脏以及肾脏的冲击都很大，会在短时间内加剧它们的工作负担。有的人，甚至会出现"水中毒"的症状，如头昏眼花、虚弱无力、心跳加快，严重时甚至会出现痉挛、意识障碍和昏迷。这是因为过量的水分被吸收到组织细胞内，使细胞水肿了，从而产生一系列的功能紊乱。因此，最好的喝水方式还是"多饮少喝"，一口一口来，让每一口水在口腔里停留一会儿，滋润口唇和咽喉，这既有助于快速解渴，也可让身体慢慢吸收水分。温饮，切勿贪图爽快喝冰饮。我们的正常体温在36~37℃之间，运动后有时会上升1~2℃，胃肠道和各脏器都处于一个散热的状态。如果在这时候饮用冰水，会"中断"身体的散热，冷气冲激了热乎乎的胃，胃还要调用大量的热能，把冰水适度升温，以便身体能够接收，这样一来，水的吸收过程被延长了，而且容易造成胃肠功能紊乱。给水加点"料"，纯白开水并非最佳解渴饮品，运动出汗时流失的不仅仅是水，还有各类电解质。所以，补水不能光喝白开水。最简单的是补充含盐量为1%的淡盐水，因为排汗时主要流失的电解质为钠离子。加少许糖分的饮料，则可以帮助身体保持一定的血糖浓度，延缓运动后疲劳和饥饿的发生。

夏季"益男"食物，你知道几个？

《内经》曰："春夏养阳，秋冬养阴"。春天阳气开始生发，夏天逐渐达到旺盛，所以在饮食方面，男性尤其是肾阳虚者，夏季可以适当吃些有助于温补肾阳的食物。

夏季男性应该吃什么，才能健康又养生呢？

1. 韭菜　韭菜又名"起阳草""壮阳草""生长韭"。是一种质嫩味鲜、营养丰富的蔬菜，自古以来备受人们喜爱。韭菜还是一味传统的中药，味辛，性温，具有温中补虚、补肾壮阳的功用。可治疗脾肾虚寒所致的阳痿、遗精、遗尿、多尿等症。

2. 牡蛎　牡蛎又名蛎蛤、蚝子，富含微量元素锌、铁、磷、钙及优质蛋白和多种维生素。其性微寒，可滋阴潜阳、补肾涩精、重镇安神，对阳痿、遗精、盗汗、失眠等虚劳症候有一定效果。

3. 虾　虾味道鲜美，味甘而咸，属暖性的水产品，可以壮阳益肾、补精通乳。虾的种类繁多，功效相似，都可用于久病体虚、气短乏力、腰酸腿软、性事不佳的患者。男士常吃虾，能达到强身壮体的效果。因此，民间有"男虾女蟹"之说。

4. 泥鳅　泥鳅味甘，性平，有补中益气、养肾生精的功效，对调节性功能有较好的作用。泥鳅中含有的一种特殊蛋白质，能够促进精子的形成，对男性不育有一定效果，所以成年男子常食泥鳅可滋补强身。

5. 驴肉　驴肉味道鲜美，是一种高蛋白、低脂肪、低胆固醇肉类。中医认为，驴肉味甘性凉，有补气养血、滋阴壮阳、安神除烦的功效。驴肾，味甘性温，有益肾壮阳、强筋壮骨之效，可治疗阳痿不举、腰膝酸软等症。

6. 板栗　板栗素有"千果之王"的美称，在国外被誉为"人参果"，药王孙思邈称之为"肾果"。它对人体的滋补功能，可与人参、黄芪、当归等媲美。对腰膝酸软、小便频多等症有良好效果，尤适用于肾虚患者。

7. 荔枝　荔枝含果胶、苹果酸、游离氨基酸、铁、钙、磷及维生素 B_1、维生素 C 等成分。中医认为，荔枝味甘性温，有补益气血，填精生髓、生津和胃等功效。现代医学研究发现，荔枝有改善消化功能，改善人体血液循环的作用，可用于治疗阳痿、早泄、遗精及肾阳虚所致的腰膝酸痛、失眠健忘等证。

除此之外，常用于补肾壮阳的食物还有羊肉、猪髓、松子、黑芝麻等，虽然食补的功效远不如药补，但还是有一定作用的。

另外，想提醒一下，肾虚有阴虚、阳虚之不同，食物也有寒、热、温、凉之偏性，进补前一定要弄清楚自己到底适不适合，否则会适得其反。

夏季养生，让您健康一夏

盛夏之际，我们的五脏处于相对虚弱之时，在此时注意养生，才能提高机体免疫力，避免各种亚健康状态或疾病的侵袭。那么，夏季应该如何养生呢？

1. 顺四时　中医认为，"道法自然，人顺四时"，自然界的四季气候不同，因此要顺应四时的气候规律来养生，如此方能减少疾病的发生。

夏宜避暑，但切不可贪凉。少用冷水洗头、冲凉，洗完要及时吹干头发，

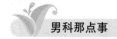

尽量不要长时间待在空调屋，或对着风扇长时间吹。少食生瓜凉饮，不要贪凉。解暑必备：藿香正气水、清凉油、金银花茶、菊花茶等。

2. 调情志　骄阳似火的盛夏，人往往更容易躁动不安和心烦易怒，所以要调节自己的情志。"调息静心，常如冰雪在心"，夏季宜保持恬淡、安宁的心态，平和宁静，避免烦躁、焦虑不安等情绪影响正常的生活，从而诱发各种疾病。

3. 节饮食　夏季容易饮食不洁，诱发胃肠疾病的发生。夏季饮食亦不可贪凉，以免损伤心阳，盛夏时节宜多食养心安神及养阴生津之品。夏季必备：百合、银耳、小枣、莲子、西瓜、苦瓜、绿豆等。

4. 慎起居　《黄帝内经》有云："夏三月……夜卧早起，无厌于日，使志无怒，使气得泄……"在天地气交、物开华实的夏季，晚睡早起（所谓晚睡，不是熬夜，而是十一点之前睡），把储备的能量消耗掉。最佳入睡时间：22：00～23：00；最佳起床时间：5：30～6：30。由于夏季昼长夜短，中午要尽量小睡片刻，有助于缓解疲劳，以保持心神安宁。

5. 科学运动　夏季宜静不宜动，因此要合理运动，运动量不宜过大，以运动后微微发汗为宜，以免汗出过多，损伤阴津。夏季适合的运动：太极、散步、瑜伽、游泳、慢跑等。

此外，要多喝白开水，喝饮料并不能代替饮水，温热的茶水是夏季较理想的"饮料"！

夏季性生活健康六提醒

夏季性生活应当以健康的方式进行。

1. 保持房事卫生　夏季高温高湿的特点利于病菌的大量滋生，对于夫妻的房事生活更应该特别注意。

建议夫妻在行房事前后做好清洗，尤其是包皮过长的男子要把包皮翻开仔细清洗，以防滋生病菌发生相互感染。

同房后，应该及时排尿，也有利于预防感染。

2. 避免在高温环境下行房事　高温很容易发生中暑，而性生活是较为激烈的运动，如果在高温环境下进行势必会加剧对心脏等脏器的负担，更容易发生中暑，建议房事前半个小时打开空调降低房间温度。

3. 避免在低温环境下行房事　夏季开空调是现代人生活的常态，但是贪

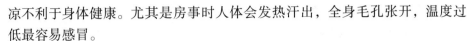

凉不利于身体健康。尤其是房事时人体会发热汗出，全身毛孔张开，温度过低最容易感冒。

建议房事时空调不要调太低，保持室温27℃左右为宜。

4. **房事后不要着急冲澡**　夫妻房事后往往心跳较快，尤其在夏季，更容易大汗淋漓，若立即冲澡会加重心脏负担，严重时可出现虚脱，建议房事后适当休息片刻，等心跳平稳、身上的汗干了，再去冲澡。

5. **性生活频率要适宜**　房事是较为激烈的运动，消耗体力较大，尤其夏季人们更容易感到困乏，若纵欲过度会大量消耗体力，从而加重这种困乏感。建议夏季房事不要过频，以不影响正常的工作学习为宜。

6. **房事后适当补充能量和水分**　夏季是人体新陈代谢旺盛的季节，人们需要足够的能量来适应这一变化。激烈的房事会消耗较多的能量和水分，建议房事后喝杯加盐的牛奶或豆浆，及时补充丢失的能量和水分。

性生活是很美妙的事情，炎炎夏日也抵挡不了人们原始的冲动，但是，为了您和爱人的身体健康，还请以适当的方式进行，让它变得更加和谐美妙。

走出"深闺"祛百病

如今的人们，周一至周五每天朝九晚五，工作生活节奏极快，工作、生活带来的压力极大，下班回家第一件事儿就是把外套脱掉，"瘫陷"在沙发上。

我们可以适度享受这种舒适感和休闲慵懒，但是也要注意长期作息不规律、不运动所带来的危害。要适度的运动、锻炼起来提高免疫力。其中最简单的方式就是"走"，如近段时间的朋友圈运动排行榜——日行一万步，就很有必要去坚持。

女性的肥胖型不孕症、多囊卵巢综合征，男性的前列腺炎、阳痿等，均需要通过锻炼来改善。尽管现如今生活节奏的加快，让运动也成了一种奢望，但是，保持规律的运动，能促进人体新陈代谢和强健筋骨。适度的运动，对于缺乏锻炼终日忙碌的我们来说，是一剂绿色的补药！

阳痿：夜生活、熬夜是对性功能影响最大的因素之一。除了合理起居之外，还要注意加强锻炼，现代人生活方式都是坐多行少，容易形成体质差、耐力差的状况，身体不好常常很难达到双方都满意的性生活。阳痿患者要加强锻炼，游泳、慢跑、快走、踮脚尖等都是不错的选择。不但可以增强体质、

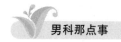
提高耐力和改善性肌肉的能力，还能使肌肉更加性感而吸引异性。

前列腺炎、不育症患者：慢性前列腺炎的发病因素比较复杂，且症状时轻时重，无外乎不良的饮食习惯和不健康的生活方式所致；久坐、肥胖多是不育症的原因。多做"提肛运动"，拒绝久坐、经常骑行、长期开车等，工作中也要养成定时起身走动的习惯，要每天适度、逐渐增加活动才有助于前列腺炎患者的康复。

肥胖型不孕症、多囊卵巢综合征患者：除了常规的抗雄激素、调整月经、对有生育要求的女性进行促排卵治疗及有针对性的采用胰岛素增敏剂外，正常的生活作息和严格控制饮食、有氧运动是所有治疗的基础。其中，有氧运动的衡量标准是心率在 150 次/分左右。体重超标的多囊卵巢综合征患者可以通过慢跑、骑车、跳绳、滑冰、游泳、跳健身舞等有氧运动来达到减肥的目的，每周 3~5 次，强度逐渐增加，由低到高，重在坚持！

如果遇到寒冷或雾霾天就没必要坚持户外运动了。另外运动要适度，以不感到劳累、疲惫为标准。

9 个小动作预防肾虚

你的肾"透支"了吗？

你可有记忆力下降、注意力不集中、工作效率降低、失眠、腰膝酸软、怕冷、耳鸣、性功能降低、性欲降低、遗精、滑精、早泄、尿频、尿急等肾虚表现吗？

熬夜、酗酒、吸烟、空气饮食污染、纵欲过度以及工作家庭压力等等因素导致不少男性出现肾虚，严重影响了他们的身心健康，成为社会和家庭的不和谐因素。

男人如何预防肾虚呢？其实，除了通过饮食改善症状之外，你可知道生活中一些小动作，也可以把肾虚补回来吗？

1. 踮脚尖　补肾新方法：踮脚尖时小腿后的肌肉会有强度地收缩，促进血液循环，让下肢血液回流更加顺畅，使阴茎得到充足血液供应，从而延长勃起时间。震颤式踮脚尖，伴随着有节奏地上下震颤，让腿部肌肉收缩得更加到位而有效，可以供给阴茎的血液更充足。只需要 3 分钟就可以达到事半功倍的效果，让男人在性爱时发挥得更游刃有余。

2. 午后晒太阳　维生素 D 对于男性的性爱质量功不可没，因为睾丸激素水平随体内维生素 D 含量的增加而上升。如果男性长期缺乏与阳光亲密接触的机会，精子活跃度就会大大降低，性功能也随之减弱。因为体内 90% 的维生素 D 是经紫外线照射后产生的。午餐后最好在户外晒 30 分钟太阳。对人体维生素 D 的合成最有利。根据中医理论来说，"前为阴，后为阳"让后背迎接阳光，能补充体内阳气、疏通身体经络，强肾壮阳，从而提升男人的性能力。

3. 多做俯卧撑 美国密苏里西部州立大学体育教育学教授史蒂温·艾斯特思指出："完成一个俯卧撑，需要手臂、胸、腹、臀和腿部的肌肉群相互配合，而这些部位，也是性爱时需要运用的。"研究人员对男性参与者进行调查后，发现善于做俯卧撑的人，夫妻生活质量更高。

4. 每天搓脚心 方法：两手对掌搓热后，以左手擦右脚心，以右手擦左脚心，早晚各 1 次，每次搓 300 下。作用：人体在脚心上反射区较多，经常搓脚心能起到补脑益肾、益智安神、活血通络的疗效，而且还可以防治健忘、失眠、消化不良、食欲减退、腹胀、便秘和心、肝、脾、胆等脏器病证。

5. 每天摩擦双耳

方法（1）：晨起时，用指尖或罗纹面在双侧对耳轮体等耳部轻轻环形摩擦，或点压揉按，以局部微胀痛有热度为度。

方法（2）：每天将左手绕过头顶，握住右耳向上提拉 14 下，然后用右手以同样的方法提拉左耳 14 下，早晚各 1 次。

方法（3）：可用手掩耳，转动头部 35 次；接着再以示指压中指，弹击脑后，左右各弹 24 次。

方法（4）：闲坐时可以手按摩耳轮，用食指和拇指贴耳郭内、外层，相对揉捏。作用：可补肾气，保护听力。

6. 每天自我按摩腰部

方法：两手掌对搓，至手心热后，分别放至腰部两侧，手掌向皮肤，上下按摩腰部，至有热感为止。早晚各一次，每次约 200 下。作用：使肾精充足，肾精充足则脑髓满盈，则思维敏捷、耳聪目明、精神饱满。

7. 每天做提肛运动 方法：全身放松，自然呼吸；吸气时，做缩肛动作，呼气时放松，反复进行 30 次左右，每天 2 次。作用：有规律地收缩肛门，是对前列腺有效、温柔的按摩，可以促进会阴部的静脉血回流，使前列腺充血减轻、炎症消退，对于预防和辅助治疗前列腺疾病有很大的帮助。

8. 每天鸣天鼓 天鼓就是我们的后脑勺。方法：先用我们的手掌心贴住

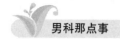

耳孔，把整个手搭在后脑勺上，将食指放在中指上，然后往下一弹，产生一个弹击的力量，弹几次再压紧手掌心，然后突然放松，耳朵就会有一种特别清爽的感觉。作用：经常这样做对耳聋、耳鸣等的保健作用很大。

9. 晚上 9 点泡脚最能护肾　中医学认为，脚底是各经络起止的汇聚处，分布着 60 多个穴位和与人体内脏、器官相连接的反射区，分别对应于人体五脏六腑。作用：泡脚有舒经活络，改善血液循环的作用。绝大部分人都知道泡脚有好处，但也有很多人不知道，在不同的时间段泡脚，起到的作用略有不同。如果想护肾，最好选择在晚上 9 点左右泡脚，效果最好。

这几个动作不但简单，而且有些对场地限制不多，哪怕你是想起来才动一动，也比完全不做要好得多！

偏方真的可以补肾吗？

现代很多成年男性会出现腰酸、腰痛、乏力、精神不足等症状，一旦身体出现这些不良状况，我们通常把它们归因于肾虚。对于肾虚，怎么样去把虚损的肾补起来呢？有的人采用药补，有的人采用食补，有的人使用药酒，也有相当一部分人选用"偏方"。

何谓偏方？偏方在一定程度上，是古人对于医学理论探索不足，又急切渴望治愈疾病的一种产物。"偏"并非"邪"，尽管有些偏方所用药物或治疗方式不循常规，也无法用常理解释清楚，但它们却有着实实在在的疗效。譬如青蒿，《肘后备急方》说，青蒿一握，浸水，绞汁服用，就可以治疗疟疾。用老百姓的话说"黑猫白猫，能抓老鼠就是好猫"，这也正是偏方在民间广泛流传的原因。

但是，这并不代表，我们能私自采用偏方来补肾。偏方口口相传的最大弊端就是，只看症状，不辨证型。不经中医思维辨证，滥用偏方补肾，很多时候导致肾虚没能治愈，甚至延误或加重病情。所以别被偏方忽悠了！

那么如何正确补肾呢？肾为先天之本，损之易，补之难。肾要慢养，不可急补。正确的补肾方法应该是在正确的理论指导下，辨证论治，尽量采用前人行之有效的经典药方，并要遵医嘱规律服药。下面介绍几种临床常见肾虚证型及对应方剂。

1. 肾阳虚　命门火衰，精气虚冷，性欲低下，头晕耳鸣，面色苍白，畏寒喜热，精神萎靡，腰膝酸软，舌苔薄白，脉沉细。男子出现阳痿、早泄、

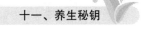

滑精等；女子出现宫寒不孕、白带清稀量多等。此宜温补肾阳，方用右归丸、金匮肾气丸加减等。

2. 肾阴虚　腰膝酸软而痛，眩晕耳鸣，伴遗精早泄，心悸汗出，潮热盗汗，烦躁易怒，口干不欲饮水，舌红苔少，脉细数。此宜滋补肾阴，方用左归丸、大补阴丸加减等。

3. 心肾不交　失眠多梦，梦则遗精，伴心中烦热，头晕目眩，精神不振，体倦乏力，心悸健忘，口干，小便短赤，舌红，脉细数。此宜滋阴降火，交通心肾，方用三才封髓丹合交泰丸加减等。

4. 惊恐伤肾　多有受惊吓史，胆怯多虑，心悸易惊，精神疲乏，失眠多梦，遗精早泄等，舌淡苔薄，脉弦细。此宜补肾宁神，方用桂枝龙骨牡蛎汤加减。

除此之外，心脾两虚，气血生化不足；肝气郁结，宗筋失养；湿热太重，下注肝经等都会影响肾的功能，造成"肾虚"表现。这就要求我们考虑到人体的统一性，辨证治疗，或健脾，或疏肝，或宁心，或清湿热等。

总之，补肾不可盲目草率地选用偏方，而应该去正规医院，在医生指导下使用药物，免得耽误病情甚至伤害了身体。

6个堪比吸烟的坏习惯

吸烟的危害众所周知，可谓健康的第一杀手。其实，即使不吸烟，生活中某些不健康习惯造成的危害也不亚于吸烟。下面列出6个堪比吸烟的坏习惯。

1. 一坐一整天　长时间坐办公室或坐车会带来多种不健康疾病，即使经常锻炼也无法抵消久坐危害。加拿大阿尔伯塔省卫生服务与癌症保健中心新研究发现，每年发生的近16万例乳腺癌、结肠癌、前列腺癌和肺癌都与缺乏运动有关，其中仅有2/3是吸烟惹的祸。

建议：工作中应养成定时起身走动的习惯，在家中也应该多活动身体。

2. 用燃气灶不开抽油烟机　美国《环境卫生展望》杂志刊登一项新研究发现，使用燃气灶时通风不畅会导致室内一氧化碳、二氧化氮和甲醛严重超标。这三种污染物在二手烟中极为常见。

建议：不论煎炒蒸煮，只要使用燃气灶，都应打开油烟机，可使污染降低60%~90%。

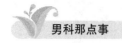

3. 肉食吃太多　动物蛋白含有可促进肿瘤细胞生长的生长激素 IGF-1。美国《细胞代谢》杂志刊登南加州大学一项新研究发现，中年时大量摄入动物蛋白的人日后癌症死亡率比同龄人高 4 倍，但对于 65 岁以上的人就不会有什么伤害。

建议：以豆类等植物蛋白取代部分动物蛋白。中年人每天应按体重补充蛋白质，每 2 磅（0.9 千克）应补充 0.8 克。

4. 高温油炸食物　有多项研究表明，食用油温度过高会产生丙烯醛和大量多环芳烃化合物。此类致癌物同样存在于香烟中，容易导致呼吸道炎症。

建议：多使用橄榄油，做菜时避免油温太高。

5. 室内日光浴　《美国医学协会杂志》刊登一项研究发现，美国每年因室内晒黑导致皮肤癌的患者有 42 万例，而吸烟导致肺癌的仅有 22.6 万例。

《进化与人类行为》杂志刊登的一项研究建议：多吃胡萝卜和西红柿有助于保持皮肤自然靓丽。

6. 长期缺觉　长期睡眠不足容易引发高血压、心脏病、中风、肥胖和其他健康问题。研究发现，每晚睡眠不足 6~7 小时导致死亡率的增加比例与吸烟相当。另外，缺乏深度睡眠和昼夜节律紊乱还会加快肿瘤的生长速度。

建议：保证每天 7~8 小时的充足睡眠对健康至关重要。

这 15 种方法可以预防焦虑、抑郁？

每天来到男科就诊的患者，有不少都是心理负担极重，更有甚者会因为早泄、前列腺炎等疾病把工作都辞掉，整日忧心忡忡，四处求医，病情却反反复复未能治愈。

据世界卫生组织最新数据显示，全球抑郁症的发病率为 3.1%。而据不完全统计，目前我国抑郁症发病率高达 5%~6%，而且发病率呈逐年上升趋势。焦虑症经常与抑郁症合并存在，据临床统计，约 80% 以上的抑郁症患者有焦虑状态。

焦虑常常是在遭受挫折后产生的。

在日常生活的许多情境中也可能产生焦虑情绪，其形成的原因是多方面的：①受挫后的紧张情绪难以排遣；②生活中多次失败或长期失败的负面情绪累积；③个人内心深处的欲望和需求长期得不到满足。

随着整个社会生活节奏的不断加快和人们精神压力的增加，时而发生的

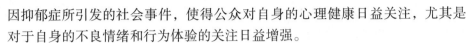

因抑郁症所引发的社会事件，使得公众对自身的心理健康日益关注，尤其是对于自身的不良情绪和行为体验的关注日益增强。

对于焦虑状态的预防，也成了我们关注的问题，以下是预防抑郁、焦虑状态的 15 种方法，还可以适度减压。

1. 摆脱对现代技术的依赖　尤其许多人俨然成了"手机、电脑一族"，没有现代的工具简直没办法生存：没带手机，焦虑不安；不能上网，焦虑；等的公交车晚来，仍然焦虑不安；闲一会，没有听的看的，就丢了魂似的……

2. 珍惜和忍耐自己的不完美　"所谓金无足赤，人无完人"，即使不完美，全世界也只有一个你，你就是你，是颜色不一样的烟火，正视自己的不完美，做事情不求完美但求无愧于心。

3. 限制感官通道　吃饭时候就专心吃饭，听课的时候就专心听课，看书就认真看书。

如果吃、听、看几件事情同时进行，几条感官通道同时进行，则不能专心地去做当下的事情，效率也不高，还会使自己处于紧张焦虑状态。

4. 睡前让自己放松下来　每晚睡觉前不要考虑还有哪些工作没做完，要给自己减压，通过听舒缓的轻音乐、读一本好书，或者睡前泡脚等方式使自己放松下来。

5. 放慢速度　不要一整天都紧张兮兮，绷紧神经，要试着放慢节奏慢慢来，无论工作还是生活。

6. 不要拖延　拖延症几乎是当代人的最爱，总想着把事情一拖再拖、最后再做也不迟，后来总会因为这样那样的突发事件而耽搁，最后因没有做成而后悔不已。要及时做完当下的事情，拒绝拖延。

7. 不要强迫自己完成所有的工作　研究发现，总有一些人，轻微强迫症，总要把手里的所有工作都完成才好，这就容易把自己置于焦虑状态，先不说仓促下完成的工作质量是否过关，长期给自己施加的压力就很可能影响自己的身心健康。

8. 接受不确定性　都说世事无常，殊不知，焦虑也往往来自于无常，是你的跑不掉不是你的就不是你的，要坦然去接受。

9. 戒掉易怒的习惯　据说，发一次脾气，相当于得 1 次肝炎，夫妻吵 1 次架等于少活 4 年。中医也认为易怒伤肝。在生活中，要善于控制自己的坏脾气。

10. **养成规律的生活方式**　规律的生活方式很重要，生活有规律，可以提高生活质量，维持身心健康，延年益寿。坚持规律的生活，慢慢它就会成为一件很自然的事。

11. **拓展心理舒适区**　可以选择读书或者做一些之前没做过的事情突破自己，不要总把自己的心理舒适区局限在一个小区域内。

12. **休息片刻**　当学习、工作感觉累的时候，不妨停下来休息片刻，你会发现再次开始的时候，效果事半功倍。

13. **延迟满足**　自己迫切盼望的东西，不要过早去得到它，可以让它成为你一直向上的动力，延迟满足，可以让你更好地与自己相处。

14. **放空自己**　要定期把自己从繁忙的工作中解救出来，找个空闲的时间，面对自己，放空心灵。

15. **体育锻炼**　首先要讲适度，不能为了锻炼而锻炼。适度的体育锻炼，可以帮助机体分泌更多的多巴胺和去甲肾上腺素，保持愉悦的心情。

综上，适度的焦虑可以唤起和集中人的注意力，活跃思维，有助于解决问题；但过度的焦虑会使人丧失自信心，干扰思维活动的正常进行，并且影响身体健康，严重时可导致心理变态。因此要设法摆脱或降低焦虑，以保持心理平衡。

你熬的不是夜，是命！

随着生活方式的不断多元化，很多人已经将入睡时间推迟到晚上 11 点以后，上网、看电视剧、刷微信等，这些都是晚睡前的"任务"。

1. **不管是缺觉还是睡多了，对身体都不好**　睡眠时间在 6.5～7.5 小时之间，死亡率最低，少于 6.5 小时或者高于 7.5 小时之后，死亡危险率都大大增高，尤其是睡眠时间超过 9.5 小时或少于 4.5 小时，死亡危险率直接翻倍。

2. **睡不够，身体从五脏借"电"**　我们晚上睡觉是充电，白天是放电，如果晚上只充了 50% 的电，白天还要释放 100%，那 50% 从哪儿来？就得从五脏借。有句话说得好"晚上不睡叫耗伤阳气，早上不起叫封杀阳气"。

人对宇宙日夜交替的规律很敏感，人体内有个生物钟，使人们遵循自然界的规律，"日出而作，日落而息"。我们平时也有这样的感觉，起得越晚越没精神。现代医学认为，晚上 11 点到第二天早上 6 点这段时间，是睡眠的

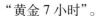

"黄金 7 小时"。

3. **熬夜等于慢性自杀** 长期缺乏睡眠，会使皮肤暗黄粗糙，眼袋重，身体免疫能力也会跟着下降，加上熬夜都是久坐不动，增加了早早患上心血管疾病、高血压、脑血管疾病、糖尿病等疾病的危险。

这些道理大家都懂，只是很多人都做不到，原因很简单：总是觉得死亡危险离自己还很远。生命只有一次。别再拿失眠、工作忙当作晚睡的借口，珍惜生命，好好休息！

"健康地活着"才是最重要的！

门诊一个来自新疆的阳痿患者，33 岁，病史 5 年，半年多没有一次成功的性生活了。形体肥胖，患有脂肪肝、高血压病、高脂血症、肝功能、肾功能指标均不正常。我无法预计他的寿命，但我知道他很可能终生要与疾病相伴了。

经常有人比活了多少岁，很少见人比较健康地活了多少岁！

我们平时提起养生，更多的是关注生命的长度，相对忽略了生命的质量。

养生不应该只注重如何"活得久"，更应注重如何"活得好"，即如何"健康地活着"。

根据 2015 年世界卫生统计报告显示，中国人平均寿命 76 岁，日本人以平均寿命 83 岁，蝉联第一。

与日本相比，中国人平均寿命虽有差距，但已经不是很大。

然而我们不能只看表面数据，论起生活质量，中国老年人有很大一部分是带病生存十几年，甚至几十年。所以，我们不得不考虑如何健康地活着。

下面简单地从饮食、起居、情志、运动四个方面谈谈如何养生。

饮食——"多菜少肉七分饱"

俗话说"民以食为天"，《寿亲养老新书》说"食者生民之大，活人之本也"，可见饮食对于人的重要性。

首先，饮食是人体精、气、神的营养基础。有了饮食化生精气，一可强身、防病；二可益寿、防衰。如食用海带，可补充碘及维生素，又可预防甲状腺肿；食用绿豆汤可防止中暑；食用枸杞、山药、龙眼肉等可防止衰老等。天有五行，食有五味，人有五脏，故以五味分养五脏。即《至真要大论》曰：

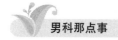

"五味入胃，各归所喜，故酸先入肝，苦先入心，甘先入脾，辛先入肺，咸先入肾，久而增气，物化之常也。"所以，我们平时要养成良好的饮食习惯，做到"多菜少肉七分饱"。多吃蔬菜，可以清理肠胃，维持肠胃的正常生理功能；少吃肉可以减轻肝肾等代谢器官的压力。七分饱，是因为过饱会加重肠胃消化负担，损害消化功能。

起居——"睡好子午觉"

起居要有常。"常"即规律，主要是说我们的生活作息要有规律并且符合自然界和人体的生理规律。

现代人大多有熬夜的习惯，经常半夜 12 点还没有睡觉，白天上班学习没有精神，这种生活方式看起来也很规律，但并不符合自然规律和生理规律。起居无节会导致人体阴阳失衡，进而引起失眠、健忘、免疫力下降等一系列问题。

所以我们要睡好"子午觉"：晚上 11 点前睡觉，中午小睡 15~30 分钟。现代研究也表明，规律地作息可以维持各脏腑功能正常，保证身体健康。

情志——"正面思维，积极面对"

人有七情六欲，适度的情绪波动属于正常生理现象。但若七情太过，超过人体本身的自我调节范围，则会使脏腑气血功能紊乱，引起身体疾病。

现代生活节奏快，人们由于工作压力、家庭压力、环境压力等，很容易产生负面情绪，如果不能及时得到宣泄和疏解，则很容易焦虑、抑郁等。我们男科就会见到一部分患者因为心理压力，导致阳痿、早泄等疾病。因此，陷入负面情绪时，我们要"正面思维，积极面对"，找到合适的方法缓解它，如慢跑、听音乐等。

运动——"每天一万步"

生命在于运动。现代科学表明，适度的体育锻炼，可促进血液循环，改善大脑营养状况，促进脑细胞代谢，有利于神经系统健康；可增强心肺功能，改善末梢循环；可促进胃肠蠕动，促进消化吸收；可提高机体免疫力，预防疾病发生。

现代人多因工作繁忙而缺乏运动，导致各脏腑功能下降，身体处于亚健康状态。

我们认为，越是工作忙，越要运动，通过运动可以缓解工作压力，改善精神状态。"每天一万步"，占用不了多长时间，长期坚持可以从根本上改善身心状态。

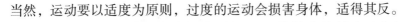

当然，运动要以适度为原则，过度的运动会损害身体，适得其反。

上述方法，其原则为协调脏腑，平衡阴阳，维持身体健康。我们相信，遵循以上养生方法，不仅可以"活得久"，更能"活得好、活得健康"！

养生之道

1. 目常运　合眼，然后用力睁开眼，眼珠打圈，望向左、上、右、下四方；再合眼，用力睁开眼，眼珠打圈，望向右、上、左、下四方，重复3次。有助于眼睛保健，纠正近视。

2. 齿常叩　口微微合上，上下排牙齿互叩，无需太用力，但牙齿互叩时须发出声响，做36下。可以通上下颚经络，保持头脑清醒，加强肠胃吸收，防止蛀牙和牙骨退化。

3. 漱玉津　口微微合上，将舌头伸出牙齿外，由上面开始，向左慢慢转动，一共12圈，然后将口水吞下去，之后再由上面开始，反方向做12圈。从现代科学角度分析，唾液含有大量酵素，能调和荷尔蒙分泌，因此可以强健肠胃。

4. 耳常鼓　手掌掩双耳，用力向内压，放手，应该有"噗"的一声，重复做10下；双手掩耳，将耳朵反折，双手食指扣住中指，以食指用力弹后脑风池穴10下，每天临睡前后做，可以增强记忆和听觉。

5. 腰常摆　身体和双手有韵律地摆动，当身体扭向左时，右手在前，左手在后，在前的右手轻轻拍打小腹，在后的左手轻轻拍打"命门"穴位，反方向重复。最少做50下，做够做100下更好。可以强健肠胃、固肾气，防止消化不良、胃痛、腰痛。

6. 腹常揉　搓手36下，手暖后两手交叉，围绕肚脐顺时针方向揉，揉的范围由小到大，做36下。可以帮助消化、吸收、消除腹部鼓胀。

摄谷道（即提肛）吸气时，将肛门的肌肉收紧。闭气，维持数秒，直至不能忍受，然后呼气放松。无论何时都可以练习，最好是每天早晚各做20~30次，相传这动作是十全老人乾隆最得意的养生功法。

7. 膝常扭　双脚并排，膝部紧贴，人微微下蹲，双手按膝，向左右扭动，各做20下。可以强化膝关节，所谓"人老腿先老，肾亏膝先软"，要延年益寿，应由双腿做起。

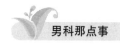

男性养生"四合理"

男性自己对自己的健康都比较疏忽。虽然男性的患病率高于女性，就诊率却大大低于女性。其中80%的重病患者承认是因为一直拖着不去医院，小病酿成大灾。

时下，导致男性健康下滑的原因不外乎饮食污染、空气污染、社会家庭的压力，以及不健康的生活方式。其中，不健康的生活方式是导致男性健康问题下滑的主要因素。

而我们日常不健康的生活方式都有哪些呢？吸烟、酗酒、少动，膳食不合理，起居不规律等都是威胁我们健康的罪魁祸首。重压之下，一支支燃着的烟在驱赶熬夜工作的疲惫时，也成了各种疾病的诱因；应酬酒局中，推杯换盏时你的健康透支的还剩多少？长时间的高强度伏案工作，紧张的脑力劳动也可以导致脂类代谢紊乱，血胆固醇升高。忙碌之下的狼吞虎咽，又哪里顾得上补充身体缺乏的各种营养呢？通宵达旦的更改一个又一个方案，又何尝不在侵袭着机体所剩无几的健康？上一次，惬意享受一份带有阳光的早餐是多久前的事情了？

养生不仅仅是一种态度，更成了时下迫切提升健康的"利器"。尤其是更易被各种疾病"盯上"的男性同胞们，改变不健康的生活方式刻不容缓，而健康的生活方式要做到四合理：①合理饮食：多菜少肉七分饱，重在定时定量，均衡营养，温热适宜；②合理起居：早睡早起身体好，睡好子午觉：即保持每天20min的午睡习惯，23点要按时作息；③合理运动：管住嘴，迈开腿，每天一万步，循序渐进的按时锻炼；④合理的管理情绪：要做到内心恬淡虚无，积极乐观地看待生活。

其实，保持健康的生活方式并不难，关键看你愿不愿意。

男性健康四合理之情志篇

现代医学研究发现，一切对人体健康不利的因素中，对人影响最大的就是不良的情绪。愤怒、悲伤、忧思、焦虑、恐惧等不良情绪压抑在心中不能充分疏泄，不能得到有效的管理，或情志波动过于持久、剧烈，超越了常度，则将引起机体多种功能紊乱而导致疾病，七情便成了致病因子。

不良情绪引起的身心疾病已是当代社会中人类普遍存在的多发病和流行病，西医学发现，当男性的大脑皮层处于正常工作的情况下，全身的神经、内分泌功能稳定，睾丸的生精功能以及性功能都很正常。如果精神处于长期压抑、悲观、忧愁状态，大脑皮层以及全身神经、内分泌功能便会失调，睾丸的生精功能以及性机能也会发生障碍，不育的可能性就会大大增加。当今社会，压力巨大，男性也常因七情不节，内伤脏腑，导致高血压、冠心病、溃疡病、神经官能症、偏头痛、甲状腺功能亢进、糖尿病、癌症以及前列腺炎、性功能障碍、男性不育症等疾病。

如史书上记载的伍子胥过昭关，一夜间须发全白，就是由于极度焦虑所致。还有"笑煞程咬金，哭死程铁牛"的记载，都说明情绪对健康的危害之大。若能恰当而有目的、合理地使用感情，则有益于健康。对于男性健康而言，情绪因素对男性性功能的影响更为显著，在对抑郁症患者进行干预后发现，其受孕能力由 29.9% 提高到 45.5%。因此，学会控制情绪，树立起乐观的态度，抛弃压力，能帮助男性提升生育能力。

所谓的情绪管理，就是在"天人相应"整体观念的指导下，通过怡养心神、调摄情志、调剂生活等方法，保护和增强人的心理健康，达到形神高度统一、提高健康水平的目的。良好的情绪管理都有哪些呢？①注意转移，避免刺激。当自己苦闷、烦恼时，不要再去想引起苦闷的事，尽量避免烦恼的刺激，有意识地听听音乐、看看电视、翻翻画册、读读小说等，强迫自己转移注意力，使自己从消极情绪中解脱出来。②理智控制，自我降温。理智控制是指用意志和素养来控制或缓解不良情绪的暴发；自我降温是指努力使被激怒的情绪降至平和的抑制状态。当怒起心头时，马上意识到不对，能迅速冷静下来，主动控制自己的情绪，用理智减轻自己的怒气，使情绪保持稳定。③宽宏大度，克己让人。消除抑郁寡欢的心境和私心杂念，对易激怒自己的事情，要用旷达乐观、幽默大度的态度去应付，经得起挫折，能克己不狭隘。④目标升华法。怒气是一种强大的心理能量，用之不当，伤人害己，使之升华，会变为成就事业的强大动力。⑤评价推迟法。对"刺激"这事的评价在当时使你"怒不可遏"，可是如果过一个小时、一个星期甚至一个月之后再评论，你或许认为当时发怒真是"不值得。"⑥合理发泄情绪。哭、喊、诉、动即痛快哭一场，大声喊出来，向亲朋好友诉说，或者出门运动，从而调控不良情绪。

良好的情绪管理是保证人体健康的一个重要环节，人的精神状态正常，

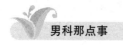

机体适应环境的能力以及抵抗疾病的能力也会增强，从而起到防病作用。

男性健康四合理之运动篇

国际中医男科学会的调查统计显示：在中国 3 亿多成年男性中，男性前列腺疾病患者约有 1 亿 5000 万，患有性功能障碍的男性有 1 亿人，至少有 5000 万育龄男性患有不育症。随着男科疾病发病率的日益提高，男性健康问题也随即得到广泛关注。

男性健康的日益滑坡除了与上篇提到的不健康的饮食习惯有关外，还与伏案久坐不运动有关。美国一项为期 10 年的"马萨诸塞男性衰老"研究发现，久坐的男性患勃起功能障碍（ED）比例最高。而每天哪怕只快走或慢跑 20~30 分钟，都对 ED 有一定的逆转作用。今天我们就来说说合理运动对男性健康的重要性。中医学认为，锻炼形体可以促使气血流畅，使人体肌肉筋骨强健，脏腑机能旺盛，从而使身体健康，同时能预防疾病。

合理运动对于预防男性疾病保持机体健康有不可或缺的作用。男性做什么运动可以更健康也是人们一直最想知道的，今天我们就来了解一下那些能够让男性更加健康的几种运动。

（1）"猫伸展式"放松肩颈背：这套动作就像如猫伸展四肢一样。首先跪撑，紧缩双肩，双臂往前伸，手掌触地，背部后仰。尽力收缩双肩，可解除肩部酸痛。这个动作能舒展手臂、肩膀及背部，缓解疲劳工作带来的酸麻感，避免肩颈腰因过度紧张而出现病变。

（2）游泳增强耐力：这能直接锻炼到性生活中运用较多的部位，如双臂、双腿、腰腹等，还能增强人的耐力。另外，踩水也可锻炼臀部肌肉，使臀部肌肉线条优美。

（3）跑步让你性欲年轻 10 岁：慢跑是一种最简单而有效的有氧健身运动，能让 66% 的人性生活质量得到改善。和不运动的人相比，每周跑步 3 小时以上的人，发生 ED 的风险会降低 30% 左右，性爱能力会年轻 5~10 岁。锻炼者一定要根据自己的健康状况、体力、年龄和习惯，自行掌握强度。速度一般应控制在每分钟 100~130 米，每次步行持续不少于 20 分钟。每天最好选择在晚饭前或进餐半小时以后，在空气清新、环境幽雅的场所步行。

（4）多做俯卧撑：研究人员对男性参与者进行调查后发现，善于做俯卧撑的人，夫妻生活质量更高。

（5）午餐后晒晒太阳：维生素 D 对于男性的性爱质量功不可没，因为睾丸激素水平随体内维生素 D 含量的增加而上升。如果男性缺乏与阳光亲密接触，精子活跃度就会大大降低，性功能也随之减弱。中医理论认为"前为阴，后为阳"，让后背迎接阳光，能补充体内阳气、疏通身体经络、强肾壮阳，从而提升男人的性能力。

（6）晚餐后踮脚尖、提肛（补肾壮阳新方法）：踮脚尖时，小腿后的肌肉会有强度地收缩，促进血液循环，让下肢血液回流更加顺畅，使阴茎得到血液，从而延长勃起时间。其中，震颤式踮脚尖，可以达到事半功倍的效果。让男性在夫妻生活中能发挥的游刃有余。

以上这些都是可以让男性健康的基础运动，男性运动也需要采取科学的运动方式，根据自己的身体情况和喜爱选择能够保证健康的运动，要做到积极运动，循序渐进，持之以恒，最简单的方法——日行一万步，走出健康，走出好身材。

男性养生四合理之起居篇

由于工作、生活的节奏在逐渐加快，加班熬夜也已成常态，长期的疲劳、紧张对于男性而言，也会衍生出很多男性疾病，甚至危及生命。

起居因素是影响男性健康的重要原因之一。不良的起居主要表现为：不按时起卧，生活、作息不规律，过劳和过逸等。睡眠对于健康十分重要，睡眠时间在 6.5~7.5 小时之间，死亡率最低，少于 6.5 小时，则死亡危险率大大增高。但越来越多的男性不能保证足够的睡眠时间，喜欢"开夜车""睡懒觉"，成为"手机电脑族"。久而久之，破坏了人体生物钟的昼夜节律。此外，长时间使用手机、电脑会让机体暴露在电磁辐射之中，进而导致生殖细胞及精子质量的下降，长期熬夜、起居不规律，还会降低机体免疫力，从而引起一系列男科疾病。因此，为了自己的健康，必须养成良好的生活习惯。

要想少生病，身体健康，就必须做到起居有常。讲究起居调理养生，方能健康长寿。做到：①子午觉要睡好。中医主张子时大睡、午时小憩，也是人们常常说的"子午觉"。"子时"是夜晚 23 点至第二天凌晨 1 点，（23 点前睡觉）"午时"是中午 11~13 点（只需休息 20~30 分钟即可），按照《黄帝内经》的论述，这两个时间段是阴阳大会、水火交泰之际，是人体经气"合阴"及"合阳"的时候，此时睡眠有利于养阴及养阳。所以中医总结出了

"阴气盛则寐（入眠），阳气盛则寤（醒来）"的睡眠机制。②注意早睡早起。早起，《素问·四气调神大论》在提到四季起居养生时指出要"夜卧早起""早卧早起"，所以上午最宜于工作学习，同时也是户外运动、锻炼的好时段。早睡不熬夜，晚上阳气敛藏于内，应减少活动，早点休息。③生活规律，睡眠充足。在日常生活中，我们要保持一定的节奏，合理安排一天的活动、饮食、锻炼和睡眠，对身体健康有重要作用。充足的睡眠、良好的睡眠状态能够修复机体并延缓衰老的速度。睡眠姿势因人而异，但不宜俯卧，以舒适为宜，床软硬适中，不宜过高，枕头高低合适，软硬适中，被子柔软，节制性生活。

"我今天没睡好，明天补一觉就行"的想法在医学界是行不通的。《神经科学杂志》的一项研究表明，睡眠不足对大脑造成的损伤是无法通过补觉来修复的。与其腾出时间来生病，不如腾出时间来睡觉。起居有常，方能健康长寿。

男性健康四合理之饮食篇

近年来，男性健康日益受到全世界人们的广泛关注，世界卫生组织（WHO）新近调查示：中国的男性男科疾病发病率高达51%，男性健康的日益滑坡已成为严峻的事实。

不健康的生活方式以及不健康的饮食习惯是导致疾病的重要因素。首先，我们可以根据自己的体质和习惯选择健康的运动以及生活方式，比如循序渐进地坚持锻炼，拒绝断断续续、盲目过量；保持充足的睡眠，拒绝日夜颠倒、夜夜笙歌。其次，我们可以循古籍而合理饮食，达到调摄机体健康的目的，从而延年益寿。《素问·藏气法时论》中说："五谷为养，五果为助，五畜为益，五菜为充。气味合而服之，以补益精气。"意思是说要荤素搭配，吃得合理、吃得健康，不可偏嗜，兼顾五谷粗粮，遵循"早上吃好，中午吃饱，晚上吃少，多菜少肉七分饱"的原则，才能保证拥有良好的饮食习惯以及机体的营养均衡。

此外，有生育要求的男性日常饮食的调理，除遵循古人的饮食原则外，还要注意一些对于精液及前列腺液有影响的食物。优质蛋白质是形成精液的主要原料，营养学表明富含优质蛋白的食品有各种肉类及蛋类、鱼、虾和豆制品；维生素物质和锌（被称为男性"生命之花"）可以预防性器官老化，增强精子活力，我们可以从日常的各种水果、蔬菜中摄取。还可以选择一些具有特殊功效的膳食，可以达到强精、壮阳、补肾强身作用的食物，如糙米、坚果、金枪鱼、菠菜、大蒜以及大葱，它们都具有很好的保健作用；蜂蜜、韭菜、大葱、鸡蛋、巧克力、羊肉、狗肉等都是很好的壮阳食品，可以根据自己的喜好适当选择。同时要避免酗酒、辛辣刺激食物、含农药残留及重金属超标食物、转基因食品等。生活当中还要减少接触含有双酚A（BPA）的塑料制品，如食物包装袋、矿泉水瓶等。另外，平时要少吃葵花籽，葵花籽的蛋白含有抑制睾丸的成分，存在引起睾丸萎缩的风险；还有就是忌食棉籽油。

最后，给大家介绍几种有利于防止男性性功能早衰的食物：植物类食品：芝麻、黄瓜、韭菜、裙带菜、核桃等；动物类食品：羊肉、泥鳅、淡菜（贻贝肉）、虾、海参等。

需要强调的是，生活习惯是健康的基础。首先要养成良好的生活习惯，其次，饮食结构要合理，定时定量，让我们从生活中的点滴做起，成为健康快乐的人。

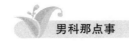

参 考 文 献

1. 秦国政. 中医男科学 [M]. 北京：科学出版社，2017.

2. 黄宇峰，李宏军. 实用男科学 [M]. 北京：科学出版社，2009.

3. 孙自学，门波. 一本书读懂男人健康 [M]. 河南：中原图书出版集团，中原农民出版社，2012.

4. 王琦. 王琦男科学 [M]. 河南：河南科学技术出版社，2007.

5. 郭应禄. 郭应禄男科学 [M]. 北京：人民卫生出版社，1975.

6. 郭应禄，李宏军. 前列腺炎 [M]. 北京：人民军医出版社，2002.

7. 王彦飞，胡蓉. 抗苗勒管激素与男性生殖相关性疾病研究进展 [J]. 国际生殖健康/计划生育杂志，2017，36（1）：49-51.